L'ENCYCLOPÉDIE DU DENTISTE.

Tous les exemplaires non revêtus de ma signature, seront réputés contrefaits et poursuivis suivant la rigueur des lois.

PARIS. — IMPRIMERIE D'AD. BLONDEAU, RUE RAMEAU, 7.
(Place Richelieu).

L'ENCYCLOPÉDIE

DU DENTISTE

OU

RÉPERTOIRE GÉNÉRAL

DE TOUTES LES CONNAISSANCES MÉDICO-CHIRURGICALES SUR L'ANATOMIE ET LA
PATHOLOGIE DES DENTS, SUR LES DEUX DENTITIONS; AVEC CONSEILS AUX MÈRES,
AUX NOURRICES ET AUX GENS DU MONDE, SUR LES SOINS DE LA BOUCHE ET LES
MOYENS DE CONSERVER LES DENTS SAINES ET BELLES.

PRÉCÉDÉ DE

L'HISTOIRE DU DENTISTE CHEZ LES ANCIENS.

ET ACCOMPAGNÉ D'UN

TRAITÉ COMPLET SUR LES DENTS ARTIFICIELLES,

et principalement

SUR LES OSANORES.

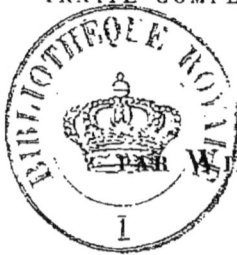

PAR WILLIAM ROGERS, DENTISTE.

Deuxième édition.

PARIS,

J.-B. BAILLIÈRE, éditeur, | **ET CHEZ L'AUTEUR,**
rue de l'École-de-Médecine, 17. | rue St-Honoré, 270.

1845.

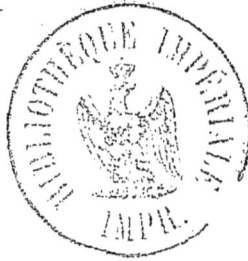

À

Monsieur le Docteur Skiers.

Hommage de Reconnaissance.

PRÉFACE.

Les trésors du Pérou, les perles de Golconde,
Ni les ceintures d'or qu'on porte à Trébizonde,
Les riches ornements des reines du sérail,
Ne valent pas des dents dont le brillant émail,
Aussi pur que le lys, aux gencives rosées,
Prête les ornements de ses doubles rangées.

(LES OSANORES, poëme.)

Les dents sont le plus bel ornement de
la figure humaine : les poëtes, les histo-
riens, les médecins de l'antiquité les ont
chantées, préconisées de mille manières, et
dans les temps les plus reculés nous trouvons des hommes savants qui se sont occupés de l'art du dentiste, qui touche de si
près à la médecine.

Salomon, ce roi prophète et poëte, qui
avait étudié toutes les productions de la
nature, depuis l'Issope jusqu'au cèdre du

1

Liban, dit dans son admirable poëme du *Cantique des Cantiques* :

« Tes dents, ô ma bien-aimée, sont blan-
« ches et pures comme un troupeau d'a-
« gneaux qui sortent des eaux du fleuve. »

Il vante l'éclat, la beauté des dents de l'épouse mystique, et les compare aux per-les d'ophir qui brillent sur le sable où les a déposées le flot de la mer : il les vante avec un enthousiasme qui nous porte à croire que les Juifs, nation alors très civilisée, fai-saient le plus grand cas d'une denture par-faite. Probablement les dentistes jouaient un grand rôle à Jérusalem, ville très riche, qui déploya tout le luxe de l'Orient, et les vierges de Sion dont parlent les prophè-tes avaient déjà recours aux innombrables ressources de leur art.

Homère, le père de la poésie grecque, Homère, qui avait tant voyagé, tant vu, tant observé, parle aussi des dents comme d'un des plus précieux dons de la nature. Le chantre d'Achille, qui a dépeint si poé-tiquement tout ce qui constitue une beauté parfaite, qui a mis en scène les déesses de l'Olympe, ne pouvait oublier les dents, sans lesquelles les déesses elles-mêmes n'auraient pu être belles et se faire admirer des mortels.

Aristophane et Ménandre, dans leurs comédies, se moquent des vieilles femmes édentées, et font les plus gracieuses description de la bouche des jeunes filles.

Hippocrate, le demi-dieu de la médecine, comprit que les dents exerçaient une grande influence sur l'organisation humaine; il en étudia les maladies; quelques chapitres de ses ouvrages sont consacrés à les décrire et à indiquer les remèdes.

Rome, la reine du monde, eut plusieurs dentistes dont l'histoire nous a conservé les noms; les branches de leur art se perfectionnèrent rapidement, et lorsque la conquête de l'Asie eut entassé dans ses murailles les trésors de l'Asie, le luxe et la mode mirent en vogue les élixirs, les opiats, les dentrifices, les dents artificielles, et sur ce point les dames romaines n'avaient rien à envier aux élégantes de Paris. Horace, dans ses *Satires*, Ovide dans ses *Métamorphoses* et son *Art d'aimer*, Catulle et Tibulle dans leurs *Idylles*, Martial dans ses *Épigrammes*, Perse et Juvénal dans leurs *Satires*, parlent des dents, des dentrifices et des progrès qu'avait déjà fait à Rome l'art du dentiste.

Le célèbre Galien, à l'exemple d'Hippocrate, son maître, écrivit sur les maladies des dents, et il nous a transmis plusieurs remèdes pour leur conservation. Plus tard, Celse consacra aussi de longues études à l'odontologie.

Il suffit de lire les auteurs anciens pour se convaincre que tous les peuples civilisés ont éprouvé le besoin de conserver les dents qui sont les causes premières de la santé, et sans lesquelles la plus belle figure ne peut exercer le prestige que donne la perfection des formes.

Après la chute de l'empire romain, l'art du dentiste, comme tous les autres arts et toutes les sciences, disparut dans le ténébreux chaos de la barbarie. On trouve cependant quelques faits épars dans l'histoire qui prouvent qu'on avait le plus grand soin des dents, témoin saint Jérôme qui se fit limer les incisives pour prononcer parfaitement la langue hébraïque.

A partir de cette époque jusqu'au seizième siècle, l'histoire se tait sur les dentistes, et on ne les trouve pas mentionnés dans la longue énumération des professions au moyen-âge.

En 1595, Ingolstetter écrivit un opuscule sur une croyance populaire relative aux dents [1].

En 1579, Eustachius, dans ses *Opuscules anatomiques*, avait dit quelques mots sur les dents [2], et Erastus, contemporain d'Ingolstetter, soutint avec quelques médecins une querelle sur la même matière [3].

Urbain Hémard, médecin de Lyon, fit imprimer, en 1581, ses *Recherches sur la vraie anatomie des dents*; mais ces divers

---

[1] *De aureo dente Silesiaci pueri.* Lipsi 1595.

[2] *De dentibus.* Opusc. anat. 1574 in-4°.

[3] *Disputatio de dentibus.* Figur... 1595.

ouvrages passèrent inaperçus, et l'art du dentiste resta stationnaire jusqu'au commencement du XVIIIe siècle. En 1727, le célèbre Fauchard, le fondateur de la chirurgie dentaire en France, publia, dans son *Chirurgien Dentiste*, son nouveau procédé de dents artificielles.

Il eut bientôt de nombreux imitateurs qui employèrent toutes les matières, toutes les substances pour réparer la perte prématurée des dents. Malheureusement leurs essais, leurs efforts furent infructueux ; en vain, Duchatau, pharmacien à Saint-Germain-en-Laye, tenta de fabriquer des rateliers en porcelaine ; cette invention tant prônée dès son origine, n'eut qu'un succès éphémère. Le dentiste de Chemant fit de vaines tentatives pour mettre en vogue les dents incorruptibles. Le célèbre Parmily lui-même, un des plus habiles praticiens de Londres, ne put, malgré son enthousiasme pour ce nouveau système, le faire adopter en Angleterre. Les dents *terro-métalliques* de M. Fonzi n'ont pu lutter contre les préventions du public, parce que l'art est impuissant toutes les fois qu'il veut substituer ses inventions factices aux substances fournies par la nature.

Si le cadre d'une préface, qui ne doit être qu'un rapide exposé des doctrines que renferme le livre, me permettait de faire l'histoire des divers systèmes d'odonto-technie, j'aurais à tracer le tableau pittoresque et bizarre des innombrables inventions dont on a prétendu doter la France; mais ce chapitre fournirait trop de matière à la satire, et je veux avant tout être historien véridique et impartial : d'ailleurs, écrire l'histoire de l'art du dentiste jusqu'à nos jours, ce serait mettre sous les yeux de mes lecteurs le cruel spectacle de pauvres patients martyrisés par d'inhabiles praticiens.

En effet, qui n'éprouve pas un frémissement indéfinissable à la seule idée des dents à pivots, des dents à crochets, des rateliers à ressort ? Il est vraiment déplorable que la science dentaire, retenue jusqu'à ces derniers temps dans les maillots de l'enfance, n'ait pas suivi l'élan des autres sciences, qui marchent depuis longues années vers une perfection indéfinie.

Après avoir indiqué les divers systèmes, me sera-t-il permis de parler de celui dont je suis l'inventeur? Je le crois; j'en ai le droit, comme tout homme qui livre ses doctrines à la publicité; et ce droit, j'en userai pleinement. D'ailleurs, c'est à l'œuvre qu'on juge le savant, l'artiste, le médecin; d'heureux résultats sont la base la plus solide de l'approbation publique, et sur ce point je n'ai rien à envier à aucun de mes confrères.

Lorsque je choisis Paris pour résidence, j'avais déjà visité les plus célèbres universités d'Allemagne, les écoles d'Angleterre; j'avais étudié les systèmes des plus habiles dentistes, et aucun de ces systèmes ne pouvait me satisfaire, parce qu'en les examinant, j'avais vu qu'ils avaient tous pour résultat de faire éprouver plus ou moins de tortures aux personnes qui réclamaient les secours de la chirurgie dentaire.

L'idée me vint alors de suppléer à l'insuffisance d'un art qui m'a toujours paru susceptible d'un très large développement. Je fis plusieurs expériences, et mes efforts furent bientôt couronnés d'un plein succès; j'avais découvert les OSANORES.

Comme tous les novateurs, j'ai eu d'abord à lutter contre les préjugés de la routine; mes confrères ont vivement combattu mon système, et j'ai soutenu longtemps une lutte incessante, une lutte acharnée; je n'ai pas perdu courage, et, sûr de l'efficacité de mon invention, j'ai triomphé de tous les obstacles, parce que les bonnes et grandes choses triomphent toujours de l'erreur et même de la jalousie. J'ai réduit mes antagonistes au silence, en opposant à leurs invectives des cures qu'on regardait comme inespérées, des résultats qui tenaient du miracle. Et pourtant mes moyens étaient bien simples : je tâchais d'imiter la nature, de réparer les désastres causés par les nombreuses maladies auxquelles est sujette l'organisation buccale.

Les Osanores ont bientôt obtenu droit
de bourgeoisie; mes antagonistes ont été
forcés de se faire mes imitateurs, et le public a écouté avec un certain étonnement
la voix qui lui disait :

« L'art du dentiste va faire de nouveaux et
« d'immenses progrès; une grande réforme
« s'est déjà opérée, et cette réforme, qu'on
« a tant critiquée, annonce une révolution
« complète dans la chirurgie buccale. Vous
« que des accidents ou des maladies ont
« privés de vos dents, qui tremblez en en-
« tendant prononcer les mots de crochets,
« de dents à pivots, de dents à ressorts,
« rassurez-vous; venez à moi sans crainte.
« Plus de sang, plus de douleur, plus d'ex-
« traction ni de perforation de racines, plus
« de crochets, de pivots, de fils d'or, de
« ressorts! J'ai rendu désormais inutiles
« ces cruels moyens dont les dentistes se
« sont servi jusqu'à ce jour, sans songer
« que leurs clients étaient exposés à des
« tourments atroces. A l'avenir, une
« femme pourra mettre une dent artifi-

« cielle à sa mâchoire, aussi bien qu'elle
« met un dé au bout de son doigt. Tout ce
« qu'on a dit et écrit sur l'odontotechnie
« est renversé de fond en comble ; les ins-
« truments, les substances seront bientôt
« mis de côté pour toujours, et on n'en
« parlera que comme de documents histo-
« riques dans les annales de l'art du den-
« tiste ! »

Qu'on se figure les haines, les jalousies,
les rivalités, l'étonnement que suscitèrent
d'abord ces doctrines exposées par un jeune
homme qui venait exercer son art à Paris,
après avoir étudié les divers systèmes et
procédés qui ont été le plus en vogue en
Angleterre et en Allemagne, parmi les dis-
ciples de Fox, de Hunter, de Nopp, Ber-
nard Mayer et Offman. J'ai eu à soutenir
dans les premiers temps toutes les persécu-
tions qu'on suscite aux novateurs pour les
arrêter dans leur marche progressive : mais
heureusement il n'était pas difficile de rem-
porter la victoire sur des rivaux qui n'a-
vaient à opposer que les vieux préjugés de

la routine à la supériorité de mon invention. De guerre lasse, on m'a laissé maître
du champ de bataille, et les plus acharnés
détracteurs des *Osanores* ont fini par les
adopter, parce que l'approbation publique
proclamait la supériorité de mon système
sur tous les autres. Depuis quelques années
mon procédé que j'ai livré au public, au
lieu d'en faire un secret, à l'exemple de
quelques-uns de mes confrères, est généralement adopté, et je ne doute pas que mes
rateliers n'obtiennent en peu de temps un
succès européen.

Je puis donc affirmer avec la noble fierté
qu'inspire la persuasion de s'être rendu utile
à ses semblables, d'avoir opéré une révolution complète dans l'art du dentiste : révolution qui suivra son cours et changera la
face de la chirurgie dentaire.

Les personnes qui m'ont honoré de leur
confiance sont toutes persuadées que j'ai
fait de nombreuses expériences, de longues
études avant d'arriver à l'immense résultat
que j'ai obtenu. Passionné pour mon art,

que j'exerce avec conscience et amour, j'ai voulu connaître les opinions de tous les auteurs qui ont écrit sur les dents depuis les temps les plus reculés jusqu'à nos jours; j'ai entrepris ces recherches avec courage, et les moments de loisir que me laisse ma nombreuse et brillante clientelle, je les consacre à des travaux sur la chirurgie dentaire. Je me suis convaincu que la plupart des ouvrages sont incomplets, parce que les auteurs n'y ont traité que des spécialités. L'idée m'est venue alors de réunir dans un seul livre toutes les connaissances relatives à l'art du dentiste. J'ai fouillé dans toutes les bibliothèques, j'ai traduit les ouvrages anglais, allemands, hollandais, espagnols et italiens; j'ai fait un tableau synoptique de toutes les inventions, de toutes les opinions émises, de tous les procédés. Ces matériaux une fois réunis, j'ai commencé mon ouvrage que j'ai intitulé : ENCYCLOPÉDIE DU DENTISTE, parce que je crois n'avoir omis aucune partie de la chirurgie dentaire. Après quinze années de recherches, je livre aujourd'hui mon livre au public, pour que mes confrères y trouvent réunis les documents dont ils ont besoin chaque jour; pour que les gens du monde le consultent comme un guide sûr qui leur indiquera les moyens les plus simples pour conserver les dents, pour en prévenir les maladies.

Maintenant arrivons à la classification des matières de mon ENCYCLOPÉDIE DU DENTISTE.

———

La première partie est consacrée à l'histoire de l'art du dentiste chez les anciens; le *Magasin encyclopédique*, publié par M. Millin[1], le savant Boettinger[2], m'ont fourni de précieux documents, et je crois que cet essai historique laisse peu à désirer. D'ailleurs, jusqu'à ce jour les dentistes n'ont pas eu d'historien, et il a fallu puiser dans les ouvrages des poètes, des philosophes, des médecins, pour réunir un

---

[1] *Magasin encyclopédique*, an VII.

[2] *Le cabinet de toilette d'une dame romaine*, par Boëttinger. Berlin.

certain nombre de faits qui sont de nature à préparer la curiosité publique et à prouver que mon travail a été des plus sérieux.

—

Dans la seconde partie j'ai décrit l'anatomie de la dent, et j'ai choisi pour guide l'immortel Cuvier, dont toutes les lignes sont marquées au coin du génie.

—

Dans la troisième partie j'ai suivi dans tous ses phénomènes le travail de la première dentition.

—

Dans la quatrième je parle de la sortie des *dents permanentes* ou de seconde dentition. J'ai analysé tous les systèmes, et décrit les opérations chirurgicales.

—

La cinquième partie est consacrée à la pathologie des dents. J'ai décrit toutes les maladies auxquelles sont sujets les organes dentaires; j'ai énuméré et apprécié les remèdes employés par les plus célèbres praticiens.

La sixième est consacrée à l'hygiène buccale, et à l'indication des moyens de conserver les dents saines et belles, de les préserver de maladies.

—

La septième partie est consacrée à la thérapeutique de la bouche et à l'énumération des diverses opérations qui sont du ressort du dentiste.

—

La huitième est consacrée à la physiologie des dents, aux pronostics, aux préjugés populaires.

—

La neuvième est un exposé complet d'odontechnie; j'ai décrit les instruments, leurs perfectionnements, leurs modifications: j'ai apprécié les substances qu'on a employées, les divers systèmes, les inventions; on y trouvera un traité complet et raisonné des dents artificielles.

Dans la dixième et dernière partie, je parle des *dents Osanores* dont je suis l'inventeur; après avoir indiqué et apprécié

tous les systèmes et procédés de mes devanciers, j'ai cru qu'il m'était permis de donner un exposé complet des dents Osanores
et de quelques remèdes dont je suis pos-
sesseur. Dans cette dernière partie comme
dans les autres, je crois m'être conduit en
appréciateur juste et impartial. Au reste,
le public, juge souverain des hommes et
de leurs œuvres, pèsera dans sa balance et
l'auteur et le livre; s'il fait une égale part
des efforts et des sacrifices que je me suis
imposés pour perfectionner l'art que je
professe, et des longues recherches qu'a
nécessitées mon *Encyclopédie du Dentiste*, je n'aurai pas à redouter son jugement.

Il me reste maintenant à dire quelques
mots sur l'utilité de mon *Encyclopédie*;
cette utilité, je la crois générale, parce que
les dentistes, les gens du monde et les pères
de famille y trouveront des documents qui
leur sont spéciaux.

Mes confrères y trouveront l'histoire de
leur art, de ses progrès, l'exposé des doc-

2

trines des plus habiles praticiens, et des améliorations à introduire dans la chirurgie dentaire.

Les gens du monde y trouveront des conseils basés sur des expériences multipliées et couronnées d'un plein succès ; une nomenclature de remèdes contre l'odontalgie, de préservatifs pour la conservation des dents.

Les mères de famille y liront avec intérêt le traité complet des deux dentitions, des dangers que courent les enfants dans cette pénible opération de la nature ; des moyens à prendre pour éviter non-seulement ces dangers, mais encore les douleurs qui peuvent avoir des suites très funestes pour leurs plus chères espérances.

Les adultes, les hommes et les vieillards l'adopteront comme un manuel indispensable à celui qui apprécie les soins que demande l'organisation buccale.

Enfin, les personnes que des accidents ou des maladies ont privées de leurs dents s'y convaincront de la supériorité de mes rateliers osanores sur tous les autres rateliers artificiels.

Mon invention et mon livre rempliront donc un vide immense dans la chirurgie dentaire : mes *Osanores* sont l'inappréciable résultat de mes longues expériences, de mes travaux.

Mon *Encyclopédie* est le résumé de mes doctrines et des opinions de mes devanciers.

Que mes confrères travaillent comme moi sans relâche à perfectionner leur art, au lieu de critiquer des inventions, des systèmes qui ont un but d'utilité incontestable : la science des maladies et de l'hygiène de la bouche, si longtemps arriérée, entrera dans la voie du progrès indéfini.

Trop longtemps la profession de dentiste qui, certes, n'est ni moins honorable, ni moins importante que les autres branches de la chirurgie, a été exercée par des hommes ignorants, par de misérables charlatans qui ont trompé le public en lui vendant des drogues et des dentifrices. Ces chirurgiens de tréteaux, vulgairement

connus sous le nom d'*opérateurs,* ont dis-
crédité un art qu'ils exerçaient sans le connaître. On a compris, enfin, qu'il fallait se
liguer contre ce hideux trafic, et j'engage
mes confrères à redoubler d'efforts pour le
détruire entièrement. Le plus sûr moyen
est d'opposer la science, la dignité, l'expérience, l'étude, à des hommes que nous
devons repousser comme indignes du titre
de dentistes. Nous délivrerons ainsi la société du fléau du charlatanisme.

Tel a été et tel sera toujours le but constant de mes travaux et de mes veilles. Si
mon exemple ranime le zèle de quelques
imitateurs, nos efforts réunis réussiront
infailliblement : on multipliera les spécifiques pour conserver les dents ; on inven-
tera des procédés pour réparer les désastres
de la nature, et la femme n'aura plus à
craindre de se voir privée des organes qui
donnent tant de charmes à la beauté la
plus parfaite.

WILLIAM ROGERS,
Rue Saint-Honoré, 270.

Paris, 12 mars 1845.

PREMIÈRE PARTIE.

—o‖o—

PALÉOLOGIE DENTAIRE.

L'ENCYCLOPÉDIE DU DENTISTE.

PREMIÈRE PARTIE.

Les dentistes chez les anciens. — Soins que les Grecs, les Romains et les autres peuples prenaient des dents. — Conseils des médecins, des philosophes et des poètes sur la conservation des dents.

CHAPITRE PREMIER.

Opinion des anciens sur ce qui constitue une belle dentition.

Les médecins de la Grèce et de Rome, les poètes les plus célèbres sont unanimes sur le caractère de la beauté des dents, qu'ils regardent comme le plus précieux des dons que l'homme a reçus de la nature. La *solidité*, le *bel arrangement* et la *blancheur* sont les indices d'une parfaite dentition; la propreté, les soins les plus assidus, la vigilance la plus infatigable sont recommandés, surtout aux jeunes femmes, qui perdent le plus attrayant, le

2

plus magique de leurs charmes, lorsqu'un accident ou le défaut de précaution les privent de quelques-unes de leurs dents, surtout des incisives. On se ferait difficilement une idée des nombreux détails que nous avons trouvés sur cette partie de la toilette à laquelle les peuples de l'ancienne civilisation attachaient peut-être plus d'importance que nous. Dentifrices, opiats, gargarismes, poudres parfumées, fils d'or, crochets et autres liens propres à assujettir un ratelier postiche, étaient en usage chez les Grecs et les Romains; et une grande dame d'Athènes, au temps de Périclès, avait probablement autant de ressources, autant de supercheries que les élégantes de Paris.

La propreté de la bouche regardée comme indispensable chez les anciens.

Ovide, dans son poème de l'*Art d'aimer*, dit que le défaut de propreté ternit l'éclat des dents; il regarde comme inutiles les conseils qu'il vient de donner à une jeune femme, si la paresse l'empêche de nettoyer ses dents, et il s'écrie :

« *Quid si præcipiam, si fuscet inertia dentes ?*

« A quoi bon mes préceptes, si la paresse ternit
« ses dents? »

Horace, qui savait si bien apprécier tout ce qui contribue à donner à la femme les charmes divins qui subjuguent le cœur de l'homme, parle aussi plusieurs fois, dans ses poésies, de la beauté des dents. Il s'indigne contre les personnes qui négligent d'entretenir la propreté de leur bouche; il dit que le manque de soins rend les dents *livides, noires, de couleur jaune.*

Luridi dentes, lividi... atri!

Le satirique Martial parle ainsi à une jeune dame, dans la 41e épigramme du livre second :

« O Maximine! il te reste encore trois dents; « mais elles sont tout-à-fait couleur de poix et de « buis. »

Et tres sunt tibi, Maximina dentes;
Sed planè piceique, buxeique.

Des soins de la bouche chez les anciens.

Les médecins et les poètes (car ces derniers ont prêté de tout temps le charme de leur divin langage aux doctrines d'Hippocrate et de Gallien), les médecins et les poètes, disons-nous, recommandent aux jeunes gens, et surtout aux jeunes filles, de ne rien négliger pour maintenir leur bouche dans un état de propreté continuelle. Cette précaution est nécessaire, non-seulement pour la conservation des dents, mais encore pour prévenir et empêcher la mauvaise odeur qu'exhale ordinairement une bouche mal soignée. Ovide, qui nous a révélé, dans son *Art d'aimer*, tous les secrets et

les subterfuges de la coquetterie des dames romaines, auxquelles il donna des conseils pour les
rendre habiles dans l'art de subjuguer les cœurs
les plus rebelles, parle de la mauvaise odeur de la
bouche comme d'un souffle pestilentiel qui met
en fuite les amours. Il dit que les parfums sont
souvent impuissants contre ces exhalaisons perfides; il recommande à la jeune femme, qui a l'haleine forte, de ne jamais parler trop près ni à
jeûn :

> *Cui gravis oris odor, nunquam jejuna loquatur;*
> *Et semper spatio distet ab ore viri.*

L'haleine forte tient quelquefois à d'autres causes, mais le plus souvent elle provient de la malpropreté des dents et de la bouche. Les personnes
qui se montrent trop négligentes sur ce point,
s'exposent à ce qu'on leur adresse cette apostrophe
du poète Conrat :

> Votre bouche, en riant, fait que mon nez rechigne
> Du noir désordre de vos dents,
> Sans que je leur impute une vapeur maligne
> Qui peut-être vient du dedans.

Remèdes et dentifrices.

Les peuples de l'antiquité qui parvinrent au
plus haut degré de civilisation, qui poussèrent le
luxe jusqu'au raffinement, faisaient trop de cas de

la beauté des dents pour que l'art du dentiste ne fut pas, comme de nos jours, pratiqué par plusieurs personnes plus ou moins habiles, et d'après plusieurs systèmes.

Le poète Martial parle d'un certain Cascellius, célèbre dans toute l'étendue de l'empire romain. Il dit que ce Cascellius qui est devenu riche comme un sénateur, qui est aimé des grandes et belles dames parce qu'il leur rend, par la puissance de son art, des charmes qu'elles ont perdus,

« Rétablit les dents malades, comme il en fait « l'extraction. »

Eximit aut reficit dentem Cascellius œgrum.

Nous parlerons plus tard des remèdes et préceptes indiqués par les médecins; bornons-nous maintenant à recueillir les conseils des poètes. Il s'agit de dents, et par conséquent de beauté; sur ce point, les prêtres des Muses sont des arbitres qu'on ne peut récuser.

Ovide, dans l'*Art d'aimer,* qui est le code de la coquetterie chez les anciens, recommande à la jeune fille de laver tous les matins ses dents avec de l'eau fraîche :

Oraque susceptâ mane laventur aqua.

Quintus Serenus Sammonicus, auteur d'un

Traité de médecine écrit en vers, donne le même conseil :

> *Sæpe etiam gelida gingivas collue lympha.*
> *Dentibus ut firmum possis servare vigorem.*

« Lavez même très souvent vos gencives avec de « l'eau très froide, afin que vous puissiez conser- « ver à vos dents leur solidité et leur force. »

Le plus grand nombre des poètes croyait, cependant, que l'eau ne suffisait pas pour conserver les dents et maintenir la propreté de la bouche ; on employait même avant le règne d'Auguste des compositions médicales faites avec des poudres et des parfums, et qu'on appelait *dentifrices*, parce qu'on s'en servait pour frotter les dents, étymologie donnée par le poète Serenus, qui dit en parlant des *dentifrices* :

> *Quod vero adsumpsit nomen de dente fricando.*

Dentifrices employés par Octavie, fille d'Auguste, et la courtisane Messaline.

Octavie, fille d'Auguste, et la célèbre courtisane Messaline, occupent le premier rang dans les annales de la coquetterie romaine. Aucune femme mieux qu'elles ne connut le pouvoir qu'exerce la beauté sur tous les hommes; aussi mirent-elles en usage les ressources nombreuses de la nature et les secrets de l'art. Nous ne parlerons pas ici des innombrables détails de leur toilette, que nous aurons probablement occasion d'énumérer dans ce livre ; pour le moment, il nous suffira de donner la recette de leurs dentifrices qui nous a été révélée par Scribonius Largus, dans son *Abrégé de médecine.*

Octavie composait son dentifrice avec de la poudre de raves séchées au soleil, ou du verre blanc bien broyé avec le nard des Indes.

Messaline se servait de corne de cerf brûlée, de mastic de Chio et de sel ammoniac.

Dentifrice envoyé par Apulée à Calpurnius.

Le célèbre Apulée, ami du proconsul Calpurnius, crut lui faire un présent très agréable en lui envoyant un dentifrice dont la composition lui avait été révélée par un habile médecin.

« Mon cher Calpurnius, dit-il dans sa lettre « d'envoi écrite en vers, je vous envoie, comme « vous me l'avez demandé, un dentifrice composé « avec des fruits d'Arabie ; c'est une poudre excel- « lente, très fine, qui a la propriété de blanchir « les dents, de dissiper l'engorgement des gen- « cives, d'enlever le reste des aliments ; de sorte « qu'on ne montre aucune trace de tartre pour « peu que le rire force l'ouverture des lèvres. »

La courtisane Fescennia, contemporaine de Martial, eut probablement le malheur de déplaire à ce poète, qui lui adresse de sanglantes ironies à propos de sa passion pour le vin, de la mauvaise odeur de sa bouche et des innombrables compositions ou dentifrices qu'elle employait vainement pour purifier son haleine :

Ne gravis hesterno fragres, Fescennia vino,
Pastillos Cosmi, luxuriosa voras :
Ista linunt dentes jentacula : sed nihil obstat
Entremo ructus, cum venit e Barathro.

« O Fescennia, pour ne pas exhaler l'odeur du « vin que tu as bû hier, tu dévores, en étalant ton « luxe, des pastilles de Cosme. Ces déjeuners net- « toient tes dents : mais cela ne sert à rien, lors- « que le rot sort du fond de l'estomac. »

Martial donne le nom de *jentacula*, déjeuners, aux pastilles de Cosme, ce qui indique l'obligation où était toute personne bien née de donner des soins à sa bouche, tous les matins, en sortant du lit.

Nous n'avons pû trouver le moindre renseigne- ment sur les ingrédients dont on composait les pastilles de Cosme ; mais tout nous porte à croire que ce n'était pas à proprement parler une com- position dentifrice : Martial se sert du mot *voras*,

tu dévores ; Fescennia mangeait donc ces pastilles,
espèce de bonbons de pâte aromatisée, qui avait
pour effet principal et immédiat de purifier l'haleine. De nos jours, les dames du grand monde,
les élégantes, ont aussi recours à de semblables
moyens pour chasser de leur bouche les mauvaises
odeurs et les fétides émanations du repas de la
veille.

Électuaires et opiats employés par les anciens.

Les opiats et les électuaires étaient connus des
anciens, et les dentistes romains poussèrent cette
partie de leur art à la dernière perfection. Scribonius Largus, Marcellus, médecin de Bordeaux,
Dioscoride, ont donné quelques formules de la
composition de ces opiats. Les parfums, les poudres odorantes, le miel, le nard, y étaient principalement employés. On sait que les Romains, à
l'exemple des peuples de l'Asie, avaient une sorte
de passion pour les parfums; ils en mettaient partout, dans leurs mets, dans leurs vins, dans leurs
habits, dans leur chevelure.

Dentifrice des Celtibériens.

Les Celtibériens, nation puissante qui habitait
le pays limitrophe de la Gaule Narbonnaise et de
l'Espagne, se montrèrent moins raffinés dans leur
toilette et surtout dans la composition de leur den-

tifrice, qui n'était pas très coûteuse ; en effet, ils employaient pour cela l'urine comme remède et préservatif souverain pour rétablir et conserver la blancheur des dents. Les femmes ainsi que les hommes avaient recours à ce moyen de propreté ; ajouterons-nous que c'était par raffinerie qu'ils n'employaient que de l'urine conservée dans les citernes, comme nous l'apprenons de Strabon, qui mentionne cette coutume bizarre dans le troisième livre de sa géographie, et de Diodore de Sicile, dans le cinquième livre de son *Histoire universelle.*

Le poète Catulle fait aussi allusion à cette coutume, lorsqu'en parlant d'un élégant de Rome nommé Égnatius, qui riait sans cesse pour montrer ses dents blanches, il lui dit :

« Tu imites les Celtibériens qui se lavent cha
« que matin les dents et les gencives avec de l'u
« rine ; et si tes dents sont si blanches, c'est parce
« que tu as fait plus que te gargariser avec cette
« étrange boisson. »

Des curedents chez les anciens. — Du lentisque.

Pétrone, dans son *Satyricon,* dépeint un élégant de Rome armé d'un curedent d'argent et se nettoyant la bouche par mode de passe-temps, pour se donner une contenance fière et noble.

Le poète Martial condamne le curedent d'argent,

et affirme que le lentisque est infiniment supérieur :

Lentiscum melius ; sed si tibi frondea cuspis
Defuerit, dentes pennâ levare potes.

« Le lentisque est meilleur, mais si vous n'avez
« pas un tendre rejeton, vous pouvez soulager vos
« dents en vous servant d'une plume. »

Malgré le conseil et l'autorité de Martial, le curedent de lentisque fut proscrit de la haute société, et il fallait vivre familièrement avec quelqu'un pour s'en servir en sa présence. A Rome
comme à Paris, sous le règne d'Auguste comme
sous celui de Louis-Philippe, il était de très mauvais ton de se nettoyer les dents en société. Ovide
le dit formellement :

Non coram dentes defricuisse probem.

« Je n'approuverais pas que vous nettoyiez vos
« dents en ma présence. »

Martial dit à peu près la même chose dans une
épigramme adressée à un nommé Esculanus :

« Celui qui couché au milieu de son lit, la tête
« chauve et surchargée de parfums, et qui fatigue
« ses mâchoires avec des branches de lentisque,
« celui-là, dis-je, ment, ô Esculanus, il n'a pas
« de dents. »

De nos jours, comme au temps de Martial,

n'arrive-t-il pas de voir des personnes édentées qui ont toujours le curedent à la bouche. C'est pour donner le change à ceux qui les regardent. Il n'y a personne qui ne veuille qu'on croie qu'il possède ce dont la nature ou des accidents l'ont privé.

Le myrthe employé chez les Grecs.

Les coquettes d'Athènes, quand elles ne riaient pas, tenaient ordinairement une branche de myrthe à la bouche, qui restait ainsi entr'ouverte, et laissait voir la beauté de leurs dents. Le poète comique Alexis, dans sa description des *Plaisirs et délices des courtisanes d'Athènes,* parle de cette coutume bizarre que nous regardons comme un besoin et non comme une invention frivole. En effet, dit Pline le Naturaliste, le lentisque et le myrthe ne communiquent pas seulement leur doux parfum à l'haleine, mais encore ils fortifient les gencives et doivent ainsi contribuer à la solidité des dents [1]. Hippocrate et plusieurs autres méde-

[1] Le célèbre Ambroise Paré, chirurgien de Henri III et de Henri IV, dit que les curedents de lentisque étaient très-communs en Languedoc, d'où on les apportait aux seigneurs de la cour. La coutume qu'on avait de les mâcher aurait-elle donné l'idée d'en faire de petits pinceaux pour les dents? Souvent, en Amérique, la liane à savon a ces deux destinations, et dans le royaume de Cambaie, au rapport du voyageur Carréri, les pauvres et les riches passent tous les matins deux heures à se frotter les dents avec un petit morceau de bois. Nous croyons y trouver l'origine des brosses à dents.

cins de l'antiquité faisaient aussi mâcher certaines substances, afin de dissiper l'engorgement des gencives, et raffermir les dents ébranlées. Les avantages qu'on a souvent obtenus de ce moyen, l'ont converti quelquefois en objet de luxe et d'agrément.

Que les habitants de l'Asie mâchent l'arec et le bétel, que les habitants de Chio usent du mastic, que d'autres peuples aient toujours du tabac dans la bouche, la manière de présenter ces objets et les boîtes précieuses qui les renferment, ne cacheront jamais aux yeux de l'observateur le motif de leur utilité, non plus que l'abus qu'on en fait journellement.

De tout temps les hommes ont dépassé les bornes tracées par la nature; Ovide et Juvénal blâment les Romains et les jeunes dames romaines qui ne paraissaient jamais en public sans être armés de *lentisques;* si Juvénal vivait de nos jours, n'aurait-il pas à frapper avec le fouet sanglant de la satire, nos élégants qui se lèvent et se couchent avec la pipe ou le cigarre. En ceci, comme en toute autre chose, *le mieux est l'ennemi du bien.*

Eloge de la beauté des dents.

Le roi Salomon, épris des charmes de la reine de Jaba, lui disait dans son enthousiasme poétique: « Vos dents sont blanches comme un troupeau

« de brebis nouvellement tondues, et qui sortent
« du bain. »

Le philosophe Lucien dit, en parlant de la belle
Panthée :

« Comment, en faisant le portrait de Panthée,
« pourrais-je vous peindre la beauté de ses dents,
« qu'elle montrait en riant ? Blanches, égales, ser-
« rées les unes contre les autres, elles offraient,
« par leur disposition, l'image d'un très beau collier
« formé de perles les plus unies et les plus bril-
« lantes. »

Ovide dit à une jeune femme :

« Je reconnais vos soins à cette blancheur qui
« reluit dans votre bouche. »

Le tendre Catulle, dans son petit poëme sur les
Noces de Julie et de Manlius, s'écrie, inspiré par
l'Amour et les Grâces :

> *Jàm licet venias marite*
> *Uxor in thalamo est tibi*
> *Ore floridulo nitens.*

« Tu peux venir, ô mon époux, ton épouse est
« dans le lit nuptial avec sa bouche fleurie. »

Lorsque Julie appelait ainsi Manlius son fiancé,
elle avait sans doute ces dents de neige dont les
poètes de l'antiquité parlent avec tant d'enthousiasme, ou ces rangées de perles si vantées par Lucien, et Théocrite aurait pu dire sans exagération

que leur blancheur surpassait celle du marbre de Paros.

Nous pourrions multiplier les citations pour prouver que les peuples anciens faisaient le plus grand cas de la beauté des dents ; mais comme notre intention n'est pas d'écrire un livre d'érudition, mais de recueillir dans l'histoire et dans les annales des expériences de bons conseils pour nos confrères, de sages avis pour les personnes du monde, nous traiterons rapidement la partie historique, pour arriver plus tôt à la partie théorique et à la partie pratique de notre ouvrage.

Des rateliers postiches chez les anciens.

Les Grecs, les Romains et les autres peuples civilisés de l'ancien monde, avaient fait de trop grands progrès dans les sciences et dans les arts, pour ignorer qu'une belle dentition rehausse l'éclat de la beauté de l'homme et donne un divin prestige aux charmes de la femme. M. Bœttinger, médecin allemand, dans une curieuse notice sur la toilette d'une dame romaine, dont nous donnerons quelques extraits, ne nous laisse aucun doute sur les procédés que l'art du dentiste avait inventés au temps de Néron. Il suffirait d'entrer dans un cabinet de toilette, et de jeter un coup-d'œil sur les moyens employés pour nettoyer les dents et les raffermir, pour être convaincu de la superfluité des ressources qu'on avait déjà trouvées.

Pourquoi les dents, disait-on à Rome comme à Paris, sont-elles le plus bel ornement de la figure humaine? Pourquoi leur blancheur, leur régularité, flattent-elles nos regards? C'est, non-seulement parce qu'elles ajoutent de nouveaux agréments à la beauté des traits du visage, mais encore parce qu'elles sont l'indice certain de la santé, de la fraîcheur de la bouche, et que les mouvements des voiles labiaux qui s'écartent dans le sourire, s'harmonisent merveilleusement avec la vivacité du regard, avec l'incarnat des lèvres, la blancheur éclatante et la régularité d'une denture parfaite. Le prestige de cette parure naturelle qui sied si bien aux deux sexes, est même tel, que la bouche qui renferme de si belles dents, ne serait pas bien si elle était trop petite et qu'on lui donne la prééminence sur tous les autres attraits de la figure.

Le prestige des dents très belles, qu'on a l'habitude de comparer à des perles éblouissantes, nous paraît, indépendamment de l'expression d'un sourire gracieux, devoir être principalement attribué à l'idée d'une bouche parfaitement saine et très propre, dont on ne redoute point, dont on recherche même l'approche dans les cas où la convenance et la sympathie la prescrivent ou la permettent. Cet attrait d'une bouche saine, garnie de belles dents, chez une personne dont le visage est plus ou moins laid, est encore prouvé par la peine qu'on ressent en voyant une autre personne, belle et jolie, montrer, en parlant ou en souriant, des dents laides, noircies par la carie, couvertes d'un tartre épais et d'un enduit limoneux. L'aspect seul de dents semblables éveille toujours dans l'esprit l'idée d'une haleine forte et fétide, d'une conversation parfumée, et produit toujours une répugnance invincible [1].

Les dames romaines, qui savaient apprécier la beauté des dents aussi bien que les dames de Paris, avaient par conséquent recours au dentistes grecs, qui jouissaient d'une grande réputation en Italie.

« Que l'os et l'ivoire remédient aux désordre de
« la bouche d'Églé : s'écrie Juvenal : que la cour-
« tisane Galla, plus coquette et plus adroite, ote
« pendant la nuit ses dents artificielles. »

On retrouve partout ces traces bienfaisantes de l'art.

Des fils d'or employés pour attacher les fausses dents.

Au tems d'Hippocrate, les dentistes d'Athènes se servaient de fil d'or pour assujettir les fausses

---

[1] M. Laurent.

dents; Celse dit aussi que c'était le seul moyen employé à Rome et en Occident. Tout nous porte à croire cependant qu'on se servait de fils moins solides, de lin par exemple; sans cela, Horace, dans sa huitième satire, n'aurait pas eu occasion de raconter qu'il avait vu des sorcières, Canivie et Sagane, courant la ville et perdant l'une son râtelier, l'autre ses cheveux postiches. Tischbein, dans son livre *des peintures de Vatel*, tome I, page 63, dit qu'on trouva dans un tombeau, avec plusieurs vases grecs, sept dents réunies par un fil d'or.

Les dentistes grecs et romains prescrivaient aussi le fil de lin pour assujettir et raffermir les dents ébranlées dans la fracture de la mâchoire inférieure.

Ce procédé si simple, et qui n'est qu'un faible préservatif contre d'innombrables accidents, est encore employé par les dentistes modernes. Nous en parlerons plus longuement dans la troisième partie de notre ouvrage.

Épigrammes contre les édentées.

Autant les poètes se montrent admirateurs de la beauté des dents, autant ils se montrent acharnés contre les coquettes édentées.

Martial adresse l'épigramme suivante à une dame nommée Célia :

Si memini, fuerant tibi, quatuor, Ælia, dentes :
  Expuit una duos tussis, et una duos.
Jàm secura potes totis tussire diebus,
  Nec istic quod agat tertia tussis habet,

Le poète Clément Marot, en traduisant cette épigramme d'une manière libre, a su lui conserver tout son sel et même le rendre plus piquant par le dernier vers, ce qui donne ici une place aux jolis vers du poète français :

S'il m'en souvient, vieille au regard hideux,
De quatre dents je vous ai vue mâcher ;
Mais une toux dehors vous en mit deux,
Une autre toux, deux vous en fit cracher,
Or, pouvez bien tousser sans vous fâcher ;
Car ces deux toux y ont mis si bon ordre,
Que si la tierce y veut rien arracher,
Non plus que vous, n'y trouvera que mordre.

Martial disait des deux courtisanes Thaïs et Lecanie :

Thaïs habet niyros, niveos Lecania dentes :
Quæ est ratio? emptos hæc habet, illa suos.

On trouve dans un vieux poète français une imitation de cette épigramme :

Marguerite a sa dent fort noire,
Catin l'a blanche comme ivoire ;
D'où vient telle diversité ?
Catin a la sienne acheté.

Conseils que donne le poète Ovide aux dames qui ont les dents noires, trop longues ou mal rangées.

L'auteur de l'*Art d'aimer*, qui nous a transmis de si curieux documents sur la toilette des anciens, a consacré dans son poëme plusieurs vers à décrire la beauté des dents ; il plaint les dames que la nature ou des accidents imprévus ont privées de ce puissant moyen de charmer : il leur donne ensuite des conseils pour remédier autant que possible aux défectuosités de la bouche. Nous transcrivons ici quelques vers traduits par M. Duval.

La plus aimable femme est tristement changée,
Quand son ris nous découvre une dent mal rangée :
La longueur en révolte, ainsi que la noirceur,
Et chaque homme en devient l'implacable censeur.
Qui l'aurait jamais cru ? Venez apprendre à rire :
Par des charmes secrets certain ris nous attire.
Évitez les grands plis et les vides affreux,
Que les ris déréglés sillonnent avec eux,
Par la lèvre toujours que la dent ombragée,
Montre la bouche en deux faiblement partagée.

Nous ne savons trop si nous devons recommander aux dames françaises ce jeu des lèvres dans la manière de rire : nous croyons que nos conseils seraient inutiles en cette circonstance; une jeune femme suit ordinairement les inspirations de son

goût, quelquefois d'une coquetterie bien enten-
due, et ces inspirations valent infiniment mieux
que les conseils des dentistes, des poètes, des mo-
ralistes : une femme de chambre en sait plus sur
cette matière que les hommes les plus érudits. Les
dames qui ont perdu leurs dents, se gardent bien
de trop ouvrir la bouche; elles auraient à craindre
qu'on ne leur adressât cette épigramme du che-
valier de Cailli :

> Retirez-moi d'une peine
> Où je suis depuis longtemps ;
> Dites-moi, bouche d'Ismène
> En quel endroit sont vos dents.

Ou cette autre de Brébœuf :

> L'autre jour Alison partit si follement
> Pour un long et fâcheux voyage,
> Qu'en sortant de chez elle avec empressement,
> Elle oublia ses dents, ses gants et son visage.

Ces citations déjà très nombreuses, ces témoignages d'hommes éminents en médecine, en poésie, ne sont-ils pas autant de preuves du prix que
les peuples civilisés et barbares ont attaché de
tout temps à la beauté d'une denture parfaite?

Les dents regardées comme incombustibles, par les anciens.

Les anciens croyaient que les dents étaient incombustibles, et qu'elles l'étaient seules entre

toutes les parties du corps; c'est pourquoi on les plaçait avec grand soin dans des urnes parmi les cendres des morts. Mais cette opinion est fausse, car on n'a trouvé qu'un très petit nombre de dents dans les tombeaux romains, et encore la moitié était-elle calcinée.

Supposition du célèbre Galien.

Je suppose, dit ce grand médecin, que l'ordre des dents soit renversé, et que les *molaires*, par exemple, se trouvent à la place des incisives. De quel usage seront alors les dents, et quelle confusion ne causerait pas ce simple dérangement. Je conclus de là que de même que nous jugeons qu'un homme a de l'intelligence, parcequ'il range dans un ordre convenable, une compagnie de trente-deux hommes, ce qui est justement le nombre-des dents, de même nous devons, à plus forte raison, admirer la sagesse providentielle du créateur.

Opinion d'Hippocrate.

Hippocrate regardait comme un signe d'un délire prochain, les mouvements convulsifs de la mâchoire inférieure, qui cause les grincements de dents : lorsque cela n'arrive pas à un enfant ou à une personne qui ait retenu depuis l'enfance l'habitude de *grincer des dents*. Si ce signe se joint au délire, il est absolument funeste ; le malade touche à sa fin.

Opinion du médecin romain Prosper Alpinus.

Prosper Alpin confirme par sa propre expérience le jugement d'Hippocrate à cet égard. C'est aussi un très mauvais signe selon ce grand médecin, que les *dents* paraissent desséchées. Dans tous ces cas, le cerveau est considérablement affecté, desséché ; ce qui ne peut avoir lieu que par la violence de la fièvre et de la chaleur dont elle est accompagnée : le fluide nerveux qui le sépare alors est presque de *nature ignée*. Les muscles les plus voisins de ce viscère éprouvent les premiers effets de l'altération des nerfs ; ceux-ci, agités, tiraillés par le liquide qu'ils contiennent, causent d'abord des secousses convulsives dans les muscles qui environnent la tête. Cette sécheresse du cerveau est une suite de celle de la masse des humeurs, qui fait cesser toutes les sécrétions dont elle ne peut pas fournir la matière : c'est alors que la bouche est âpre et brûlée : les dents particulièrement sont noires, sèches, parce qu'il ne se fait aucune sécrétion de salive pour les humecter.

Les fausses dents connues dès la plus haute antiquité.

L'usage des fausses dents d'ivoire, que l'on attachait avec de l'or, est d'une telle antiquité, que les plus anciennes lois romaines, celles des *Douze Tables*, font mention de morts ayant de fausses dents attachées avec de l'or.

« Il était sévèrement défendu, dit Cicéron [1], de « laisser de l'or sur les morts; on exceptait pour- « tant de cette règle ceux qui avaient de fausses « dents attachées avec de l'or, et il était interdit « aux personnes chargées des sépultures d'y tou- « cher, sous peine de profanation. » Les épigram- mes de Martial nous apprennent que, de son temps, l'usage des fausses dents était général. Il fait dire à la poudre pour les dents :

« — Qu'ai-je de commun avec toi? » (Il s'agit d'une vieille coquette dont la bouche est garnie de dents postiches). « Qu'une jeune fille me prenne; « je ne suis pas accoutumée à polir les dents em- « pruntées. »

La toilette d'une dame romaine.

Pour faire connaître plus amplement les pro- grès et l'importance de l'art du dentiste chez les anciens, nous avons jugé à propos de donner ici

[1] Cicéron. *De Legg.* II. 24.

un extrait d'une curieuse et savante dissertatoin de l'allemand Boettinger, intitulée *Sabina*. Nous serons forcés de nous écarter d'abord de notre sujet principal, parce qu'une coquette romaine, en se levant, avait des soins plus pressants que ceux qu'elle donnait ensuite à son ratelier naturel ou postiche. Nous croyons cependant que ces disgressions seront agréables à nos lecteurs, parce qu'ils y trouveront des connaissances variées et approfondies sur certaines parties de la vie intérieure chez les Romaines ; à nos lectrices, qui verront, dans l'abrégé que nous donnons, que les dames de Rome ne le cédaient pas en coquetterie aux reines de la fashion parisienne.

Sabina entre de la chambre à coucher dans le cabinet de toilette.

« Préparations :

« Scaphion apporte le lait d'ânesse ;

« Phiale, le rouge ;

« Stimmi, le noir pour les sourcils ;

« Mastiche, les dents. »

Sabina sort du lit.

Avant que Sabina, la puissante dame romaine, la déesse de la mode, songe à sa toilette, Smaragdis, sa femme de chambre, a déjà rempli, en l'honneur de la déesse *Cloacina*, une fonction que les hommes et les femmes ne commandent à leurs esclaves qu'en claquant avec les doigts. Aussitôt que Sabina lève les rideaux qui sont à l'entrée de sa chambre à coucher, pour passer dans le cabinet de toilette, une esclave sort en même temps ayant dans sa main droite un vase de nuit, de cette matière précieuse dont étaient travaillés les vases murrhins, et dans la gauche un collier de perles orientales que sa maîtresse vient de quitter. Car, même en dormant, les dames romaines obéissaient à leur goût pour la parure, et portaient au cou des perles attachées à un fil d'or.

Sabina entre dans son cabinet de toilette.

Lorsque Sabina entre dans son cabinet de toilette, où une troupe de servantes l'attend depuis une heure, elle fait appeler l'esclave dont la fonction est de garder la porte de l'antichambre; elle lui donne même l'ordre de ne laisser une libre entrée qu'à certains marchands, aux devins, aux entremetteuses et aux porteurs de lettres : pour tout autre visiteur, Sabina est malade, ou bien il n'est pas jour chez elle. En effet, comment pourrait-elle se montrer à des yeux profanes, au milieu des apprêts et des réparations dont elle s'occupe? Élève docile du grand maître de l'*Art d'aimer*, elle se rappelle ses sages conseils, lorsqu'il dit :

« — Que votre amant ne trouve jamais de boî-
« tes exposées sur votre table; que l'art, mais sans
« se montrer, vienne au secours de vos attraits.
« Évitez d'employer la moëlle de cerf, ou de net-
« toyer vos dents en présence de qui que ce soit[1].
« Beaucoup de choses qu'on ne voit qu'avec dégoût,
« plaisent quand elles sont accomplies. Pendant
« que vous faites votre toilette, laissez croire que
« vous êtes encore au lit, vous paraîtrez avec plus
« d'avantages quand on y aura mis la dernière
« main. Les hommes doivent ignorer des choses
« qui les choqueraient, si vous n'aviez soin de les
« dérober à leurs yeux. »

A peine Sabina se trouve-t-elle au milieu des
ministres de sa toilette, que chaque esclave entre
en fonction et s'empresse de mériter un regard
gracieux par son adresse et la promptitude avec
laquelle elle remplit son devoir.

Hérodote rapporte qu'en Égypte[2], chaque partie
du corps avait son médecin particulier. C'étaient
des oculistes, des dentistes, des médecins pour les
oreilles et pour les pieds, et chacun d'eux n'osait
s'écarter de la partie qui lui était spéciale. De
même chaque partie de la toilette, et en général
chaque partie du corps qu'il fallait orner, lisser,

[1] Ovide. *Ars amatoria* III, 209 à 250.
[2] *Ibid.*, livre II, 84. — Sprengel. *Histoire de la médecine*, t. I, p. 78.

4

peindre, réparer, avait chez les Romains, son esclave particulière, qui ne s'écartait jamais de son
emploi, et dont la moindre négligence était sévèrement punie. Cette armée de servantes était divisée en plusieurs classes ou compagnies.

On voit d'abord celles qui sont chargées du fard,
du rouge et du blanc;

Celles qui peignent les sourcils;

Celles qui nettoient les dents.

L'esclave Scaphion [1], tient une coupe remplie de
lait d'ânesse encore chaud; elle enlève avec une
éponge les croûtes de pain qui, pendant la nuit,
ont couvert le visage de sa maîtresse; ce qu'elle
essuie s'appelle, en terme technique, *cataplasma*.

La deuxième esclave chargée du fard s'appelle
phiale; elle met le rouge et le blanc sur les joues
qui viennent d'être lavées et polies; mais elle ne
peut commencer cette opération qu'après avoir
soufflé sur un miroir de métal, et l'avoir présenté
à sa maîtresse pour le sentir. Sabina voit, par là,
si l'esclave a la salive pure et odorante et si elle
a pris de bon matin les pastilles qui lui sont prescrites, car c'est avec la salive que *Phiale* doit d'a-
bord délayer le fard, pour lui donner du lisse, et
pour qu'il se conserve long-temps sur les joues de
la *Domina*. Les boîtes, les godets et tout l'appareil

---

[1] *Scaphion* signifie coupe, bassin. C'est le diminutif de *scapha*, nom
d'une fille de toilette, dans Plaute.

dont les dames se servaient alors pour défigurer le bel ouvrage du Créateur, étaient enfermées dans deux cassettes d'ivoire et de cristal de roche.

On ne doit pas s'attendre que nous révélions ici tout ce que le génie inventeur des dames romaines y tenait enfermé. On connaît le conte populaire, rapporté par Kuttner dans ses *Fragments pour servir à la connaissance de l'Angleterre :*

« Lady Godiva de Coventry, dit Kuttner, était
« la plus belle châtelaine de son temps; elle avait,
« dit-on, la manie bizarre de monter nue sur un
« magnifique destrier qu'elle faisait piaffer et ca-
« racoler dans la grande cour de son château, dont
« les fenêtres restaient fermées tout le temps qu'elle
« se livrait aux plaisirs de l'équitation. Un beau
« garçon du pays, nommé Thomas, transgressa un
« jour les ordres de la châtelaine : poussé par la
« curiosité, il entr'ouvrit les volets d'une fenêtre,
« mais il ne vit pas lady Godiva, car une puissance
« occulte le priva à l'instant même de la vue. »

La mésaventure de l'indiscret Thomas de Coventry, est un exemple effrayant pour les gens d'une curiosité répréhensible. Aussi nous laissons Sabina avec ses fioles et ses onguents : D'ailleurs, *Phiale* a déjà rempli ses fonctions.

Une troisième esclave s'approche; elle a nom Stimmi, elle porte dans la main gauche, un petit vase avec du noir fin, fait de galène de plomb. A la main droite, STIMMI tient une espèce d'aiguille ou de pinceau. Des sourcils noirs formant un demi-cercle parfait et se réunissant, au haut du nez, passent aujourd'hui en Orient, pour une partie principale de la beauté d'une femme; c'était aussi chez les anciens grecs et romains une condition indispensable de la beauté : de nos jours les fem-mes turques dans les harems emploient souvent des heures entières à se peindre les sourcils et les cils avec une poudre qu'on appelle *surmée*. Ce qui fait dire à un amant, dans une chanson turque, qu'il *craint d'embrasser sa maîtrese à cause des pinces de scorpion qu'elle a au-dessus des yeux*. La toilette romaine exigeait aussi cet ornement. On l'appliquait avec deux poinçons courbés par le bout.

Lorsque STIMMI a noirci les sourcils de sa maî-tresse [1] et qu'elle en a fait une Junon aux yeux de bœuf, *boops*, comme dit Homère, elle est remplacée par l'esclave chargée de nettoyer ses dents.

Cette esclave s'appelle MASTICHÉ, du mot *masti-che*, mâchoire : elle présente à Sabina le mastic de Chio [2]. On le mâchait tous les matins pour conserver les dents gâtées par la carie.

---

[1] Pétronne appelle cela très plaisamment : tirer les sourcils de la boite.

[2] Dès les temps les plus reculés on mâchait cette substance. Clément d'Alexandrie parle d'hommes qui mâchaient le mastic. Cet usage existe encore dans le Levant, et l'île de Chio fournit une grande quantité de grains de mastic à Constantinople.

Outre ces grains jaunâtres et transparents,
MASTICHÉ porte encore un flacon d'onyx avec de
l'urine d'un jeune enfant mâle qui passe pour
produire des effets particuliers; une coquille dorée avec de la pierre ponce pulvérisée, qui présente différentes couleurs parce qu'on y a mêlé
du marbre en poudre : mais tout cela lui sera
inutile : les dents que l'on va adapter à ses gencives se conservent dans un étui élégant et n'ont
pas besoin d'être polies. Pour les dents mâchelières
(molaires), qui restent encore dans la bouche de
Sabina, il n'y a pas dans le monde de remède
propre à les blanchir.........

On voit par tous ces détails que la mode avait
dans l'antiquité autant d'autels qu'aujourd'hui,
et qu'on lui offrait à peu près le même encens.
Aussi beaucoup de peintres anciens auraient-ils
pû donner la même excuse que le célèbre Liotard,
lorsqu'un jour il refusa de peindre une femme
laide et couverte de fard en lui disant :

— Madame, je n'ai jamais copié d'autres ouvrages que les miens et ceux de Dieu.

Martial iudigné de voir les dames de son temps
employer mille et mille artifices pour réparer les
désastres de la nature, et se montrer ensuite fière-
ment avec leurs charmes empruntés, s'écriait en
s'adressant à la riche Galla :

« Riche Galla, ta toilette te parc de mille em-

« prunts ; tandis que tu vis à Rome, tes cheveux
« se colorent sur les bords du Rhin ; le soir, tu
« quittes tes dents, comme tu quittes un vêtement ;
« et deux tiers de ta personne sont enfermés dans
« des boîtes. La servante qui t'habille peint tes
« joues et tes sourcils dont tu te sers pour nous
« faire des signes gracieux. Telle est la raison pour
« laquelle un homme ne peut t'aimer, même mal-
« gré les richesses que tu pourrais lui promettre.»

Coiffures, pommades et parfums ; teinture des cheveux, miroirs, épingles.

Nous avons laissé Sabina entre les mains des femmes qui lui mettaient le fard, les sourcils et les dents. Analysons rapidement le reste de sa toilette.

Elle entre au milieu de ses coiffeuses et leur ordonne de déployer tout leur art. Elle fait teindre ses cheveux couleur dorée tirant sur le rouge, avec un savon caustique qui vient des Gaules : l'habileté des coiffeuses est en défaut : Sabina désespérée, ne sait quel parti prendre... Elle ne voudrait pour rien au monde recourir à la perruque, quoiqu'elle ait appris qu'une marchande de modes voisine du temple d'Hercule a reçu de la Germanie de beaux cheveux dorés. Fort heureusement, NAPE, la plus ancienne et la plus habile de ses coiffeuses a appris d'un parfumeur gaulois le secret de fabriquer un onguent tout nouveau pour dorer les cheveux : elle en fait l'essai qui réussit au-delà de toutes ses espérances : on frise la chevelure, on la mouille de parfums, et on pourrait appliquer à Sabine cette pensée d'Ovide :

« Elle épuise pour sa coiffure les richesses de « son époux, et sa tête exhale tous les parfums de « l'Arabie. »

Latris lui présente un miroir d'acier, meuble si cher et si précieux alors que le philosophe Sénèque, déclamant avec aigreur contre le luxe de ses contemporains, s'écriait :

« Un seul miroir coûte plus aux dames, que ne « coûtait autrefois à l'État la dot qu'il donnait aux « filles des généraux pauvres. La dot que le sénat « accorda à la fille de Scipion, ne suffirait pas au- « jourd'hui pour acheter un miroir à la fille d'une « affranchie [1].»

Glycérium, marchande de fleurs et de guirlandes d'Alexandrie. —Couronne d'Isis. — Guirlande lâche pour la tête. — Guirlande de roses de Pæstum pour le cou.

Vient ensuite Glycérium, marchande de fleurs, d'Alexandrie, habile dans l'art de tresser des guirlandes et des couronnes; elle étale une grande quantité de guirlandes et de festons, et on ne sait trop ce qu'on doit le plus admirer, la beauté des

[1] *Seneca quest. nat.* I. 45.

fleurs, l'adresse des mains qui les ont arrangées, ou le goût de celle qui les choisit? Sabina n'hésite pas long-temps : elle choisit une couronne d'Isis telle que la portaient les initiées aux mystères de la grande déesse d'Égypte. La masse est composée de tresses, faites de l'écorce la plus fine du papyrus et embellies de jolis nœuds. A l'endroit où la couronne se ferme pendent deux rubans qu'on laisse flotter sur les épaules. Sabina s'est emparée de cette couronne, l'un des rubans lui offre ces mots brodés en caractères grecs : *Ma vie, ma chère âme : Zoe scai psuke.* Cette couronne annonce un rendez-vous secret, et Glycérium est seule dans la confidence. L'adroite bouquetière offre ensuite à la *Domina* une petite guirlande de roses de Pæstum [1].

Il me serait facile de multiplier ici les citations ; mais il n'entre pas dans mon plan de faire spécialement l'histoire de mon art, je dois avant tout livrer au public le résultat de mes études sur la chirurgie dentaire ; cependant, pour compléter en quelque sorte mes recherches sur les dentistes anciens, j'ai crû qu'on lirait avec plair, à la suite des *Conseils des Poètes*, un essai historique sur

---

[1] *Magasin encyclopédique.*

l'art du *Dentiste dans l'antiquité*. J'ai puisé dans le *Magasin Encyclopédique* de M. Millin de précieux et curieux documents, et j'y ai ajouté quelques faits, quelques anecdotes que j'ai trouvés épars dans les nombreux auteurs dont j'ai compulsé les ouvrages avant d'écrire mon *Encyclopédie du Dentiste*.

CHAPITRE II.

L'art du dentiste chez les anciens.

Les dents, dit M. Duval[1], un des plus célèbres dentistes dont la France s'honore à juste titre, sont exposées à diverses maladies; les anciens les ont connues; ils en ont étudié les causes, et cherché les moyens d'y remédier. Leur attention même ne s'est pas bornée au traitement de ces maladies, ils ont tâché de les prévenir par des soins particuliers; et la perte de ces organes, si essentiels à la santé, leur a paru pouvoir être réparée.

En présentant le tableau des connaissances des

[1] Désireux de faire connaître tout ce qui a rapport à l'art du dentiste, je n'ai négligé aucune recherche, pour compléter les documents que j'ai recueillis dans les ouvrages des philosophes, des poètes et des médecins de l'antiquité; j'ai fait un extrait d'un mémoire du savant Duval, qui, pendant plus de trente ans, a étudié l'histoire de l'art qu'il pratiquait avec le plus grand succès. J'ai cru que ces notions, que j'ai trouvées éparses dans des brochures, dans des recueils périodiques, seraient une agréable diversion pour le plus grand nombre de mes lecteurs qui se convaincront en même temps du rôle important que les dentistes ont joué chez toutes les nations civilisées. (*Note de l'auteur.*)

anciens sur cette partie de la chirurgie, je me suis particulièrement attaché à traiter avec précision ce qui semble nouveau dans l'ordre des temps; si on y trouve quelques observations modernes extraites de mes voyages, on voudra bien se rappeler le respect que les peuples les moins civilisés en apparence ont toujours eu pour les usages antiques.

Les plus anciens dentistes.

On trouve des vestiges de l'art du dentiste chez les Hébreux, les Egyptiens et les Crecs; mais l'époque des connaissances certaines remonte au temps d'Hippocrate.

Hippocrate dentiste.

L'œil attentif de ce père de la médecine se fixait surtoutes les maladies; celles des dents ne pouvaient lui échapper. Comme il en suit les développements, de même il en observe les affections depuis le temps où elles font effort pour sortir des alvéoles, jusqu'au terme de la vieillesse. Toujours le premier, lorsqu'il s'agit de signaler quelque phénomène remarquable, il indique les sympathies qui existent entre l'appareil dentaire et la poitrine, ou le bas-ventre, et l'influence des saisons qui paraît assez forte pour donner parfois un caractère épidémique aux douleurs de dents. Il attribuait cette affection aux humeurs qui se portent par fluxion sur cette partie, et pour la dissiper, il prescrivait de mâcher certaines substances; si l'effet de ces mastications était insuffisant, le poivre seul, ou uni au castoréum, lui offrait une ressource.

Ce moyen rappelle ici quelques peuples de l'Asie et surtout des Indiens qui, au rapport de Bontius [1], mâchaient continuellement de l'arecque et du bétel, usage que la nécessité a fait naître et qui est devenu un objet de luxe [2].

Autres remèdes employés par Hippocrate.

Le cautère actuel est un des moyens que le divin Hippocrate employait aussi contre l'odontalgie; mais il laisse à nos conjectures de résoudre si, à l'instar des Égyptiens, il appliquait le feu sur la dent même, ou sur les gencives, ou sur les tempes, ainsi qu'en fait mention Prosper Alpin [3], ou s'il en usait comme les Japonais qui, suivant Ten-Rhine [4], cautérisent le trou du menton.

Hippocrate a connu la nature des abcès des gencives.

La nature des abcès des gencives n'a point été

---

[1] *De medicinâ Indorum*, lib. I, ch. 18.

[2] Dans le *Dentiste de la jeunesse*, page 16, M. Duval signale l'abus qu'on fait quelquefois des masticatoires,

[3] *De medicinâ Ægyptiorum*, lib. III, chap. 12.

[4] *Dissertatio de arthritide et mantissâ chematicâ de acupuncturâ.*

méconnue d'Hippocrate; il annonce qu'ils se terminent quelquefois par la chute des dents cariées. Il eut pu ajouter : et par leur extraction. Témoin des effets funestes de la putréfaction qui s'empare de quelque partie de la bouche, et de l'inefficacité de l'excision pour y remédier, il donne, dans le cinquième livre des *Épidémies*, la description de ces cas. On lui est aussi redevable de la première observation connue sur la nécrose de l'os maxillaire; elle est assez intéressante pour être rapportée.

« A la suite des douleurs de dents que ressentit
« le fils de Métrodore, il survint aux gencives une
« grande tuméfaction; elles suppurèrent un peu,
« et une portion de la mâchoire se détacha avec
« les molaires qui y étaient implantées. »

Hippocrate a-t-il le premier pratiqué l'extraction des dents?

Quoique Hippocrate soit le premier qui parle positivement de l'extraction des dents, on peut croire cependant qu'elle avait été pratiquée avant lui. Un passage de Cicéron [1] semble indiquer que cette opération avait été inventée par Esculape, troisième du nom. Mais, sans chercher à vérifier un fait dont l'orateur romain n'aurait pas parlé

---

[1] *Tertius Æsculapius, Arsippii et Arsinoæ filius, qui primus purgationem alvi, dentisque evulvionem, ut ferunt, invenit.* De nat. div., lib. 3.

sans quelque autorité, on trouve des traces de cette exérèse dans le culte qu'on rendait à Apollon.

Instrument de dentiste dans le temple de Delphes.

On voyait dans son temple, à Delphes, un instrument pareil à ceux qui servent à l'extraction des dents.

Érasistrate, à qui l'on doit la connaissance de ce monument de l'art du dentiste, dit qu'il était de plomb, pour démontrer qu'il ne faut faire cette opération que sur les dents branlantes et faciles à ôter sans effort, sans douleur. La tradition n'en est parvenue à la postérité que long-temps après Hippocrate, puisque deux siècles se sont écoulés entre ces deux hommes célèbres.

Hippocrate non partisan de l'extraction des dents.

Quoi qu'il en soit, le divin Hippocrate n'était point partisan de l'extraction; il ne la croyait nécessaire pour les dents douloureuses que lorsqu'elles étaient cariées ou vacillantes; aussi disait-il que tout le monde pouvait employer les pinces destinées à cette opération, la manière de s'en servir étant simple et aisée.

Ulcères de la langue. — Quel est l'inventeur de la lime?

Hippocrate avait remarqué que les ulcères de la

langue sont quelquefois produits et entretenus par les aspérités d'une dent. Attentif à la cause, aurait-il négligé d'y remédier? C'est le célèbre Galien, son commentateur, qui s'attribue l'invention de la lime.

Divers moyens conseillés par Hippocrate.

Si les dents étaient ébranlées par une fracture de la mâchoire inférieure, Hippocrate conseillait de les attacher aux voisines avec un fil d'or ou de soie; c'est le seul cas qu'il indique de l'usage des fils pour maintenir les dents en situation, mais il est probable que le moyen était déjà assez souvent employé dans l'antiquité pour être le sujet d'un amendement à l'article onzième de la loi des Douze Tables (dont nous avons déjà parlé), ainsi exprimé :

« Vous ne jetterez point d'or sur le bûcher, ce-« pendant vous pourrez brûler le mort avec l'or « qui lie ses dents sans manquer à la loi. »

L'existence de ces lois dans le code des Grecs, d'où les décemvirs les avaient empruntées, et l'époque de leur publication à Rome, antérieure au temps où vivait Hippocrate, semblent prouver que cette opération ne se bornait pas au cas de fracture.

Origine des fausses dents.

De l'usage des fils d'or ou de soie a dû naître
l'idée de mettre en situation et de fixer par le même
procédé une dent tombée, ou de remplacer celle-ci
par une dent artificielle. Quoique les fastes de l'art
se taisent sur cette opération jusqu'au onzième siècle, où Albucasis, célèbre médecin arabe, en donne
quelques détails, on ne doit cependant pas révoquer en doute son ancienneté. Les poètes grecs et
latins en font mention comme d'une chose commune, et dans leurs épigrammes, par le ridicule
mal fondé qu'ils jettent sur ceux qui y avaient
recours, ils suppléent au silence des anciens médecins.

Un de ces poètes même, Martial, en apostro-
phant une vieille édentée à qui il manquait un
œil, démontre que l'art du dentiste, sous ce rapport, était plus avancé que celui de l'oculiste. Alors
on n'était pas encore parvenu à fabriquer des yeux
artificiels; Martial nous apprend aussi que l'os ou
l'ivoire était la matière des dents factices. Enfin il
décèle le secret de Galla qui, toutes les nuits, avait
soin d'ôter, comme ses habits, les dents dont elle
se parait le jour, dans l'intention sans doute de les
conserver propres et blanches.

Dents factices chez les Indiens.

On lit dans Bontius, *Traité de la médecine des*

Indiens, que les habitants de Java et de quelques contrées de l'Inde, qui perdent les dents dès leur jeunesse, les remplacent par d'autres qui sont d'or. Cette manière de remédier à la défectuosité que cause la perte d'une ou de plusieurs dents, n'est certainement pas nouvelle chez les Indiens ; elle tient trop à l'opinion qu'ils ont que les plus noires sont les plus belles, et à leur plaisir d'en relever l'éclat par de petites lames d'or qu'ils mettent avec adresse dans l'interstice dentaire, ainsi qu'en fai mention Gemelli Carseri[1].

L'art du dentiste stationnaire chez les anciens.

Dans le long intervalle qui s'est écoulé, entre Hippocrate et Celse, l'art du dentiste a fait peu de progrès, quoiqu'il y ait eu des hommes très distingués en chirurgie.

Dioclès disciple d'Hippocrate.

Dioclès, disciple d'un médecin de Cos n'est connu que pour avoir donné son nom à un remède odontalgique.

Hérophile et Héraclide de Tarente.

Hérophile et Héraclide, médecins de Tarente,

[1] *Voyage autour du monde,* tom. V, l. 128.

cultivèrent avec quelque succès d'art du dentiste.
Ils laissèrent de savantes et curieuses observations
sur la mort de quelques personnes qu'ils attri-
buaient à l'extraction d'une dent.

L'art du dentiste sous le siècle d'Auguste.

Le siècle d'Auguste, si remarquable par la
galanterie, devait nécessairement se distinguer
par les soins relatifs à la propreté et à la blancheur des dents.

Le dentiste Damocrate.

Damocrate recommande surtout aux dames et
aux jeunes filles la propreté de la bouche; il donne
la composition d'un dentifrice dans un opuscule
écrit en vers, appelé *Livre de Pythicus*, du nom
de celui dont il tenait les formules de remèdes
destinés à la bouche. Ici nous trouvons un des
premiers exemples, où pour donner quelques
charmes à leurs austères préceptes, les médecins
de l'antiquité empruntent le langage des muses.

Le dentiste Scribonius Largus.

Scribonius Largus, qui vivait dans le même
temps, nous a aussi laissé la composition de plusieurs dentifrices, parmi lesquels on distingue ceux

dont se servaient plusieurs grandes dames, Octavie, sœur d'Auguste, et la trop célèbre Messaline.

Composition de ces dentifrices.

La corne de cerf brûlée, le charbon de plusieurs plantes, l'alun, le sel et le verre pulvérisé, formaient la base de ces dentifrices : on y prodiguait aussi les aromates.

Celse, médecin dentiste.

C'est particulièrement à Celse que l'art du dentiste est redevable de ses progrès : ce médecin, après avoir peint l'odontalgie comme le plus grand des tourments, emprunte pour la calmer tous les moyens que fournissent l'hygiène et la thérapeutique; il retranche le vin et les aliments, prescrit les délayants et les purgatifs; la vapeur de l'eau chaude, les potions calmantes et légèrement astringeantes, sont recommandées dans certains cas.

Opinions de Celse sur les dents.—Remèdes.

Celse disait qu'on devait s'abstenir d'extraire une dent cariée, sans y être contraint; qu'il fallait principalement remédier à la douleur par des médicaments composés d'opium, de poivre, de soufre.

Il parle en outre des moyens pour faire tomber
les dents, moyens que la raison et l'expérience
réprouvent comme inutiles ou dangereux; mais
tout nous porte à croire que ce célèbre médecin y
ajoutait peu de foi : l'extraction, au contraire,
devient entre ses mains une opération nouvelle;
pour la pratiquer avec sûreté, il recommande une
précaution préliminaire qui consiste à ébranler la
dent à petits coups souvent répétés.

L'hémorrhagie est, pour Celse, un signe de fracture de l'alvéole; il donne le précepte d'en extraire aussitôt les esquilles; quand on l'a négligé,
il décrit la conduite qu'il faut tenir, avec autant
de clarté que de précision. S'il reste quelques racines, elles doivent être ôtées sur-le-champ avec
des pinces appelées *rizagra* chez les Grecs.

Celse avait aussi observé avec soin l'arrangement
des dents. Voici comment on procédait de son
temps :

Lorsqu'une dent de remplacement était sortie
avant la chute de la première, on arrachait celle-
ci, et la pression du doigt sur l'autre, souvent répétée, suffisait pour lui faire prendre la place
qu'elle devait occuper.

Après avoir enlevé tout ce qui noircit l'émail et
diminue son poli, Celse prescrivait de frotter les
dents avec un mélange de fleurs de roses, de noix
de galles et de myrrhe; lorsqu'une chute ou un

coup avaient ébranlé les dents, il avait recours aux fils d'or et de soie.

Dents plombées. — Lime.

Plomber une dent cariée avant d'en faire l'extraction, est une précaution indiquée par Celse; ce n'est donc point une opération nouvelle de remplir avec du plomb, de l'or, ou d'autres substances, les cavités formées par la carie; il en est de même de l'ancienneté de la lime, à en juger par les préceptes de détruire les aspérités qui causent et entretiennent les ulcères de la langue.

Prétentions ridicules de Galien et d'Aëtius.

On s'étonnera donc que Galien prétende être l'inventeur de la lime, et surtout que le médecin Aëtius ait tenu le même langage; il est pourtant probable qu'ils furent les premiers à se servir de la lime pour diminuer la longueur des dents. L'usage de les limer sur les parties latérales est très ancien : on en trouve une preuve dans l'habitude et l'adresse qu'ont les nègres d'Afrique, de les aiguiser de manière qu'à chaque mâchoire ils paraissent avoir six canines, les quatre incisives ayant été affilées aux deux angles avec tant d'habileté, qu'on pourrait s'y méprendre et croire que leur structure naturelle n'a point été altérée;

quelques voyageurs disent que c'est une mode ; d'autres, que c'est une précaution que prennent les sauvages pour se préserver des douleurs de dents.

Les dentistes Apollonius et Andromaque.

Galien, dans son traité sur la dentition, cite les témoignages d'Aphrodas, d'Antiphane, de Solon, de Créton, célèbres dentistes d'Athènes. Nous ne connaissons malheureusement que leurs noms. Il n'en est pas ainsi d'Apollonius ; aux moyens employés avant lui pour calmer les maux de dents, il en ajouta un autre qui consistait à introduire des médicaments dans le nez et les oreilles.

Andromaque, à qui la thériaque a donné tant de célébrité, est l'auteur de quelques remèdes contre l'odontalgie ; il ne prévoyait pas sans doute que son électuaire, perfectionné par les Rondelet et les Pauli, serait d'un très grand secours pour les dentistes modernes.

Dioscoride et les curedents.

Nous avons déjà parlé des curedents chez les anciens, dans notre analyse des *Conseils des Poètes et des Philosophes ;* nous avons dit qu'ils étaient de bois de lentisque, ou fabriqués avec une plume. Il paraît que, du temps de Dioscoride, on employait les mouchetures aux gencives contre les maux de dents. Quoique l'os d'un poisson fût l'instrument destiné à cette opération, on pensera plutôt qu'il faut attribuer cette précaution à une erreur populaire. Dioscoride ne fut pas à l'abri de ces préjugés, car il attribue à la plante nommée *lepidium*, la propriété de calmer les plus violentes douleurs de dents lorsqu'on la porte en forme de collier.

Marcel, de Bordeaux, médecin-dentiste. Sa recette contre les maux de dents.

Marcel, médecin de Bordeaux, qui vivait au IVe siècle de l'ère chrétienne, fut aussi le partisan et même le prôneur de quelques erreurs populaires au sujet des dents. Il propose, contre l'odontalgie, un remède assez singulier pour être rapporté textuellement :

« Prenez, dit le médecin bordelais, la première « sangsue que vous trouverez ; mettez - la dans « votre bouche ; retirez-la ensuite et l'écrasez entre « les doigts *medius* de la main droite et de la main « gauche, et dites-lui :

« — Sangsue ! de même que ce sang ne retour- « nera pas dans la bouche, de même mes dents ne « doivent plus être douloureuses toute l'année.

« Il faut recommencer la même chose tous les

« ans, pour se préserver de toute douleur de
« dents. »

Pline le naturalste dentiste.

Pline le naturaliste étudia avec le plus grand
soin l'appareil dentaire; il est le premier qui fasse
mention des eaux dont l'usage est pernicieuse aux
dents.

« Les soldats de Germanicus-César, dit-il, per-
« dirent toutes leurs dents après avoir bu pendant
« deux ans de l'eau douce d'une fontaine. »

Ce célèbre historien de la nature remarqua aussi
les écarts de la dentition dans une double rangée
de dents, dans l'implantation d'une dent au palais.

Les dents du fils de Prusias, roi de Bythinie.

A la suite de ces observations, Pline dit :

« Prusias, roi de Bythinie, avait un fils dont la
« beauté était très remarquable. Chose extraordi-
« naire! ses dents étaient si unies entre elles,
« qu'elles semblaient n'en former qu'une seule. »

Le dentiste Archigène, inventeur du petit trépan.

Archigène, dentiste grec, inventa un petit trépan pour perforer les dents affectées d'une vive douleur qui résistait aux médicaments.

Il dirigeait sans doute la pointe de son perforatif du côté de la carie ; autrement la sensibilité d'une dent douloureuse, la dureté de l'émail et de l'os dentaire, n'en auraient pas permis l'application. Dans tous les cas, nous croyons qu'Archigène connaissait l'inflammation interne dont Galien paraît avoir distingué les traces dans la couleur livide de l'organe.

Soranus d'Éphèse, dentiste.

Le dentiste éphèsien Soranus, dont les ouvrages furent traduits en latin par Cœlius d'Orléans, est auteur d'une savante dissertation sur l'extraction des dents. Il la considérait plutôt comme une privation de la partie que comme sa guérison. Soranus traitait les maladies des dents comme celles des autres parties qu'on ne guérit pas, en les séparant du reste du corps. Il savait varier admirablement les moyens curatifs de l'odontalgie ; suivant les circonstances, il employait l'exercice, le repos, la diète, les frictions, les évacuants, les saignées. Il prescrivait aussi, mais très rarement, les mouchetures des gencives, et même les ventouses scarifiées dont se servaient les dentistes égyptiens, comme le rapporte Prosper Alpin, dans son livre de *Medicinâ œgyptiorum*. Il ne voulait pas qu'on arrachât les dents cariées ou branlantes, à moins que ce ne fut dans un but certain de conservation.

Le célèbre Galien. — Son système sur les dents.

Galien vivait dans le deuxième siècle de l'ère chrétienne; il s'occupa beaucoup d'odontalgie; il souffrit beaucoup des dents pendant sa jeunesse; il avait donc pour premier guide son expérience personnelle; il observa le premier les deux douleurs bien distinctes qui viennent l'une de la dent, l'autre de la gencive; il les regardait comme les effets d'une inflammation semblable à celle des parties charnues, et il comparait la carie aux ulcères de la peau. Ayant appris sans doute par expérience que la carie sèche fait aussi peu de progrès, que la carie humide en fait beaucoup, son avis était qu'il fallait remédier à cette affection en s'efforçant d'en dissiper l'humidité.

Galien rapporte, dans son chapitre sur *la mobilité des dents*, qu'il en a vu de vacillantes par l'ulcération des gencives, s'élever au-dessus des autres, et qu'il a été obligé d'en diminuer l'excédant par la lime; il décrit le procédé de cette opération; il indique les précautions et le temps qu'il est nécessaire de prendre pour la pratiquer sans inconvénient. Galien ne se borna pas à indiquer, à trouver des remèdes contre l'odontalgie, il s'occupa aussi des moyens de conserver les dents, en indiquant en même temps ce qui pouvait leur être préjudiciable :

Il prescrivait de se laver la bouche avec du vin, après avoir mangé du lait ou d'autres aliments gras et visqueux.

Il donna aussi plusieurs recettes de dentifrices très variées.

Il laissa une très longue nomenclature de remèdes.

Quant aux substances médicamentales que Galien propose pour faire tomber les dents sans douleur, on est bien étonné qu'un homme aussi versé dans l'art de guérir, dans la connaissance des innombrables vertus des plantes, ait pu y avoir la moindre confiance.

Le dentiste Paul d'Égine.—Son système sur les dents.

Paul d'Égine, médecin très célèbre, tira les procédés opératoires de l'art du dentiste, de l'espèce d'oubli où ses prédécesseurs l'avaient laissé depuis Galien.

Il se montra très grand partisan de l'extraction des dents ; il ne craignait pas même d'enlever avec le ciseau la couronne de celles qui étaient hors de

rang, lorsqu'elles se trouvaient tellement adhérentes qu'on n'en pouvait faire l'extraction.

Il se servait de l'extrémité pointue d'une sonde
et de la rugine, pour ôter par écailles le tartre qui
se forme sur les dents; il employait aussi la lime,
les fils d'or et de soie.

Il conseillait l'usage quotidien des dentifrices,
mais surtout d'éviter la corruption des aliments
qui restent dans les intervalles dentaires, en se
nettoyant les dents après chaque repas.

Il prescrivait aussi de se laver la bouche après
le vomissement.

Il défendait d'une manière expresse de mordre
les corps trop durs, et de manger les fruits non
murs, qui produisent l'agacement.

L'épitaphe de Canacé, tirée des Épigrammes de Martial.

Observations médicales.

« Ci-gît dans ce tombeau Canacé, de la famille
« des Éolides; enfant, elle n'avait encore compté
« que sept hivers.

« O malheur, ô barbarie! Passant, qu'avez-vous
« tant à pleurer? il ne s'agit pas de s'attrister ici
« sur ce qu'elle a peu vécu.

« Son genre de mort fut plus affligeant que la
« mort même; sa bouche a été le siège d'une hor-
« rible maladie.

« Son tendre visage en a été la proie, et sa pe-
« tite bouche n'a point échappé à ses cruels ra-
« vages.

« Aussi le noir bûcher n'a-t-il pas reçu ses pe-
« tites lèvres tout entières !

« Ah ! puisque le malheur devait venir d'un pas
« si précipité, il eut dû au moins choisir une au-
« tre voie.

« Mais la mort a voulu se presser de fermer le
« passage d'une voix caressante, pour que la lan-
« gue ne put fléchir les Parques impitoyables. »

————

Cette épitaphe n'a d'autre mérite pour un litté-
rateur que celui de la grâce, de l'harmonie des
vers, de la mélancolie des sentiments ; le médecin
et surtout le dentiste, y trouvent un profond sujet
d'études : tâchons d'en faire l'analyse médicale.

Qu'elle était donc la maladie dont parle Martial ?

Pour juger d'une manière précise qu'elle est la
maladie dont il s'agit dans cette épitaphe, on ne
doit pas s'en rapporter aux commentateurs de Martial ; n'étant pas initiés aux secrets de la médecine
et de la chirurgie, ils n'ont pu émettre que des
doutes, en disant que c'était des aphtes, un can-

cer, ou la mentagre[1]. Le texte seul, analysé, nous donnera de plus grands éclaircissements.

Une maladie, horrible dans sa marche et dans ses effets, a frappé un enfant de sept ans : *horrida lues*, dit le poète, et tout le monde sait que le mot *lues* désignait une maladie contagieuse et même épidémique.

Cette maladie, qui nous paraît correspondre au mot nécrose, avait son siège principal dans la bouche. Il ne peut y avoir de doute ici sur le vrai sens attribué au mot *ore*, lorsque pour la composition de l'épitaphe, celui de *vultus* est employé dans le vers qui précède, afin de désigner le visage ; mais y en aurait-il, que le poète les dissiperait pleinement par son épigramme sur Festus qui, pour ne pas mourir des effets de cette maladie, s'empressa d'attenter à ses jours.

Cette maladie, qui avait un caractère épidémique ou pestilentiel, exerçait surtout ses ravages dans la partie postérieure de la bouche ; le visage en devint la proie, *vultus abstulit*. Elle avait dévoré l'entrée de la bouche : *crudeles ederunt oscula morbi*, et les petites lèvres de Canacé ne furent point portées au bûcher en totalité.

Enfin, cette maladie mortelle s'était empressée d'obstruer le passage de la voix :

Mors vocisiter properavit claudere blandæ.

[1] Zarotti. *De Martialis medicâ tractatione commentariis.* 1657.

D'après cette courte analyse, il est facile de voir que la maladie de Canacé ne pouvait être des aphtes ; celles-ci quelquefois produisent la mort du troisième au neuvième jour de l'invasion, mais elles n'entraînent pas une déperdition de substance aux lèvres, encore moins au visage.

Nom et caractère probables de cette maladie.

Quel nom donner à l'horrible maladie sous le souffle de laquelle la jeune, la belle Canacé, s'est flétrie comme une tendre fleur ? Était-ce la mentagre ? ou plutôt cette affection connue chez les Grecs sous le nom de *Lichen oris*, et que les Romains, par une dépravation de goût, avaient désigné sous un nom barbare composé de grec et de latin ? Pline le Naturaliste, au xxvie livre de son *Histoire naturelle*, donne l'histoire de cette maladie.

De la Mentagre.

Pline dit que la mentagre commençait au menton, s'étendait à la face et descendait le long du cou et de la poitrine, *descendentem verò et in colla pectusquè*. Ici le mot *colla* est pris pour l'extérieur de la partie qui est entre la tête et la poitrine ; la maladie s'y manifestait par une ulcération furfurescente, comme dans beaucoup d'autres affections cutanées. Ainsi que la plupart de celles-ci, elle était contagieuse surtout par les baisers.

La maladie de Canacé était-elle un cancer?

Dirons-nous, avec quelques commentateurs, que Martial a voulu parler du cancer? non certainement, si l'on s'en tient au langage de la plupart des médecins modernes; la nature de cette maladie est toute autre.

Cependant, si l'on fait attention que pour leurs commentaires, ils ont dû consulter les écrits de Celse, on ne sera pas étonné qu'ils y aient trouvé quelque ressemblance entre la maladie de Canacé et le cancer de la bouche [1], et surtout en se reportant au passage de Celse sur le cancer en général [2], maladie qu'il peint comme une affection gangréneuse interne, dans laquelle les chairs sont noires ou livides, en même temps sèches et comme brûlées.

Mais le médecin et le dentiste ne peuvent ici se méprendre, et c'est Celse et Pline qui les mettent sur la voie.

Avec le premier ou reconnaît, dans l'épitaphe de Canacé, le charbon, *carbunculus,* ou *l'anthrax,* dont Hippocrate, le premier, observa la marche épidémique : il le regardait comme le plus dangereux des ulcères :

---

[1] Celse, liv. VI, chap. 15.
[2] Celse, liv. V, chap. 26.

Enfin la nécrose des parties molles ne paraîtra plus douteuse au dentiste et au médecin qui verront Celse prescrire le cautère actuel, en faisant remarquer qu'il n'y avait pas d'inconvénient pour le malade puisque les chairs étaient mortes.

Pline dit que cette maladie était nouvelle au temps où il écrivait, c'est-à-dire qu'elle s'était montrée en Italie comme épidémique pour la première fois : deux ex-consuls en étaient morts. Elle se portait sur toutes les parties du corps, et le plus souvent sur la langue et les gencives; elle tuait très promptement, quand l'estomac et l'arrière-bouche en étaient frappés.

D'après ces observations on ne peut douter que les médecins d'Athènes et de Rome n'aient eu de profondes connaissances sur l'odontalgie, la thérapeutique dentaire et l'odontotechnie. Les poètes eux-mêmes dont le génie résume tout ce qu'il y a de grand et de remarquable dans un siècle, ont parlé des dents, de leur conservation, de leur beauté, de la grande influence qu'elles ont sur la physionomie de l'homme. Ils ont tous vanté, célébré les dents, et je dois mettre en tête de ces immortels apologistes, Homère le divin fondateur des la poésie grecque [1].

---

[1] Voir, A. Brendel, *De Homero medico.* Witterbe. 1700. — Wolf, *de Rebus in Homero medicis.* Witterbe 1791.

DEUXIÈME PARTIE.

TRAITÉ ANATOMIQUE DE LA DENT.

CHAPITRE PREMIER.

Les dents considérées sous le rapport anatomique.

Définition de la dent.

Dans le langage anatomique on entend par dent un corps dur implanté dans les mâchoires et servant à retenir, diviser et triturer les aliments.

On ne trouve de véritables dents que dans l'homme, les mammifères, les reptiles et les poissons.

Les dents de l'homme, leurs noms, leur nombre, leurs fonctions.

L'homme adulte a trente-deux dents, seize à chaque mâchoire : les quatre moyennes sont taillées en biseau, implantées chacune par une seule racine, et se nomment INCISIVES.

En dehors de ces quatre, de chaque côté, en est une, dont le biseau est un peu aiguisé en pointe, ce que l'on nomme d'après sa fortune et sa position *canine, laniaire* ou *œnillère :* elle n'a aussi à faire qu'une racine.

Les cinq dents postérieures de chaque côté, se nomment *mâchelières* ou *molaires* ; elles sont plus grosses, ont une couronne large, tuberculeuse et servent spécialement à broyer les aliments. Les deux premières n'ont que deux tubercules à leur couronne, et se nomment *petites molaires, fausses molaires* ou *molaires de remplacement.*

De la dent de sagesse.

La dernière des grosses molaires est connue sous le nom de *dent de sagesse* parce qu'elle ne vient qu'assez tard ; on observe des variétés dans le nombre des dents ; quelques individus, le plus souvent les femmes, ne poussent jamais leurs dents de sagesse.

Caractère propre aux dents de l'homme.

J'ai connu une femme dont toutes les dents étaient molaires.

J'ai observé chez plusieurs personnes des dents de sagesse dont la dimension était tout-à-fait petite et dont la forme était conifère.

Les seize dents de chaque mâchoire forment une série continue, sans vide ni interruption, ce qui est un caractère exclusivement propre à l'homme, et qui tient à ce que les canines ne dépassent pas les autres dents.

Disposition des dents de l'homme.

La disposition des dents de l'homme, et en particulier la forme de ses *molaires* annoncent qu'il est destiné à vivre à la fois de chair et de fruits. Tous les animaux omnivores, comme l'ours, le singe, le rat, ont ainsi que l'homme des molaires tuberculeuses, tandis que les carnivores les ont tranchantes, et que dans les herbivores elles sont plates, avec des lignes saillantes d'émail, qui les ont fait comparer à des meules de moulin.

Substances des dents de l'homme.

Les dents de l'homme sont simples, c'est-à-dire que les substances solides qui les composent, s'enveloppent sans se pénétrer ni s'entrelacer l'une avec l'autre.

Nombre de ces substances.

Ces substances sont au nombre de deux :

L'intérieure, vulgairement nommée *substance osseuse*, mais qu'on appelle ivoire d'après le savant Hunter :

L'extérieure ou l'*émail*.

De l'ivoire de l'homme.

L'ivoire de la dent n'est pas un os, quoiqu'il ait la même composition chimique. Il n'est point composé comme les os, d'une cellulosité durcie par degrés dans un cartilage préexistant, mais de couches intimement appliquées les unes sur les autres, formées successivement et durcies chacune au moment de sa formation; aucun vaisseau ne pénètre dans l'ivoire; il ne se résout point en mailles ni en tissu cellulaire; on n'y voit ni pores, ni suc médullaire. Quand on coupe la dent selon son axe, son ivoire montre des stries d'apparence soyeuse, parallèles entr'elles, et qui se courbent selon le contour extérieur de la dent; ce sont les couches des lames dont l'ivoire se compose.

De l'émail de la dent.

L'émail montre des fibres en sens contraire de l'ivoire, c'est-à-dire que leur direction est perpendiculaire à la surface de la dent : il se compose en effet de filaments qui, s'ils avaient moins de continuité, revêtiraient la dent d'une sorte de velours.

Les racines ne sont pas garnies d'émail, on remarque seulement à la surface une pellicule mince.

jaunâtre et demi-transparente qui a l'air de se continuer sur le fût et la couronne entre l'émail et l'ivoire.

Dureté de l'émail.

L'émail est beaucoup plus dur que l'ivoire, et ne jaunit pas comme lui, par l'action de l'acide nitrique ; il s'y dissout, sans laisser de réseau gélatineux ; on en a vu d'assez dur pour faire du feu avec un briquet. Il ne brûle point si vite au feu, mais y éclate, et se sépare ainsi que l'ivoire qui, exposé à la chaleur, noircit et brûle comme les os, avec la même odeur : dans les plus anciens cadavres d'hommes et d'animaux, lorsque les os et l'ivoire tombent en poussière, l'émail conserve encore sa consistance.

Alvéoles des dents.

Dans l'axe de la dent se trouve un vide qui se continue avec un canal très étroit dont la racine est percée, ou avec plusieurs canaux quand il y a plusieurs racines. Cette cavité et les canaux qui y aboutissent sont remplis, dans l'état frais, d'une substance gélatineuse contenue dans une tunique très mince et pénétrée par les vaisseaux et les nerfs qui passent de l'alvéole dans la dent, au travers des petits canaux des racines. Le savant et immortel Cuvier appelle cette partie molle et centrale *le noyau pulpeux de la dent* : quoiqu'elle en remplisse exactement toute la cavité, elle ne se lie point organiquement à l'ivoire, et ses vaisseaux, ni ses nerfs, ne traversent point sa tunique pour entrer dans la partie dure de la dent : en un mot le *noyau pulpeux* est logé dans la dent sans y adhérer, mais il tient au fond de l'alvéole par ses vaisseaux et ses nerfs, ainsi que par la continuité de sa tunique avec celle qui tapisse l'intérieur de l'alvéole.

En effet, tant que l'alvéole est fermé, sa membrane et celle du noyau se tiennent comme les deux doubles d'un bonnet de nuit, et c'est dans l'intervalle de ces deux duplicatures que se déposent les couches qui doivent former la dent : en sorte que les racines, si l'on fait abstraction des productions du *noyau* qui les traverse, peuvent être considérées comme étant implantées dans l'alvéole, de la même manière qu'un clou l'est dans une planche.

Indépendamment de la pulpe dentaire on trouve une membrane cellulaire qui se prolonge à l'intérieur du canal.

Traces d'alvéoles dans le fœtus.

Dans le fœtus, avant l'existence d'aucune dent,

on aperçoit déjà dans les mâchoires des cavités
qui seront un jour alvéoles; chacune d'elles contient une vésicule gélatineuse adhérente à son fond
et enveloppée de la même membrane qui tapisse
l'alvéole lui-même, et qui, comme nous l'avons
dit, une fois arrivée au pied de la vésicule, remonte sur elle pour la couvrir. Cette vésicule est
le futur noyau de la dent, dont l'ivoire doit sortir
par voie de transsudation.

Mode d'accroissement de l'ivoire qui fait le corps solide de la dent.

En effet, au bout de quelque temps, on aperçoit au sommet de la vésicule quelques petites lames de cet ivoire posées sur elle, sans y adhérer
autrement que par la pression de la membrane qui
forme l'alvéole.

Un peu plus tard, ces lames augmentent en largeur et en épaisseur; elles se réunissent ensuite
entr'elles pour former une espèce de calotte, où
chaque petite lame primitive représente un des
tubercules que cette calotte doit offrir. La calotte
n'adhère pas plus au *noyau* que les petites lames
n'y adhéraient d'abord; elle augmente aussi en
épaisseur par l'accession de nouvelles lames qui
transsudent toujours du noyau; mais à mesure
que les lames s'y ajoutent, comme en s'élargissant
elles sont obligées de suivre la forme du noyau

puisqu'elles sont toujours pressées entre lui et l'alvéole, la calotte devient concave, elle descend le long des côtés du noyau, elle forme le fût cylindrique de la dent, et bientôt sa racine.

L'émission des lames ayant commencé par le sommet du noyau, c'est vers ce sommet que l'ivoire a le plus d'épaisseur; le fût et la racine ne se composent, au contraire, que des bords des dernières lames qui, devenant toujours de plus en plus étendues, deviennent aussi de plus en plus minces.

Quand le noyau de la dent n'adhère au fond de l'alvéole que par un point, les lames d'ivoire ont beau s'allonger, elles n'enveloppent qu'une seule production de ce noyau, ne forment qu'un seul tube ou une seule racine. Au contraire, si le noyau adhère par plusieurs points, quand la transsudation des lames est arrivée vers le bas du noyau, les lames pénètrent entre les points, adhèrent, enveloppent même le dessous de ce noyau, et en se continuant, forment autant de tubes et, par conséquent, autant de racines qu'il y avait de ces points.

État des lames immédiatement après la transsudation.

Chaque lame, dès l'instant où elle a transsudé, est aussi dure qu'elle doit le rester ; une fois faite elle ne change plus, elle n'a pas de vie organique proprement dite ; si elle est cassée ou entamée par quelque cause que ce soit, elle ne se répare plus, et si l'air extérieur vient à la toucher, elle se carie inévitablement ; mais, si l'amas des lames déjà faites vient à se fendre avant que la dent ait acquis toute son épaisseur, elle peut être ressoudée par les lames nouvelles qui se forment dessous, et qui, se collant aux précédentes comme si celles-ci étaient entières, les rattachent ensemble. La dent une fois faite, est tellement indépendante des changements qui peuvent arriver dans le système osseux, qu'elle reste intacte, même lorsque les os se ramollissent.

L'ivoire se couvre d'émail.

Pendant que le corps solide de la dent s'épaissit et se prolonge vers les racines, il se recouvre d'émail par une autre transsudation, laquelle provient des parois de l'alvéole, et suit à peu près les mêmes progrès que celle de l'ivoire, pour ce qui regarde l'étendue en longueur, mais non pour l'épaisseur, car, à cet égard, il n'y a ni lames, ni succession de dépôts, et au moment où chaque point reçoit sa couverture d'émail, il la reçoit tout entière.

Ainsi, l'émail se dépose d'abord sur les premières lames, et ensuite sur les autres lames qui dépassent les premières; il s'y dépose par gouttes qui, en durcissant et en se pressant mutuellement, donnent les filets perpendiculaires dont l'émail se compose; une fois une partie émaillée sortie de l'alvéole, elle ne peut plus recevoir d'émail, puisqu'elle n'est plus enveloppée de la membrane qui l'a produite; l'ivoire, au contraire, peut toujours augmenter, parce qu'il a toujours en dedans le noyau gélatineux qui lui fournit des lames. Aussi, l'émail une fois produit, ne rougit-il point par l'usage de la garance, tandis que chaque fois qu'on donne de la garance à un animal dont les dents croissent encore, il se forme une couche rougeâtre dans son ivoire.

Tendance des dents à sortir de l'alvéole.

On conçoit qu'aussitôt que l'accroissement de la dent lui fait excéder la longueur de son alvéole, elle doit tendre à saillir en dehors par le côté qui présente le moins de résistance, et comme le fond de cette cavité est osseux, que l'os maxillaire où elle est creusée augmente en solidité, à mesure que la dent elle-même augmente en longueur, celle-ci doit se porter plus tôt vers sa bouche, et percer la partie de la gencive qui fermait l'alvéole, et même la lame osseuse quelquefois placée sous

cette gencive. Cette tendance à sortir de l'alvéole,
dure autant que la dent; et, dans les animaux herbivores, dont les dents s'usent par la mastication,
l'accroissement continuel du fût, et ensuite celui
des racines, font toujours sortir la dent dans la
même proportion qu'elle s'use, en sorte que sa
partie située hors de l'alvéole reste à peu près de
même longueur, jusqu'à ce que les racines étant
complètement formées, l'os maxillaire lui-même
croît et les pousse au dehors; enfin, quand la dent
entière est usée, les racines elles-mêmes sont re-
jetées au dehors par l'accroissement de l'os qui
finit par remplir et oblitérer la cavité de l'alvéole.
Cette tendance de l'os maxillaire à remplir l'alvéole est aussi en partie ce qui retient la dent
pendant un certain temps, parce qu'elle y est
serrée. C'est aussi par là que l'on a quelquefois
réussi à faire ressaisir et à fixer une dent étrangère.

Des dents de remplacement.

Ce qu'on vient de dire du développement des
dents du fœtus, est également vrai des dents de
remplacement; mais au lieu d'alvéoles fermées
seulement par les gencives, il se manifeste dans
l'os maxillaire, sous, derrière ou entre les racines
des dents de lait, de petites cavités renfermant
des noyaux de même nature que ceux qui avaient

servi à la production des dents de lait. On les aperçoit bien longtemps avant qu'il soit question de changement de dents, en sorte qu'on peut dire que les deux séries de dents se forment à la fois, mais que les dents de remplacement ont besoin d'un temps plus long pour arriver à leur perfection. Elles naissent, du reste, autour de leurs noyaux par transsudation, et sont couvertes d'émail par la tunique interne des cellules qui les renferment absolument comme les dents de lait l'avaient été ; à mesure qu'elles grandissent, les cellules s'élargissent, les dents finissent par les percer et par sortir, soit immédiatement au travers de l'os maxillaire et de la gencive, soit en pénétrant dans l'alvéole de la dent de lait correspondante, quand cet alvéole subsiste encore, car il s'efface souvent à mesure que la dent de lait diminue.

En effet, cette racine se trouve comprimée par le développement de la dent de remplacement, ou par celui de la cellule osseuse qui contient cette dent ; le noyau pulpeux de la dent de lait se détruit, ses nerfs et ses vaisseaux s'oblitèrent, le corps même de la racine se ramollit, diminue à vue d'œil, comme s'il était usé ou limé ; ses molécules sont absorbées ou disparaissent par des voies qui ne sont pas encore pleinement éclaircies ; cependant j'ai observé que, dans le cas de carie extérieure, il s'établit une communication de l'extérieur à l'intérieur, et la destruction s'opère par la suppuration; enfin, la dent de lait n'étant plus retenue dans son ancien alvéole, tombe et laisse un champ libre à l'extension de la dent de remplacement.

Changement que subissent les arrière-molaires.

Les arrière-molaires, qui n'ont point de dent de lait à rejeter, éprouvent cependant un changement de direction. Elles s'étaient formées tout-à-fait dans l'angle postérieur des mâchoires; mais comme les os maxillaires grandissent, elles y trouvent de la place pour leur éruption; elles avancent donc, et d'une position oblique où elles étaient d'abord, elles se redressent pour sortir et se mettre dans le rang de celles qui les avaient précédées.

Quand voit-on les premières traces de dentition?

Dans l'homme, les premiers points lamelleux des dents se montrent dans les alvéoles du fœtus, du quatrième au cinquième mois de la conception.

État de la mâchoire d'un enfant au moment de la naissance.

Au moment de la naissance, les vingt premières dents de lait ont leurs couronnes à peu près formées dans leurs alvéoles, et leurs racines commencent à s'allonger.

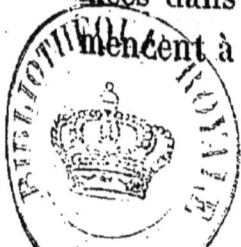

7

Quand poussent les dents ?

Les *incisives* paraissent au dehors entre huit et douze mois.

Les mitoyennes d'en bas se montrent les premières, puis les mitoyennes d'en haut; ensuite les latérales d'en bas et celles d'en haut.

Les *canines* suivent les incisives, et à deux ans la première molaire de chaque côté a paru ; la seconde vient entre quatre et six ans.

Elle est suivie, à sept ans, par une troisième molaire qui doit toujours rester, et à neuf ans et demie par une quatrième; la cinquième ou dernière ne paraît que fort tard : à dix-huit ou vingt ans, et même à trente.

Ces époques sont sujettes à quelques variations, selon les individus. Ainsi, il n'est pas sans exemple de voir des enfants naître avec des dents déjà sorties.

Diverse durée des dents.

Les trois dernières molaires ou arrière-molaires restent toute la vie ; mais les vingt premières dents tombent successivement vers l'âge de sept ans, pour être remplacées par d'autres qui doivent rester.

Cependant j'ai observé, chez plusieurs individus, de petites incisives supérieures et des premières molaires qu'ils avaient conservées à un âge
très avancé. Je l'attribue à l'état de pression où les
tenaient les dents voisines.

Ordre de la chute des dents de lait.

Leur chute se fait dans le même ordre que leur
éruption.

Les incisives et les canines de remplacement
sont plus grosses que les incisives et les canines
de lait; mais les deux molaires de lait qui avaient
quatre tubercules, sont remplacées par deux dents
plus petites, et qui n'en ont l'une et l'autre que
deux, ce qui les a fait nommer *bicuspides*.

Dimensions de la mâchoire aux différents âges.

Les mâchoires prennent diverses configurations,
selon l'âge des individus.

Elles sont plus courtes dans les jeunes sujets qui
n'ont pas encore toutes leurs dents, ce qui influe
sur l'inclinaison de la ligne faciale, et est une
cause de la beauté des enfants. L'allongement des
dents exige une augmentation dans la hauteur des
mâchoires. La mâchoire inférieure de l'enfant qui
vient de naître, a le septième de la hauteur de la

tête ; à trente et quarante ans, elle fait un peu moins du cinquième ; à soixante ans, lorsque les racines des dents commencent à être chassées de leurs alvéoles, la mâchoire diminue un peu de hauteur, et quand elles sont tombées tout-à-fait, la portion de la mâchoire qui formait les alvéoles disparaît par degrés, et la mâchoire elle-même finit par n'avoir pas la moitié de la hauteur qu'elle avait dans l'homme de moyen âge.

Du canal dentaire, des nerfs des dents.

On appelle canal dentaire un conduit creusé dans l'os maxillaire inférieur, et par lequel les nerfs et les vaisseaux se rendent dans les noyaux pulpeux des dents, en traversant les fonds de leurs alvéoles.

Les nerfs des dents viennent de la cinquième paire, ou des *trijumeaux*.

Les dents d'en haut reçoivent les leurs de la deuxième branche, dite *maxillaire supérieure;* avant d'entrer dans le canal sous-orbitaire, ce nerf donne deux rameaux appelés *dentaires postérieurs.*

Les dents d'en bas sont animées par la *maxillaire inférieure,* troisième branche des trijumeaux. Après avoir donné plusieurs nerfs aux muscles voisins et à la langue, cette branche pénètre dans le

canal de la mâchoire inférieure, et donne des filets à toutes les dents.

Artères des dents.

Les artères des dents marchent avec leurs nerfs;
celles d'en haut viennent des artères alvéolaires
sous-orbitaires.

Celles d'en bas de la maxillaire interne; mais
elles tirent leur origine de la carotide externe.

Les veines.

Les veines suivent la direction des artères; celle
d'en bas a son canal particulier au-dessous de celui de l'artère.

Les dents sont-elles sensibles ?

La dent elle-même n'est point sensible, ni dans
son émail, ni dans son ivoire; mais son noyau
pulpeux, animé de beaucoup de nerfs, et d'une
nature presque aussi délicate que la substance gélatineuse du labyrinthe de l'oreille, est doué d'une
sensibilité exquise. C'est par ce noyau que nous
distinguons, à travers l'enveloppe insensible que
lui fournit la dent, les différences de chaleur et
de froid, et les moindres nuances dans le choc des
divers corps.

Des dents agacées.

C'est aussi ce noyau qui, irrité par l'accès de
l'air extérieur, quand son enveloppe d'ivoire a été
amincie ou tout à fait percée par la carie, nous
cause des douleurs si horribles.

Ce qu'on a appelé les *dents agacées*, est le résultat, disait-on, de l'action des acides, non sur
la dent, mais sur la gencive. Cependant je crois
devoir attribuer plutôt l'agacement à une action
mécanique. En effet, les acides attaquent l'émail
extérieur et le frappent, pour ainsi dire, d'un
commencement de dissolution. La douleur n'est
donc plus que cette sensation désagréable produite
par ce contact sur un corps raboteux, et qui se
communique aux nerfs environnants. Loin qu'une
irritation qui ne porterait que sur la partie solide
de la dent puisse y produire rien de semblable à
ce qui arriverait aux véritables os en pareille circonstance, et même jusqu'à l'ivoire, sans inconvénient immédiat ; seulement en enlevant l'émail,
on occasionne la décomposition de l'ivoire, et par
elle l'irritation du noyau pulpeux et sensible. « Il
y a même des animaux, ajoute le savant Cuvier,
qui ont besoin que les dents s'usent continuellement et beaucoup pour que la mastication se fasse
bien ; les chevaux perdent plus d'un pouce de leurs

dents à la couronne, qui est toujours remplacée par des transsudations nouvelles à la base.

« On a trouvé dans des morceaux de défenses d'éléphants des balles de fer qui y avaient pénétré dans les batailles, et dont on ne pouvait apercevoir le chemin; on a conclu que ce chemin avait été refermé après coup, et par conséquent que la dent déjà faite et durcie, avait encore une faculté de reproduction.[1] »

Mon opinion est qu'un pareil phénomène ne peut s'expliquer ainsi. Il est plus probable que la balle est entrée par la partie molle de la dent, vers sa racine, et que la transsudation de bas en haut s'opérant toujours, la balle a été par ce seul moyen portée aux parties supérieures.

Il arrive quelquefois que les dents permanentes qui viennent à tomber par accident sont remplacées par des dents nouvelles que la nature produit extraordinairement; mais ces événements heureux ne sont pas très communs, et de règle commune et générale, la deuxième série de dents n'est pas remplacée. — J'ai vu une troisième dentition chez un norvégien de soixante-quinze ans. Une de mes clientes, Mme K...., de Saint-Germain, est remarquable par deux belles incisives supérieures qui sont le produit d'une troisième dentition.

[1] Baron Cuvier.

TROISIÈME PARTIE.

———✦✦✦✦————

PREMIÈRE DENTITION. — DENTS DE LAIT.

CHAPITRE PREMIER.

Des dents de lait.

Origine du mot dent.

Le mot *dent*, dit M. Duval, dans son *Dentiste de la jeunesse*, dérive du mot latin *edens*, mangeant, ce qui prouve que les dents sont faites principalement pour manger.

Lorsqu'on ouvre la bouche, elles paraissent sous la forme d'une double rangée demi-circulaire de petits corps blancs, durs et luisants. Une moitié à peu près de chaque dent est apparente, elle en forme le corps, autrement dit la couronne ; l'autre moitié est cachée en partie sous la gencive, en partie dans un alvéole ou cavité qui se trouve au bord dentaire de chaque mâchoire ; c'est la racine qui est simple dans les *gencives* et les canines, souvent bifurquée dans les petites molaires, toujours double dans les grosses molaires d'en bas, et triple pour les grosses molaires d'en haut.

De l'implantation des dents.

Du rapport de ces parties résulte l'implantation des dents qu'on peut comparer à un levier, dont la branche la plus courte est du côté de la couronne, et la plus longue à la racine, implantation qui est d'autant plus solide, qu'il y a un très grand nombre de fibrilles d'un tissu très serré, qui unissent étroitement la racine avec l'alvéole et la gencive, à moins que des maladies n'aient détruit cette belle harmonie. C'est à cette solidité qu'il faut attribuer le succès de ces tours de force que font certains hommes qui, sans en connaître les suites fâcheuses, portent avec leurs dents les fardeaux les plus lourds.

Formation des dents.

Tout se forme par degrés dans la nature; la dent ne doit pas être dure primitivement : au contraire molle et pulpeuse, elle est d'abord chez l'homme comme cette dent que le joyeux convive aime à trouver dans une tête de veau : c'est une sorte de gerve qui se développe peu à peu, se durcit, s'élève, traverse la gencive et vient à l'état où on la voit ordinairement :

Tel un arbrisseau germe, croît, soulève la terre,

et parvient à son dernier accroissement, tandis que vers le sol il pousse des racines qui plus tard alimenteront le tronc : comme cet arbrisseau vient heureusement et prend de la vigueur sur un bon terrain ; comme son port n'y est pas toujours exempt d'irrégularité, comme enfin délicat et frêle par son espèce il requiert les soins redoublés du jardinier : de même la dent pousse bien chez un enfant sain et vigoureux, prend une direction droite ou oblique, en raison de sa situation primordiale ou de la forme de la mâchoire, et attend souvent la surveillance de l'art pour son réel arrangement et sa conservation.

De la dentition.

On entend par dentition la sortie des dents hors des gencives et des alvéoles ; on doit cependant la considérer sous un rapport plus étendu : comme toutes les parties du corps, l'organe dentaire commence à exister dès les premiers instants de la vie et dans le sein de la mère. Hippocrate, le premier, a remarqué que la santé de l'enfant était conforme à celle de la mère ; vérité d'après laquelle on ne peut douter que lorsqu'une femme enceinte a une maladie grave, les germes des dents de son enfant en reçoivent une impression nuisible ; de là cette texture délicate ou difforme qu'on observe à quelques dents, de là cette disposition à la carie, de là enfin cette source de douleurs.

« Mères, qui voulez éviter ces douleurs à ceux qui ne doivent recevoir de vous que des caresses, regardez comme un bon avis cette observation du père de la médecine; étendez-en les effets sur l'enfant que vous nourrissez; il a également sa part dans tout ce que vous souffrez au physique et au moral; évitez donc, dans ces deux états, tout ce qui peut porter atteinte à votre santé; ou si, par un coup imprévu, elle est menacée de danger, pour l'en tirer, que la médecine apporte un prompt secours. »

Des dents chez le fœtus.

Nous avons déjà analysé les savantes observations de l'immortel Cuvier, sur l'état des dents chez le fœtus; mais comme ces observations touchaient de plus près à l'anatomie qu'à la pathologie, nous croyons qu'il est utile de donner encore quelques documents sur la première dentition.

Chez le fœtus, les mâchoires sont fermées le long de leur bord libre; mais dans l'intérieur, comme nous l'avons déjà dit, il existe une rangée de petits follicules membraneux contenus dans des alvéoles, et isolés par de minces cloisons. Ces petits follicules ont pour enveloppe une membrane

séreuse, et contiennent une pulpe située à l'extrémité des vaisseaux et des nerfs qui les pénètrent.

Telle est la forme sous laquelle les germes des
dents se présentent ; ceux qui doivent former les
dents primitives ou de lait, se gonflent et s'ossi-
fient les premiers.

De l'ossification des dents.

L'époque à laquelle les follicules membraneux
se forment, dit M. Bichat, est difficile à déterminer. A la naissance, on trouve les dents de la première dentition déjà avancées ; toute la couronne
est formée ; le commencement de la racine se présente sous la forme d'un tuyau large, à parois très
minces. Du mode de développement il résulte :

1° Que la pulpe de la dent est la première partie formée et la plus considérable d'abord, que la
substance osseuse se forme ensuite ;

2° Que la couronne de la dent se développe
beaucoup plus tôt que la racine, qui ne paraît qu'à
mesure que l'ossification fait des progrès.

Premiers symptômes d'éruption dentaire.

Les mâchoires et le tissu compacte qui les recouvre, n'éprouvent aucun changement jusqu'au

quatrième mois de la naissance; mais à mesure que l'ossification fait des progrès, l'organisation de la mâchoire devient plus apparente; les cavités alvéolaires se prolongent; les rebords osseux qui les constituent s'étendent et s'élèvent en proportion, et bientôt la dent, ne pouvant plus être contenue dans l'alvéole, soulève, tend et finit par percer la portion alvéolaire de la membrane, le tissu pulpeux qui constitue la gencive, et la membrane muqueuse de la bouche qui les revêt.

Quelques exemples de dentition prématurée.

L'enfant vient au monde, et la nourriture qui lui est destinée prouve qu'il n'a pas besoin de dents à sa première année. Cependant on a vu des enfants venir au monde avec une ou plusieurs dents.

Là, c'est un grand monarque, Louis XIV, en qui la présence d'une dent semble annoncer la force physique, et être comme le présage de sa grandeur future.

Ici, c'est un enfant qui, au rapport de Polydore Virgile, avait six dents en venant au monde. Mais ces exemples sont si rares, qu'on doit les classer parmi les aberrations de la nature.

De la perforation des gencives.

La perforation des gencives se fait ordinairement avec facilité, parce que le tissu pulpeux et
la membrane muqueuse s'amincissent peu à peu,
à mesure que l'éruption approche. La dent sortie,
les tissus membraneux contigus s'unissent par
leurs bords, adhèrent ensemble à son collet, et
constituent un bourrelet circulaire qui en assure
la solidité.

Symptômes qui précèdent et accompagnent l'éruption des dents.

Il est rare que la sortie des dents de lait, et surtout des canines, ne s'annonce pas par le gonflement des gencives, la chaleur de la bouche et la
rougeur des joues. Quelquefois, cependant, la
première dentition s'effectue d'une manière si
calme et avec tant de facilité, que la mère la plus
tendre n'a pas lieu de s'en alarmer, même de s'en
douter; d'autres fois elle est laborieuse et accompagnée d'accidents qui font craindre pour les jours
de l'enfant. Dans ce dernier cas, quelles qu'en
soient les causes, les effets n'en sont pas moins
connus; ils ont été observés dans tous les temps
et dans tous les pays.

Doctrine d'Hippocrate.

Il survient, dit le père de la médecine, à ceux dont les dents sont sur le point de percer, démangeaison de gencives, fièvres, convulsions, diarrhées, surtout lorsque ce sont les canines, et aux enfants qui sont les plus gras, ainsi qu'à ceux dont le ventre est resserré.

Conseils aux mères.

Ajouter à ce tableau tracé par Hippocrate, dans la section IIIe de ses *Aphorismes,* ce serait donner l'épouvante à des mères sensibles qui ne s'effraient déjà que trop sur la dentition, sans prévoir ni combattre les causes qui la rendent souvent dangereuse et quelquefois mortelle; mais cacher le péril, ou dire qu'il n'y a pas de dentition difficile et dangereuse, ce serait livrer trop de mères à une sécurité perfide, et un jour elles n'auraient peut-être que trop à se plaindre de ce silence. Qu'elles prennent donc les plus grands soins de leurs enfants pendant toute la période de la première dentition; qu'elles redoublent de tendresse et de sollicitude, car, dans cet âge si tendre, le moindre danger prend bientôt des symptômes effrayants.

Il est certain que la dentition est le plus sou-

vent accompagnée d'incidents plus ou moins graves ; les maladies qu'éprouvent les mères pendant
leur grossesse, ou leur nourriture y contribuent.
C'est donc une raison d'y remédier le plus promptement possible. Mais il est d'autres états dans la
vie où, si les mères et nourrices ne se surveillent
pas, leur santé, sans être troublée d'une manière
apparente, exerce sur celle de leurs enfants une
influence aussi préjudiciable que les maladies, et,
dans ce cas, la dentition peut s'en ressentir.

C'est pourquoi il importe de prévenir que les
aliments succulents, les boissons spiritueuses, la
privation du sommeil, une vie trop molle ou luxu-
rieuse, les passions exaltées, telles que la tris-
tesse, la colère, doivent être pris en considéra-
tion.

Éruption tardive.

Le célèbre Van-Swieten parle d'une fille très
saine et très vigoureuse, chez laquelle la première
dent parut seulement au bout du dix-neuvième
mois.

Charles Rayer fait mention d'une autre fille chez
laquelle les quatre canines ne parurent, pour la
première fois, qu'à l'âge de treize ans, après huit
jours de douleurs de tête, de maux d'yeux et de
convulsions.

Fouchard parle d'un enfant de six ans qui n'avait que quelques dents au devant de la bouche.

Bouzet mentionne un enfant de douze ans qui n'avait que la moitié de ses dents, et chez lequel le bord alvéolaire avait acquis la fermeté et la consistance des gencives des vieillards.

Beaumes, dans son *Traité de la première dentition*, dit avoir connu un homme auquel il n'est jamais sorti aucune dent.

Tous les médecins et dentistes s'accordent à dire que les enfants dont la dentition est tardive éprouvent moins d'accidents et de douleurs, sans doute parce que leur frêle tempérament a eu le temps de prendre quelque consistance.

Manifestation du travail des dents.

Le travail des dents se manifeste, chez les enfants, par une salivation légère, par une titillation peu douloureuse, qui engage le nourrisson à porter souvent à la bouche ses doigts et tout ce qu'il peut prendre avec les mains, et à serrer, lorsqu'il tette, le bout du sein de sa nourrice.

Le bord circulaire des gencives s'aplatit; le nourrisson éprouve une démangeaison aux narines; les éternuements sont quelquefois fréquents; on observe une vive rougeur sur les pommettes.

Il se manifeste quelquefois des ophthalmies pendant la dentition, qui ne cèdent qu'après l'éruption des dents. D'autres fois les yeux deviennent très douloureux.

Exemple d'ophtalmie causée par les douleurs de la dentition.

Une petite fille, au sixième mois de sa naissance, fut attaquée, dit M. Murat, d'une ophtalmie qui cessa bientôt; mais les yeux conservèrent une très grande sensibilité. Cette enfant éprouvait une constipation opiniâtre, qui résista à l'emploi des moyens les plus propres à la faire cesser.

Vers le huitième mois, il se manifesta du gonflement, de la rougeur aux gencives, salivation, malaise, toujours constipation; les yeux devinrent alors tellement douloureux que cette petite fille était forcée de se soustraire à la plus faible lumière. Cet état se soutint, en laissant toutefois quelques intervalles de calme. La sensibilité des yeux diminuait à mesure que le gonflement des gencives devenait moins fort.

Au onzième mois, la sortie d'une dent fit cesser la constipation; l'enfant pût, dès ce moment, rester dans une chambre assez éclairée, et fixer même la lumière.

Je m'assurai, dit M. Murat, qu'il n'y avait nulle rougeur aux yeux, mais que les pupilles étaient très resserrées. A l'époque de l'éruption des autres dents incisives et canines, il y eut également sensibilité des yeux, mais qui cessa après leur sortie, et les molaires parurent sans affecter les organes de la vision.

Dernier symptôme de l'éruption des dents.

A mesure que les gencives font effort sur elles, on les voit augmenter de volume, de sensibilité, acquérir un couleur rouge plus prononcée. Le point de ce tissu, qui correspond à la dent prête à percer blanchit ; cette tuméfaction des gencives toujours prurigineuse et quelquefois douloureuse, s'accompagne d'un léger gonflement du visage et des glandes sous-maxillaires ; il arrive cependant que les dents percent sans aucun de ces symptômes précurseurs.

Hygiène des enfants, pendant la première dentition.

La sortie des dents de lait requiert-elle les soins du dentiste? s'écrie M. Duval, dans son excellent ouvrage consacré à la jeunesse. Généralement parlant, non : ou l'opération est le plus souvent bénigne ; il ne manque cependant pas de cas où la sollicitude maternelle a besoin de conseils, où le médecin comme dentiste, où le dentiste devenu médecin dans ce cas, indique ce qu'il convient de faire.

La dentition est l'ouvrage de la nature, et presque toujours on doit l'abandonner à ses soins. De légers secours et un régime bien entendu, peuvent cependant aider et faciliter ce travail; un air pur et tempéré est éminemment nécessaire à l'enfant; le lait de sa nourrice doit être doux et séreux; si l'enfant le digère bien, si la nourrice en a suffisamment, on ne doit permettre que ce seul aliment pendant le travail des premières dents. La nourrice doit présenter assez souvent le sein à l'enfant; mais avec la précaution de le lui ôter à propos. Cette méthode offre deux avantages; les forces de la nourrice se conservent et l'enfant n'est pas trop nourri.

L'épanchement du lait fréquemment réitéré dans la bouche du nourrisson, rafraîchit cette cavité, qui dans le temps de la dentition est d'autant plus échauffée, que cette éruption est plus longue et plus pénible.

Le lait considéré comme remède.

Le lait, substance très adoucissante, peut, par son contact avec les gencives, calmer leur état douloureux, diminuer leur tension, prévenir l'inflammation, relâcher leur tissu et les disposer à céder à l'éruption des dents qui, en cet état, les divisent mieux que si elles étaient sèches et calleuses.

Autres remèdes émollients.

Si pendant le cours de la dentition, le lait de la nourrice ne suffit pas à la nourriture de l'enfant, on peut avoir recours aux crêmes de riz, à un mélange de lait de vache et d'émulsion ; s'il est altéré, la meilleure boisson est l'eau sucrée avec décoction de figues. Si la fièvre est de trop longue durée, si l'irritation augmentant toujours, fait craindre des convulsions, la diète, les boissons délayantes, les bains tièdes, les sangsues derrière les oreilles, sont autant de moyens dont les médecins et les dentistes doivent faire une juste application.

L'efficacité des bains tièdes pendant la dentition étant incontestable, je recommanderai aux mères de familles d'habituer les enfants aux bains dès l'âge le plus tendre. Elles éviteront ainsi des cris et des convulsions qui ne manqueraient d'avoir lieu au moment de plonger les enfants dans l'eau dans des cas de besoin. Je connais des cas où des enfants malades sont morts de frayeur la première fois qu'on les a plongés dans l'eau.

**Le sommeil très favorable aux enfants dont la dentition est
pénible.**

La nourrice, pendant la dentition, doit provoquer le sommeil de l'enfant, soit en diminuant la lumière de son habitation, soit en faisant régner le silence autour de lui, soit en le berçant doucement.

On ne doit jamais négliger la bouche de l'enfant qui fait des dents; il faut employer des moyens propres à ramollir les gencives. La nature semble en indiquer la nécessité, par l'abondance de salive qu'elle fait alors couler dans la bouche de l'enfant pour humecter continuellement les gencives; mais ce moyen peut être insuffisant, et, soit cette cause, soit le désir de les multiplier, on a conseillé des frictions faites légèrement et fréquemment sur les gencives avec des substances émollientes.

Frictions. — Hochets.

La pratique de frotter les gencives des enfants avec le doigt, recommandée par plusieurs auteurs, est justifiée par l'expérience. Les frictions, loin de leur déplaire, semblent au contraire appaiser la démangeaison qu'ils éprouvent continuellement dans la région maxillaire.

Le hochet a ses partisans et ses détracteurs; ses

inconvénients et son utilité dépendent peut-être du moment où on le met en usage.

Si, dans les premiers moments du travail des dents, on donne un hochet à un enfant, il le mord sans cesse, appuie fortement ses gencives contre ce corps dur. Cet instrument, qui est ordinairement en or, en argent, de cristal ou d'ivoire, ne peut que durcir les gencives et les rendre susceptibles de résister plus longtemps à la dent qui tend à les percer. Dans ce premier cas, on doit se borner aux émollients ; mais lorsque les dents, plus avancées dans leur développement, ont suffisamment aminci les gencives, l'usage du hochet peut être recommandé. Un très bon hochet est celui fait en caout-chouc. L'enfant, à cette époque, le serre avec plus de force, parce que le chatouillement est plus vif et plus incommode. Les gencives, amincies et très tendues, se trouvent plus directement pressées entre deux corps durs ; elles cèdent facilement à cette double action, et les dents paraissent. On peut substituer facilement au hochet une croûte de pain sec, recouverte de confitures ou de miel ; ce dernier moyen est même préférable, car il excite la salivation. Avec les croûtes de pain, l'enfant avale la salive, qu'il perd avec les hochets ordinaires.

Des colliers de camphre.

Quant aux colliers, dont quelques médecins et dentistes ont conseillé l'usage pour faire pousser les dents sans douleur, dans presque tous les cas ils ne peuvent nuire, s'ils ne sont pas utiles. De quelques-uns, il peut s'échapper des effluves qui, étant absorbées par les pores de la peau, portent un peu de calme dans les fonctions quelquefois trop agitées de l'économie animale, et entretiennent cette belle harmonie si nécessaire à la dentition.

Tels sont les colliers faits avec du camphre, la racine de pivoine, de valériane et autres substances dont l'odeur est forte; mais pour ceux-là, sur lesquels il ne faut cependant pas trop compter, combien il y en a qui n'agissent que sur l'imagination de la mère ou de la nourrice.

Oh! s'écrie M. Duval, quelle jouissance pour une mère sensible, quand la dernière des vingt dents de lait a percé! Le sourire gracieux de son enfant, auquel la présence de ces dents ajoute tant de charme, n'est plus mêlé d'inquiétude; leur bel arrangement et leur blancheur font l'objet de son admiration, et déjà elles lui donnent l'espoir que celles qui les remplaceront auront les mêmes avantages. Le temps s'écoule et l'art, le plus souvent, est inutile à la bouche de l'enfant, à moins que des douleurs n'avertissent que, parmi ces dents, quelqu'une est affectée de carie. Comme un jour cette dent doit tomber, il faut en précipiter la chute, c'est-à-dire en faire l'extraction, si sa présence donne lieu à des abcès ou à des ulcères de la bouche, ou si le repos de l'enfant en est troublé; autrement on peut l'abandonner à la nature, plutôt que de faire connaître, sans nécessité, la douleur d'une opération à un être délicat. En vain dirait-on que la carie de cette dent va se communiquer à celle qui doit la remplacer, il n'y a rien à craindre, tout est prévu; il existe comme préservatif, entre la dent, une cloison qui est en partie osseuse et en partie membraneuse. Avant l'âge de sept ans, il est rarement avantageux de priver un enfant de ses dents de lait.

Est-il prudent de sevrer les enfants pendant le travail de la dentition?

Beaucoup de mères craignent de sevrer leurs enfants pendant qu'*ils font leurs dents* (telle est l'expression dont elles se servent), c'est-à-dire dans l'intervalle qui s'écoule depuis la sortie de la première dent de lait, jusqu'à celle de la dernière.

En examinant attentivement les lois de la nature, ces craintes maternelles paraîtront fondées; et de même qu'on croit que le lait est la seule nourriture propre aux enfants, tant qu'ils n'ont pas encore de dents, de même on en peut conclure qu'il ne faut les en priver que lorsqu'ils ont tous les instruments nécessaires à broyer les aliments solides. Ce principe nous paraît même incontestable; aussi remarque-t-on que, pour n'y avoir pas égard, quelques enfants en souffrent et que leur dentition est difficile.

Si l'on considère, d'un autre côté, que l'enfant qui souffre d'une dent prête à percer, refuse toute espèce d'aliment et ne cherche que le sein de sa mère, où il trouve en même temps et sa nourriture et le véritable remède à l'irritation et à la douleur de ses gencives, on ne doutera nullement que ce n'est pas l'époque où il convient de le sevrer, et que, pour agir prudemment, il faut attendre la sortie de toutes les dents de lait.

Bains tièdes employés avec succès.

Une température douce est très favorable aux enfants pendant le travail de la première dentition. Il ne faut pas pourtant conclure de cette assertion médicale, qu'il faut les suffoquer sous le poids de la chaleur; il est un terme pour toutes choses, et les meilleures cessent d'être bonnes si on en abuse.

Les bains froids sont interdits; cependant on doit se garder de recourir aux bains chauds, ni de tenir l'enfant à un air dont la chaleur soit au-dessus du tempéré. L'eau tiède doit être préférée; telle est l'opinion des praticiens les plus distingués, parmi lesquels on a pu compter le professeur Baudelocque. Un bain d'une chaleur tempérée nettoie la peau de tout ce qui peut lui être nuisible, en dilate les pores, facilite l'insensible transpiration et donne de la souplesse à la fibre; souplesse nécessaire à l'accroissement dont la dentition est une partie si précieuse, souplesse dont les femmes, dans un âge plus avancé, tirent tant de parti pour se conserver les grâces enfantines.

L'accroissement des dents se fera donc mieux si on a recours au bain tiède?

Il n'en faut pas douter. N'en prescrivons pas cependant l'usage pour tous les jours. Une plante qui serait sans cesse arrosée, n'aurait pas un beau port et elle ne possèderait pas ses véritables qualités. Que par intervalle on baigne l'enfant.... Le moment favorable est quand la peau est brûlante et sèche, que le ventre est resserré, et surtout lorsque la bouche, échauffée, laisse échapper des exhalaisons brûlantes. Tant que la dentition n'est pas finie, la bouche doit être un sûr guide pour l'emploi du bain; elle est le point central d'irritation de quatorze à quinze ans, et la chaleur s'y manifeste en conséquence.

La difficulté qu'on éprouve pour faire boire les enfants doit, dans ce cas, faire recourir aux bains; ils tiennent lieu de boisson, et contribuent ainsi à tempérer toute espèce d'irritation et de chaleur.

« C'est par l'usage des bains tièdes, dit Hippo-« crate, qu'on met l'enfant à l'abri des convul-« sions, qu'on facilite son accroissement et qu'on « lui procure un teint frais et coloré [1]. »

Les lotions sont nuisibles aux enfants.

Si les bains tièdes sont si salutaires, il ne faut pas croire qu'il en soit de même des lotions, dit M. Duval, dans ses *Conseils aux Mères de famille et aux Nourrices*. Le corps, mouillé avec de l'eau chaude qui se refroidit promptement, tremble et frissonne; il n'en faut user que pour quelques parties du corps, mais jamais pour la partie de la tête qui est couverte de cheveux.

Frottez plutôt la tête des enfants avec des brosses de chiendent et autres; peignez-la quand les cheveux le commandent, et pour n'y point laisser de pellicules ni de duvet, ayez recours à une éponge bien sèche ou à un morceau d'étoffe de laine; l'un et l'autre contribuent à enlever les corps étrangers. Plusieurs personnes d'un certain âge, pour

---

[1] M. Duval, page 57. — Hippocrate. *Liber de salubri victûs ratione*

s'être lavé la tête avec de l'eau chaude ou froide, ont éprouvé des maux d'oreilles, d'yeux et surtout de dents. Les enfants ne courent pas moins ces ris-ques, lors même qu'on ne voit aucune trace de l'organe dentaire; quoiqu'il soit encore caché sous la gencive, il n'en est pas moins susceptible d'être affecté.

Hygiène des nourrices.

Il importe de ne pas ignorer que, comme l'air et tout ce qui agit autour du corps sont quelque-fois la cause d'une dentition laborieuse, de même la nourriture peut en déranger la marche. Cela paraîtra peut-être extraordinaire, si l'on considère que la nature ne semble avoir donné pour aliment à l'enfant, dont les dents ne sont pas encore sor-ties, qu'une liqueur douce, sucrée et très nutri-tive. Préparée dans les seins de sa mère, elle est seule convenable aux forces des organes digestifs d'un être si délicat. Mais sa préparation est-elle toujours selon le vœu de la nature? Tant de causes peuvent la faire varier! Qui ne sait que le lait par-ticipe à la qualité des aliments de la mère et de la nourrice, et qu'il peut être trop nourrissant, échauffant, et, ce qu'on aura peine à croire, eni-vrant? Qui ignore que l'insomnie, le travail forcé et les sueurs excessives en altèrent la bonté, ainsi que les passions trop vives, telles que la colère, la frayeur?

Dangers d'une nourriture artificielle.

Que sera-ce si à cette nourriture, la plus salubre pour l'enfant, on en substitue une artificielle, c'est-à-dire que l'art cherche à imiter, mais qui n'offre jamais les mêmes avantages? à combien de dangers n'expose-t-on pas ainsi la santé de l'enfant, et par conséquent la dentition, si on se permet, comme cela se voit trop souvent, de lui donner du café, du vin, de la liqueur?

Cessez plutôt de nourrir vos enfants, mères qui les négligez ou qui ne les aimez que pour en faire des joujoux; autrement la dentition marchera, mais avec des accidents qui ne vous laisseront que des regrets; vous accuserez cette opération de la nature, et vous seules serez les coupables [1]!

Symptômes d'une dentition difficile.

Tous les médecins et praticiens s'accordent à dire que la dentition est une époque très périlleuse. On croit généralement qu'un sixième des

---

[1] Duval, *Dentiste de la jeunesse.* — Desessarts, *Traité de l'éducation corporelle des enfants.* — Friedlander, *De l'éducation hygiénique de l'homme.*

enfants périt des accidents ou des douleurs qui viennent souvent compliquer cette fonction.

On doit craindre une dentition difficile, lorsque, dès le quatrième mois, les digestions se dépravent, que le lait est revomi avec facilité ; s'il se manifeste des diarrhées, constipation, ardeur, sécheresse de la bouche, chaleur au visage, au front, salivation irrégulière, engorgement, démangeaison, douleurs de gencives; si l'enfant tette avec avidité, quitte le sein avec dépit, le reprend et l'abandonne encore; si les amygdales et les glandes lymphatiques du cou se gonflent; si les yeux sont rouges, larmoyants avec enflure de paupières; si le sommeil est inquiet, de courte durée. Tels sont les symptômes généraux d'une dentition difficile; leur manifestation varie selon la force ou la faiblesse du tempéramment des enfants.

Caractères d'une dentition difficile.

Lorsque la première dentition est difficile, dit M. Lorry, les gencives sont très douloureusement tuméfiées avec engorgement des parotides et des autres glandes salivaires, enflure de toute la face, affection des yeux, gonflement sous les paupières, tremblottement de ces voiles mobiles, éruptions cutanées anormales.

L'inflammation des gencives qui se propage

dans quelques cas, jusqu'aux organes pulmonaires
et digestifs, dégénère quelquefois en une irritation
intense accompagnée d'aphtes, et se termine en
peu de temps par la suppuration ou la gangrène.
Les organes de la digestion sont le siège d'une inflammation manifeste, qui donne lieu au vomissement, au hoquet, à la toux sympathique, aux tran-
chées vives, au désir de boire ou de téter, à des évacuations alvines très abondantes; souvent il se
manifeste des mouvements convulsifs qui affectent
d'abord les muscles des yeux, du visage, et se pro-
pagent ensuite aux autres parties du corps; il y a
fréquemment de la fièvre, insomnie, agitation,
frayeurs, délire.

Plus ces accidents seront nombreux, plus la période du travail des dents sera orageuse. L'enfant
ne peut pas réunir le tableau des affections graves
que nous venons de signaler, sans être voué à la
plus affreuse catastrophe.

De la salivation.

L'augmentation dans la sécrétion de la salive,
n'est point un symptôme que l'on doive redouter;
il est en général favorable à la dentition, et cette
évacuation ne pourrait nuire que par sa durée et
son intensité. Il convient donc d'entretenir la salivation, ou de l'exciter quand elle tend à se sup-

primer. On l'entretient en tenant l'enfant chaudement, en humectant sa bouche; on la provoque en faisant, sur les parties latérales des mâchoires et du cou, des onctions avec de l'huile chaude, en humectant les gencives et la bouche avec des substances mucilagineuses; s'il y a inertie, perte de ressort dans les organes salivaires, on a recours aux purgatifs, aux frictions aromatiques, à l'application des vésicatoires.

Des convulsions.

La fièvre de la dentition est presque toujours précédée ou accompagnée de mouvements convulsifs; ils constituent un symptôme de plus qui effraie beaucoup les mères et les nourrices quoiqu'il ne soit pas toujours très grave. Les enfants faibles, épuisés, doués d'une excessive sensibilité sont sujets aux convulsions; il en est de même quelquefois de ceux qui sont forts, gros et gras : on a même observé que lorsque ces derniers en sont affectés, la maladie est plus grave, et ils succombent plus vite.

Les enfants sont particulièrement sujets aux convulsions pendant l'éruption des premières molaires. « On doit craindre cet accident, dit Hippo- « crate, lorsqu'il y a fièvre, que la peau est sèche, « le ventre non libre; qu'il y a insomnie, frayeur :

« lorsque les enfants crient, pleurent beaucoup,
« changent souvent de couleur.

« Les convulsions sont sur le point d'éclater, dit
« Zimmermann, s'il survient des grincements de
« dents et un tremblement de lèvres.

« On les observe plus particulièrement pendant
« les chaleurs de l'été, dit Hippocrate. »

Je ne saurais trop recommander aux nourrices
et aux mères de famille de surveiller le sommeil
des enfants pendant le travail de la dentition;
leurs yeux s'ouvrent convulsivement, on remarque
une légère crispation aux pieds et aux mains, un
tremblement dans tout le corps, le meilleur moyen
pour y porter remède est de mettre les enfants
dans un bain tiède.

Les convulsions occasionnées par la dentition.

Lorsque les convulsions émanent directement
des douleurs occasionnées par une dentition pénible, il faut que les dents percent pour qu'elles
aient un terme. On peut cependant en diminuer
la violence et en empêcher les retours, à l'aide de
remèdes qui émoussent la sensibilité vicieusement
excitée.

Traitement des convulsions.

Le traitement des convulsions doit-être dirigé

d'après l'état du système des enfants : on a conseillé l'emploi des demi-bains ou des bains entiers
tièdes ; l'application de quelques sangsues, les
calmants narcotiques, les calmants anti-spasmodiques.

Si la douleur est le symptôme remarquable et
détermine les convulsions, les bains et les calmants
sont indiqués.

Les narcotiques conviennent, si l'enfant crie
continuellement, s'agite pendant le sommeil, s'il
y a insomnie et point de fièvre.

Les sangsues doivent être employées préféra-
blement, quand il y a fièvre.

L'assa-fœtida produit de très grands effets lorsque les enfants sont faibles et que les premières
voies contiennent beaucoup de sucs muqueux.

Inflammation des gencives. — Traitement.

Lorsque l'inflammation des gencives est intense
et fait des progrès allarmants, il faut avoir recours
au lait d'une bonne nourrice, à des boissons adou-
cissantes : il faut s'efforcer d'entretenir le ventre
libre ; faire respirer au nourrisson un air chargé
de molécules aqueuses chaudes.

Toux, affection des poumons. — Traitement.

Lorsque la toux et l'affection des poumons ont

quelque intensité, on remarque toujours que l'é-
ruption des dents est tardive et difficile.

La toux qui affecte les enfants pendant la première dentition est la toux nerveuse ; elle a pour
cause première et principale l'irritation et la douleur des gencives ; il est aussi une autre espèce de
toux qu'on appelle *gastrite* : elle est caractérisée
par le gonflement de l'épigastre, par les souffrances qui augmentent pendant la digestion.

Dans la toux nerveuse, on emploie comme excellent remède les vapeurs humides dirigées dans
la bouche.

Un sage emploi des narcotiques administrés le
plus souvent en friction, est aussi très utile.

Quelques médecins sont parvenus à suspendre
la toux, la difficulté de respiration, en friction-
nant la partie interne et supérieure des bras, le
dessous des aisselles, les parties latérales du tho-
rax et du cou, avec un demi-gros de laudanum
liquide.

L'émétique est depuis longtemps employé par
les médecins contre la toux gastrite ; mais depuis
quelques années on a substitué à ce remède, trop
violent pour de si petits malades, de légers purgatifs qui produisent les mêmes effets, sans occasionner les mêmes craintes. La manne en larmes
est dans ce cas celui de tous les purgatifs que je
conseille de préférer.

La difficulté de respirer est un accident de la dentition. L'irritation et l'inflammation des gencives se propage aux bronches et jusqu'au tissu cellulaire du poumon.

Ses symptômes sont : une vive rougeur sur les joues, fièvre, toux douloureuse, respiration pénible, bouche brûlante.

Dangers de la constipation.

La constipation est un accident redoutable pendant le travail de la première dentition. L'enfant qui tette un vieux lait ou de mauvaise qualité est souvent constipé. Un lait jeune et séreux est le meilleur remède. Le bain tiède réussit-souvent, si les premières voies sont enflammées. On provoque quelquefois les selles en tenant l'enfant quelques instants à terre, les pieds nus sur le carreau. On donne avec avantage la marmelade de Tronchin.

Si la constipation est entretenue par l'inertie des intestins, on donne avec succès une combinaison de muriate de mercure doux et d'oxyde d'antimoine hydro-sulfuré rouge, légèrement camphré et sucré. On évitera en général la constipation, si l'on donne à mordre à l'enfant des figues grasses. J'ai vu ce moyen réussir en plusieurs cas, il a de plus l'avantage de ramollir les gencives.

Dévoiement, excès. — Traitement.

Nous avons déjà dit qu'une assez grande liberté de ventre est favorable aux enfants pendant la première dentition ; mais lorsque les évacuations sont trop abondantes il faut les diminuer, les arrêter : on a conseillé les lavements émollients, les purgatifs toniques.

La nourrice seconde l'effet de ce remède en donnant peu de lait à l'enfant, on le désaltère avec quelques cuillerées de décoction blanche ou d'eau de riz. Il faut être réservé sur l'emploi des astringents.

Frayeur, insomnie, agitation. — Traitement.

Lorsque le travail de la dentition s'opère avec difficulté, l'enfant éprouve une insomnie fatigante, qui pourrait susciter des accidents très graves.

Le médecin doit aussi fixer son attention sur ces frayeurs soudaines, sur ces sortes de terreurs paniques qui troublent le sommeil de l'enfant ou qui le réveillent avec des cris que la nourrice n'appaise qu'à la longue.

Ces symptômes sont souvent les préludes des mouvements convulsifs, et contrarient singulièrement le travail des dents. On les combat avec quelques sangsues dans les congestions sanguines :

Par l'emploi des vomitifs et des purgatifs lorsqu'il faut remédier au désordre des premières voies :

On a recours aux bains, aux anti-spasmodiques, aux calmants, lorsque ces symptômes sont essentiellement nerveux.

La résistance des gencives et la mauvaise disposition des alvéoles causent de graves accidents. — Résurrection d'un enfant.

Les médecins, et surtout les dentistes observateurs, doivent quelquefois chercher les obstacles directs de la dentition dans la trop grande résistance des gencives, dans la mauvaise disposition des alvéoles, et y remédier par une opération chirurgicale.

Les auteurs ont émis diverses opinions sur les avantages et les inconvénients de l'incision des gencives.

L'opinion générale est pourtant que l'incision amène des résultats souvent favorables. Il existe d'ailleurs des cas nombreux où ce moyen est la seule voie de salut pour le petit malade.

Un enfant ayant beaucoup souffert, dit M. Murat, dont les savantes recherches nous ont servi de guide dans l'énumération des symptômes de la dentition, mourut et fut mis au suaire.

M. Lemonnier ayant affaire chez la sevreūse où
cet enfant avait perdu la vie, après avoir rempli
son objet, fut curieux de connaître l'état des alvéoles dans un cas où l'éruption des dents n'avait
pu se faire : il fit une grande incision aux gencives ; mais au moment où il se préparait à pour-
suivre son examen, il vit l'enfant ouvrir les yeux
et donner des signes de vie; M. Lemonnier appelle
des secours. On débarrasse l'enfant de son suaire,
on lui prodigue des soins, les dents sortent et l'enfant recouvre la santé [1].

Quand doit-on recourir à l'incision des gencives ?

Ce n'est jamais dans le commencement des accidents causés par une dentition difficile, qu'on
doit recourir à ce moyen. C'est un remède extrême
dont on ne doit se permettre l'usage que lorsqu'on
n'a pas lieu de présumer que les accidents pourront se terminer sans ce secours. Lorsque les gencives, par trop de densité, résistent à l'action des
dents et s'opposent à leur sortie, on les voit, malgré cet obstacle, s'élever au-dessus des alvéoles et
pousser les gencives vers l'intérieur de la bouche.

Dans ce cas, on ne doit se déterminer à pratiquer
l'incision, devenue nécessaire, que lorsque ces

---

[1] M. Robert. *Traité des principaux objets de la médecine*, tome II,
page 5.

parties sont très dures, très tendues, et lorsqu'en même temps l'on aperçoit, au point de contact de la dent avec la gencive, une couleur blanche qui souvent est circonscrite par la rougeur de la portion des gencives situées au-dessous.

Les gencives ne sont pas les seuls obstacles qui s'opposent aux efforts que font les dents pour sortir. Le bord supérieur des alvéoles trop resserré, ou l'étroitesse du passage par lequel la dent qui cherche à se faire jour entre deux autres dents déjà sorties, trop développées ou déjetées, élèvent des obstacles qui, outre qu'ils sont insurmontables, perpétuent la douleur, accroissent les accidents et nécessitent une opération chirurgicale pour les faire cesser. Quelquefois il n'y a qu'une partie du bord alvéolaire qui fait obstacle, tandis que l'autre, plus déprimée, ne cause aucune gêne.

Dans ce cas, la dent peut, à la longue, se faire jour, mais elle n'observe pas le parallélisme qu'elle doit garder; elle se jette du côté où elle ne trouve pas de résistance, ce qui dépare la denture et la rend disgracieuse.

Procédé opératoire pour l'incision des gencives.

L'enfant tenu, la tête bien assujettie, la mâchoire inférieure et la langue fixées avec la main gauche, on prend avec la droite un bistouri droit dont on a eu soin de garnir la lance avec une bandelette de linge dans les trois quarts de son étendue; on incise profondément avec la pointe de cet instrument la gencive et le périoste, de manière à mettre la dent bien à découvert. Une incision simple peut suffire pour les dents incisives et canines, mais il faut inciser crucialement pour les dents molaires, disséquer les lambeaux et les emporter avec des ciseaux fins. Cette opération se réitère de la même manière autant qu'il y a de dents qui la nécessitent. L'hémorrhagie qui se manifeste à la suite de cette incision n'est pas très inquiétante; elle détermine un dégorgement salutaire; si cependant elle durait trop longtemps on pourrait l'arrêter en passant, sur les gencives divisées, un pinceau trempé dans l'oxicrat ou dans une légère eau alumineuse.

Si, après avoir incisé les gencives, l'on aperçoit que l'obstacle à la sortie des dents vient du rétrécissement de l'orifice alvéolaire, il faut avec une sonde, s'assurer du degré de ce rétrécissement, rompre et emporter, avec des pinces très fines ou des ciseaux très forts, la partie osseuse de l'alvéole qui s'oppose à la sortie de la dent; lorsque les premières molaires et les incives latérales sont trop rapprochées les unes des autres, les efforts que font les canines, dont l'éruption est quelquefois postérieure à ces premières dents, sont souvent infructueux, et les accidents très graves; pour parer à cet inconvénient, il est nécessaire de faire l'extraction de la première molaire, comme étant celle, qui par son volume, fait le plus d'obstacle.

Le célèbre Levrète, auquel nous devons ce procédé, le recommande également lorsque les secondes petites molaires ne sortent qu'après l'apparition des grosses dents de cette espèce, et que celles-là, conjointement avec les premières petites molaires, ne laissent pas un intervalle nécessaire pour les loger [1].

[1] Murat. *Dictionnaire des sciences médicales,* tome VIII, p. 420. — Jackson, *De physiologiâ et pathologiâ dentium.* — Krebel, *Dissertatio inauguralis de dentitione difficili.* — Alvey, *De dentitione, morbisque ex ed.*

QUATRIÈME PARTIE.

———o‖o———

LA SECONDE DENTITION.

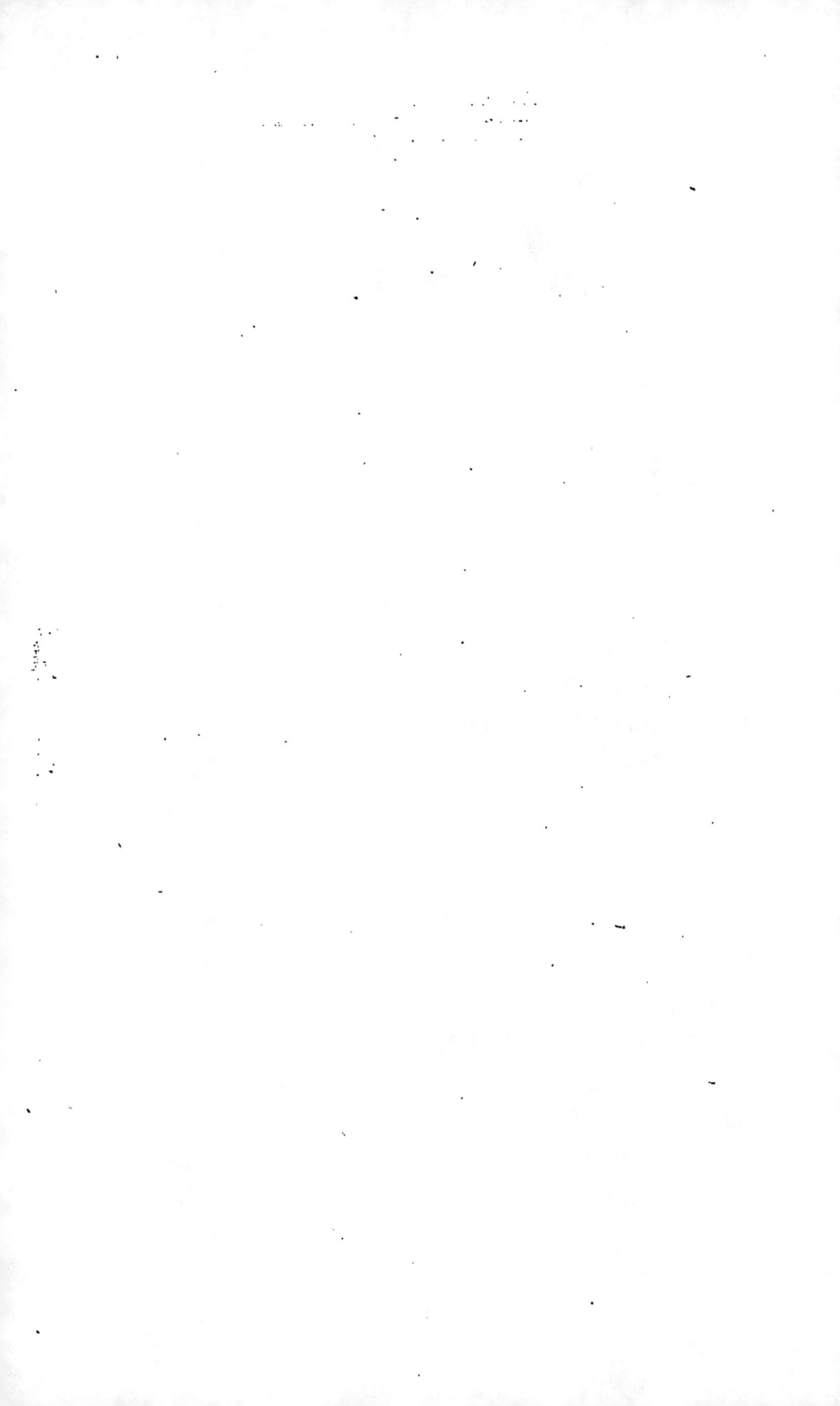

CHAPITRE PREMIER.

De la seconde dentition.

La seconde dentition comprend la chute des vingt premières dents, leur remplacement par les dents secondaires et qui doivent être permanentes. En examinant la mâchoire d'un enfant avant l'éruption des secondes dents, on observe une rangée de follicules dentaires situés au-dessous ou à côté des dents primitives, et séparés d'elles par de petites cloisons.

En devenant plus grand, l'intervalle qui sépare les dents primitives annonce qu'elles sont trop petites pour une bouche qui s'est agrandie, et par ce défaut de rapport elles commencent à n'être plus agréables. Bientôt les incisives s'ébranlent et tombent, pour faire place à celles qui leur doivent succéder. On remarque aussi que la cloison des alvéoles diminue en épaisseur, que la racine des

10

premières dents et assez souvent l'intérieur de la couronne se détruisent. Avec le temps, les canines et les molaires subissent le même sort, en suivant à peu près l'ordre de leur sortie.

Période de la révolution dentaire.

La révolution dentaire dure environ sept ans, et commence à la septième année.

Augmentation du nombre des dents.

C'est aussi vers la septième année que le nombre des dents augmente de quatre : ce sont les premières grosses molaires.

De douze à quatorze ans il vient encore quatre autres molaires, qui se placent à côté et presque en arrière de celles-ci; enfin, selon le même ordre d'arrangement, et plus loin que ces dernières, il pousse encore quatre molaires de dix-huit ans à trente et au-delà; ce sont les dents de sagesse, dont nous avons déjà parlé.

Pourquoi leur a-t-on donné ce nom?

On ne sait trop pourquoi on appelle ainsi les molaires produites par la dernière éruption dentaire; mais tout nous porte à croire qu'on leur a donné le nom de *dents de sagesse* parce que, ordinairement, à l'âge où elles poussent, la folie de la jeunesse a déjà cédé la place à l'austère raison, aux pensées graves et viriles.

Divers phénomènes de la seconde dentition.

Lorsque les racines ne conservent que peu d'étendue, les dents commencent à vaciller faute d'insertion. Nous avons déjà dit que la chute des dents de lait et leur remplacement a lieu ordinairement vers l'âge de sept ans.

Cependant M. Duval, célèbre dentiste, assure avoir vu, sur deux personnes âgées de quarante ans, les deux incisives moyennes de la mâchoire inférieure conserver leur situation sans jamais vaciller. Mais laissons parler cet habile praticien :

« Souvent consulté par des parents sur la sortie, le nombre et l'arrangement des dents de leurs enfants, je suis entré dans quelques détails pour prouver que l'organe dentaire n'a pas toujours toutes ses richesses. On lit dans *les Éphémérides des curieux de la nature,* qu'un magistrat et un chirurgien de Frédérickstadt n'eurent jamais que les molaires, sans la moindre apparence d'*incisives* ni de *canines.* Fauchart fait aussi mention d'un enfant de cinq à six ans, auquel la plus grande partie des dents n'avait pas encore paru; il n'en

avait que quelques-unes sur le devant de la bouche. Mais ce qui doit paraître surprenant, c'est
l'édentulité parfaite et congéniale dont on trouve
divers exemples dans les auteurs. »

Borelli rapporte, dans ses *Centuries médicales,*
qu'une femme n'a jamais eu de dents, et qu'elle
n'en a pas moins vécu jusqu'à soixante ans. Le
dentiste Baumes a connu un huissier à qui il n'est
jamais sorti une dent. Il peut arriver que quelques-unes des dents de lait ne sortent point; mais
seulement les dents secondaires. « C'est ce que j'ai
vu, dit M. Duval, en 1790, au fils d'un seigneur
russe, M. le comte de S....w; il avait onze ans :
les deux grandes incisives de lait de la mâchoire
supérieure n'avaient point paru, et son état de
faiblesse pouvait faire craindre qu'il ne fût privé
de ces dents le reste de ses jours, si le gonflement
du bord alvéolaire ne m'eût porté à croire qu'en
augmentant les forces vitales de cet enfant, on serait assez heureux pour en faciliter la sortie, qui
était tant retardée. »

Traitement, guérison.

Les bains de marc de raisin et un régime appro-
prié, stimulèrent les forces vitales de l'enfant et
produisirent tout l'effet qu'on désirait.

Conservation des dents de lait.

Par une marche inverse, la nature conserve quelquefois des dents de lait, sans donner celles de remplacement. Ces dents ne perdent pas leurs racines comme celles qui sont remplacées ; aussi restent-elles en place avec un peu de mobilité.

Parmi les nombreux exemples que j'ai vus, j'ai remarqué que c'était plutôt quelques-unes des petites molaires. Aussi les personnes qui conservent ces dents jusqu'à l'âge de quarante ans, sont elles étonnées quand on leur dit qu'elles ont encore des dents de lait. Ces dents sont ordinairement plus jaunes, plus courtes et plus usées.

Nombre extraordinaire de dents chez certains individus.

Plus prodigue dans d'autres moments, la nature avare envers quelques hommes, ne compte pas avec d'autres, et donne quelquefois bien au-delà du nombre fixé. Les anatomistes fournissent un grand nombre d'exemples.

Place et disposition de ces dents surnuméraires.

Ces dents, que l'on doit regarder comme surnuméraires, ne sont pas toujours bien conformées, ni bien rangées ; tantôt elles sont coniques, et se placent entre les incisives, soit en dedans ou en dehors de l'espace qui sépare ces dents ; tantôt elles sont régulières et bien placées ; tantôt aussi on trouve en dehors de grosses molaires.

Rateliers d'Hercule et du roi Mithridate.

Les anciens poètes, interprètes des traditions mythologiques, rapportent que le terrible Hercule avait trois rangées de dents ; mais Hercule était un demi-dieu, le myte de la force corporelle, et nous savons que de belles et fortes dents, étaient chez les anciens, comme de nos jours, les indices d'une bonne et robuste constitution.

Quant à Mithridate, roi du Pont, infatigable ennemi des Romains, il avait, dit-on, une double rangée de dents... A beau mentir qui vient de loin.

Cependant ces faits paraîtront moins extra-ordinaires, moins fabuleux, lorsqu'on saura que dans un recueil imprimé à Breslau, en 1772, et dédié au célèbre Haller, le docteur Arnold rapporte qu'il a vu un enfant de quatorze ans qui avait soixante et douze dents, trente-six pour chaque mâchoire ; elles étaient saines et bien placées sur deux rangs, excepté les incisives, qui étaient légèrement déviées. De cette excessive prodigalité,

il ne faut pas conclure que, si on ôte une ou plusieurs dents secondaires, il en reviendra d'autres
pour la troisième fois; le nombre des dents est invariable, il n'est pas à l'abri des caprices de la nature, mais on n'y doit pas plus compter que sur
les dents nouvelles qui parfois, dans un âge avancé,
reprennent la place de celles qu'on a perdues.

Faits extraordinaires rapportés par des savants.

Aristote, Cardan, Sennart, Joubert, Bartholin,
Balou de Verulam, et plusieurs autres savants recommandables, citent des personnes de soixante,
quatre-vingt, cent et cent-vingt ans, à qui il est
poussé de nouvelles dents; c'est l'histoire d'un arbre presque desséché sur le pied, qui, par un effort extraordinaire, donne des fleurs, des fruits, et
meurt.

Aperçus pathologiques sur les phénomènes de la deuxième dentition.

Si, le plus souvent, la sortie des dernières molaires se fait sans douleur et même sans qu'on s'en
aperçoive, quelquefois cette éruption est accompagnée d'accidents variés et assez intenses. On a
observé que c'est surtout à la mâchoire inférieure
que l'éruption des dernières molaires présente des
difficultés. Chez quelques sujets cet obstacle re-

connaît pour cause la résistance qu'oppose le tissu
des gencives; chez d'autres, les dents tardives ne
trouvent pas toujours sur le bord de la mâchoire
de quoi se loger; quand cette disposition vicieuse
a lieu à la mâchoire supérieure, la dent est re-
poussée en arrière, vient comprimer le bord antérieur de l'apophyse coronoïde, et occasionne de la
douleur lorsqu'on ferme la bouche; si c'est à la
mâchoire inférieure, ce qui est beaucoup plus ordinaire, la dent demeure en partie cachée dans la
base de cette apophyse, et recouverte par la gencive qui se trouve comprimée entre cette dent et
la dent opposée, à chaque mouvement.

Augmentation de la sécrétion salivaire.

Dans l'un et l'autre cas, il y a d'abord augmentation de la sécrétion salivaire; bientôt après, il
se manifeste des gonflements, de la rougeur, une
douleur excessive et une inflammation considérable des gencives, qui se termine par la suppuration.

Autres symptômes.

Les abcès, dit M. Jourdain, dans son *Traité des
maladies de la bouche,* tome II, se font quelquefois à l'extérieur des joues, près de l'angle de la

mâchoire inférieure, et dégénèrent en ulcères fistuleux; les mouvements de la mâchoire deviennent difficiles et douloureux; les malades ne peuvent ouvrir la bouche qu'imparfaitement; ils éprouvent des maux très-violents; quelquefois il se développe une ophthalmie.

D'autres fois, dit Samuel Allvey, la douleur qu'occasionne la sortie des dents chez quelques adultes, n'est accompagnée ni de rougeur ni de gonflement, mais elle est périodique, c'est-à-dire qu'elle revient à des époques fixes et réglées, ce qui l'a fait prendre pour un symptôme fébrile; on l'a aussi fréquemment confondue avec une affection rhumatismale, avec la névralgie faciale. Ces fausses notions ont dû conduire à des erreurs dans le traitement, ces maladies ne cédant qu'à l'éruption des dents. Si on est appelé au début de cette maladie, et qu'on puisse explorer les parties affectées, il convient de pratiquer l'incision de la gencive. Pour obtenir de cette incision l'effet désiré, il faut la pratiquer au milieu des parties tendres : si la maladie résiste ou se reproduit, il est quelquefois nécessaire d'extraire la dent; si l'arc alvéolaire est trop court pour recevoir les dents qui cherchent à se faire jour, il faut commencer par diviser entièrement la gencive, et le plus souvent on est obligé d'extraire la dent qui occasionne cette incommodité.

Lorsque les malades ne peuvent pas ouvrir la bouche, il faut se borner à baigner les parties affectées avec des émollients anodins, et recouvrir la peau du côté malade avec des cataplasmes de même nature [1].

Craintes des mères sur la seconde dentition. — Efforts de la nature.

Une mère, à la vue des dents qui sortent pour remplacer les dents de lait, surtout à la vue des incisives, s'étonne que ces dents, étant plus volumineuses, aient pu se placer comme il faut; d'autres fois, celles qui connaissent cette différence de volume ou qui ne la distinguent qu'au moment où les dents secondaires commencent à se montrer, sont dans une inquiétude extrême sur leur bel arrangement. Elles se livreraient à un sentiment bien différent si elles savaient que la nature est aussi attentive que grande dans ses opérations. Tout est si bien coordonné que, pour l'arrangement de vingt dents qui remplacent les premières, les incisives du milieu empiètent un peu sur la place qu'occupaient les incisives latérales; celles-ci, à leur tour, sur le siége des canines qui, avec les deux petites molaires secon-

---

[1] Rosset. *Dissertation sur la dentition.* 1805.

daires, finissent par remplir le vide que laissent successivement les dents molaires de lait, toujours plus volumineuses que celles qui les remplacent.

A cette disposition des parties, qui ne se sent pris d'admiration ? Mais on le sera encore plus en apprenant que les os de la mâchoire s'allongent transversalement pour le placement des grosses molaires qui ne tombent jamais, non en prenant lentement de l'accroissement dans la partie qui se trouve derrière les molaires de lait, comme le disent deux anatomistes anglais, John Hunter et Joseph Fox [1]. C'est une erreur que des dentistes ont partagée aveuglément...... mais en se développant également dans tous leurs points, de manière que les alvéoles des grosses molaires, et les dents elles-mêmes, croissent et viennent successivement se placer de derrière au devant sur la partie de l'os qui leur est assignée, et qui croît dans un sens inverse, phénomène qui était échappé à tous les anatomistes, et sur lequel j'ai donné l'éveil dans un mémoire présenté à la Société de médecine de Paris [2].

Mauvaise direction que prennent les dents. — Moyens d'y rémedier.

La nature est parfois oublieuse dans ses opéra-

---

[1] *The natural history of the human teeth.* London 1771. — *The natural history of the teeth.* London 1806.

[2] Duval. 1811.

tions; tantôt elle donne une direction oblique à
quelques dents, tantôt elle en transporte dans un
endroit éloigné de leur siége : ici elles s'entre-
croisent ou elles sont tournées de manière à présenter un de leurs côtés; là on en voit une qui
soulève la lèvre et y cause une excoriation. Ailleurs, c'est une dent implantée au milieu du palais ou dans la face postérieure de la mâchoire inférieure. Tant de bizarreries sollicitent pour les
enfants l'attention de pères et mères. Le moindre
ébranlement des incisives inférieures peut occasionner de très graves accidents, et les praticiens
ne sauraient, dans ce cas, user de trop de précautions et de prudence.

Rapport de la première et de la seconde dentition. — Accrois-sement des mâchoires dans l'homme.

Avant Cuvier, le nombre des *dents de lait,* ou
dents de la première dentition, n'avait jamais été
bien déterminé par les anatomistes. Bichat lui-
même, cet observateur si exact, partageait le sentiment de ses prédécesseurs. Après avoir lu son
Anatomie générale, on restait dans l'incertitude
sur ce point, l'auteur y regardant comme des dents
de lait les premières grosses molaires de l'adulte,
qui se développent de six ans et demi à sept ans.
Cette erreur ainsi répétée a jeté de la confusion

sur un fait tellement simple néanmoins au premier coup d'œil qu'il semblerait que pour le vérifier il suffisait de compter.

Il en est résulté une seconde méprise plus grave que la première ; ce qui consistait à faire remplacer la première grosse molaire de lait par deux dents (les petites molaires de l'adulte), quoique l'expérience nous montre, ce que le grand Cuvier a très bien reconnu dans son *Anatomie comparée*, tom. III, pag. 135, savoir que le remplacement d'une dent par deux est imaginaire.

Examinons les causes d'une illusion aussi longtemps prolongée.

Dentition chez les adultes.

Dans l'adulte, les trois grosses molaires de chaque côté et à chaque mâchoire, forment un nombre de douze dents qui n'en ont remplacé aucune, et qui, à leur tour, ne doivent jamais être remplacées. Toutes les autres dents dont se compose, chez l'adulte, la partie antérieure de la courbe alvéolaire, à partir de chaque première grosse molaire des deux mâchoires, ont été précédées par un nombre égal de dents de *première dentition*.

Forme des molaires de lait.

A la vérité, la forme et le volume des dernières

molaires de lait de l'adulte, peuvent aisément in-
duire en erreur un œil qui ne serait pas suffisamment exercé, et faire prendre ces dernières molaires de lait pour de grosses molaires d'adulte.
C'est aussi cette même erreur qui a fait croire que
la première molaire de-lait était remplacée par
deux dents.

Nous avons déjà dit que les dents de lait sont
au nombre de vingt, dix pour chaque mâchoire:
huit incisives, quatre canines et huit molaires.
Ces dents subsistent jusqu'à l'âge de sept ans, époque où commence le remplacement qui s'effectue
dans une période de cinq ou six années environ.

Lorsque cette opération commence, l'étendue
de la courbe antérieure de la mâchoire est déjà devenue invariable. Vers l'âge de sept ans, les premières dents se montrent sans causer le moindre
dérangement parmi celles qui les ont précédées,
et se placent derrière et contre les dernières molaires de lait, qui devront être remplacées par les
petites molaires. Elles forment en cet endroit, de
chaque côté de la mâchoire, une sorte de point
fixe, et limitent de part et d'autre l'espace qui
doit renfermer les dents secondaires, espace absolument le même que celui qui est occupé par
les dents dont la chute s'opère ou va s'opérer.

Apparition des secondes dents.

L'apparition des secondes dents n'est qu'une substitution de dents plus longues et plus capables de résister aux efforts d'un âge plus vigoureux. Le volume total de ces dernières est le même que le volume total des dents de lait avant l'éruption des grosses molaires ; leur grandeur respective est la seule qui diffère. Ces dix dents suffisent pour remplir tout le cercle des mâchoires à cette époque. Mais dès l'instant que les grosses molaires se forment, on aperçoit un agrandissement du cercle alvéolaire à partir du point qu'occupe la première de ces dents, derrière la seconde petite molaire, jusqu'à l'extrémité de l'arcade dentaire. D'où il suit que l'accroissement a lieu par les extrémités des mâchoires, et que la courbe antérieure ne change pas d'étendue.

Pendant longtemps on n'avait pas observé cette disposition très remarquable, quoiqu'il soit très facile de la vérifier.

Si l'on prend une mâchoire appartenant à un enfant de cinq ans ou environ, et que l'on tire une ligne derrière les dernières dents de cette mâchoire, qui doivent faire place aux dernières petites molaires, on obtiendra, en avant de cette ligne, un arc égal en longueur à celui qu'on inter-

cepterait sur une mâchoire d'adulte, en faisant
passer la ligne derrière les secondes petites molaires de cette mâchoire.

Le cercle alvéolaire antérieur ne se développe pas.

Une preuve de la nullité du développement du
cercle alvéolaire antérieur, se tire de l'impossibilité du placement des dents secondaires, de leur
arrangement irrégulier ou de leur déplacement
complet dans certains individus. Cette conformation vicieuse, qui a lieu lorsque les dents antérieures ont trop de largeur [1], n'indique-t-elle pas
que ces dents n'ont qu'un espace déterminé et cir-
conscrit, dans lequel elles sont obligées de se
ranger? Ce désordre arriverait-il si le bord alvéolaire était susceptible de se développer simultané-
ment avec les dents? Serait-il nécessaire d'extraire
une ou plusieurs dents, comme cela se pratique
tous les jours, afin de suppléer artificiellement à
l'espace qui manque, et que, par ce développement, la nature donnerait seule?

D'ailleurs, en examinant la position relative
des dents de lait, soit pendant la formation antérieure des dents secondaires, soit après qu'une ou
plusieurs de celles-ci se sont montrées au dehors,

---

[1] Cuvier. *Annales du Muséum d'histoire naturelle*, vol. VIII.

on voit que cette position relative ne varie pas. Or, s'il s'opérait un changement quelconque dans les dimensions primitives de l'espace occupé par les dents de lait, ce rapport de position éprouverait nécessairement une altération correspondante.

Mais, dira-t-on, lorsqu'une grosse dent vient remplacer une dent plus petite qu'elle, il faut bien que cette opération soit secondée par l'extension simultanée de la mâchoire? Non, sans doute, il ne le faut pas nécessairement, et voici ce qui le démontre.

Une dent secondaire qui se forme au-dessus ou au-dessous d'une dent de lait qu'elle doit remplacer, ne borne pas toujours son action à user la seule racine de cette dent, elle use en même temps tout ce qui s'oppose à sa sortie ou à son développement; ainsi, une incisive secondaire étant plus large que celle qu'elle doit remplacer, non-seulement détruit et absorbe la racine de celle-ci, mais encore traverse l'alvéole, va user latéralement la racine de la dent voisine, y former un sillon, et rendre quelquefois cette dent tellement vacillante, qu'elle tombe sous le moindre effort. Cette pénétration, qu'il est facile de constater sur des pièces authentiques naturelles, est une preuve de plus que la partie antérieure du cercle alvéolaire ne se développe nullement pour loger les secondes dents.

11

Objections réfutées.

Je m'attends qu'on va m'opposer ici à moi-même, et m'objecter qu'après avoir dit que les dents secondaires n'ont, pour se placer, qu'un espace limité, et sont, par conséquent, sujettes à des dérangements résultant de cette loi de l'organisation ; j'ai dit ensuite que leur marche était favorisée par la destruction des racines latérales qui auraient pu la gêner, ce qui semble impliquer contradiction.

Je réponds que la contradiction n'est qu'apparente, et rien n'est plus facile que de l'expliquer.

En effet, lorsque les dents secondaires poussent dans l'intérieur des mâchoires, elles se présentent toutes de face, et chacune exactement dans la position qu'elle doit avoir au dehors dans une mâchoire bien conformée. Leur déviation interne doit être extrêmement rare, par la raison que les racines des dents de lait voisines se laissent absorber de la quantité nécessaire à leur développement ; aucun obstacle intérieur ne contrarie leur arrangement, favorisé, au contraire, soit par une dilatation momentanée des lames des os maxillaires, soit par l'absorption des racines des dents de lait contiguës.

Mais la dent prête à sortir rencontre enfin la

couronne de la dent de lait voisine, dont la racine vient de céder à son action destructive. L'émail de cette couronne ne peut être absorbé; sa dureté devient une résistance insurmontable, et la dent, marchant toujours, il en résulte pour elle une déviation forcée en dedans ou en dehors, ou quelquefois un mouvement de rotation sur elle-même. C'est même ici une circonstance où l'art du dentiste est le plus favorable; si l'on néglige d'y recourir, la plupart des dents sont mal rangées, et le moindre inconvénient de ce désordre est la DIFFORMITÉ.

On ne doit pas s'en laisser imposer par les saillies que forment les parois des alvéoles au moment de la seconde dentition, et prendre ces saillies pour un accroissement dans les os des mâchoires; elles ne sont déterminées que par une dilatation momentanée dont la cause mécanique est évidente.

La couronne étant la partie la plus volumineuse d'une dent et la première formée, elle occupe d'abord, dans l'épaisseur des mâchoires, une place qui produit l'écartement des lames osseuses; cet écartement diminue insensiblement à mesure que la dent s'allonge au dehors, et ne laisse dans l'alvéole que la racine, dont le diamètre est plus petit que celui de la couronne. C'est un effet qui se remarque aisément sur les canines supérieures :

lorsque la dent secondaire se forme, on voit une
tumeur très saillante située au-dessus des canines
de l'œil ; cette tumeur, déterminée par la couronne de la dent, disparaît lorsque la couronne
sort. L'alvéole, qui avait d'abord assez de capacité
pour contenir un corps volumineux, se réduit à
une cavité dont la saillie est très-peu apparente.

Ainsi, par une explication simple et naturelle,
nous détruisons l'idée d'un développement successivement partiel de la courbe antérieure des os des
mâchoires, pendant le cours de la seconde dentition, puisque ce développement est réduit à une
dilatation momentanée suivie d'un affaissement.

Autres objections.

Je prévois qu'on pourrait tirer une autre objec-
tion, contre ce que je viens d'avancer, de certaines modifications que l'âge fait éprouver au
cercle alvéolaire. Si l'on mesure, dans l'enfance et
dans l'adulte, la distance entre les extrémités de
la courbe de l'une à l'autre des secondes molaires,
c'est-à-dire de la longueur de la corde de l'arc re-
présenté par cette courbe, on trouve à la mâchoire
supérieure surtout, un plus grand écartement laté-
ral dans l'adulte que dans l'enfant ; cette différence pourrait faire croire à un agrandissement
de l'arcade ; mais il suffit de porter le compas sur

l'os des mâchoires lui-même, en négligeant les dents, pour voir diminuer la différence dont il s'agit. Toutefois, il y a dans cet endroit, un évasement réel, qui tient au développement horizontal de la portion palatine des os maxillaires, ainsi qu'à une moindre largeur des molaires secondaires; mais cela ne change rien à la longueur de l'arc, car, ce que la courbe semble gagner en largeur, elle le perd en profondeur; d'où il résulte un aplatissement en devant, rendu plus sensible encore par la forme des nouvelles dents. Au reste, on conçoit aisément qu'en anatomie, on ne peut pas établir, comme en géométrie, des rapports rigoureusement exacts; on conçoit aussi que dans ce cas, l'extrême variété des sujets doit introduire quelque diversité dans les mesures, d'autant plus qu'il est assez difficile de comparer les deux périodes complètes de la dentition sur la mâchoire d'un même individu, il n'y a guère que les dentistes les plus habiles, les plus expérimentés, qui puissent faire ces sortes de rapprochements, au moyen de nombreuses observations que la pratique leur fournit.

Ainsi, l'irruption des dents grosses molaires détermine l'accroissement des mâchoires en arrière; à la mâchoire supérieure, cet accroissement particulier n'est qu'horizontal; mais à la mâchoire inférieure, la présence des branches maxillaires fait qu'il a lieu dans les deux sens :

Horizontalement pour le corps ;

Verticalement pour les branches.

Je crois avoir prouvé, dit M. Miel, en terminant son mémoire :

1° Que le nombre des *dents de lait,* ou dents de la *première dentition,* est de vingt, dix pour chaque mâchoire, et non pas de vingt-quatre, comme on l'a cru longtemps;

2° Qu'à l'époque de la seconde dentition, l'étendue en longueur de l'arcade alvéolaire, qu'elle que soit son inflexion, est aussi grande qu'elle le sera jamais, et que la partie antérieure des mâchoires ne reçoit plus d'accroissement qu'en hauteur et en épaisseur ;

3° Qu'après sept ans, le cercle dentaire ne croît plus qu'à partir des premières grosses molaires [1].

Corollaires sur les deux dentitions ;

Par M. LÉVEILLÉ, professeur d'anatomie et de pathologie, à la Faculté de Médecine de Paris, 1811.

I. Les dents incisives et canines secondaires sont toujours concentriques à celles de la première dentition.

II. Pour chaque mâchoire, les quatre petites

---

[1]. *Mémoire de la Société Médicale d'Emulation,* tome VII. Rapport de M. Miel, chirurgien-dentiste de la maison impériale de Napoléon, de l'école Polytechnique.

molaires de remplacement se développent immédiatement au-dessus et au-dessous de leurs analogues, qui doivent tomber.

III. Les incisives secondaires ont leurs alvéoles particulières fermées complétement, ou percées d'une ouverture poreuse au sommet ou en haut, et commune, qui conduit dans leur intérieur, sur les deux mâchoires.

IV. Les dents de seconde dentition sont, ainsi que les cavités qui les reçoivent, plus larges et plus grosses que dans la première dentition.

V. Les dents secondaires ne sont pas toutes régulièrement rangées les unes à côté des autres, tant qu'elles sont encore dans l'épaisseur des os maxillaires.

VI. Les canines supérieures et inférieures sont constamment hors de rang.

VII. Cette irrégularité disparaît lorsque la seconde dentition est terminée.

VIII. L'arcade alvéolaire s'ouvre en proportion de volume plus gros, de la largeur plus grande des quatre incisives, et de toute l'épaisseur des canines qui reprennent leur place.

IX. L'arcade alvéolaire s'allonge d'avant en arrière de toute la longueur de la couronne des première et seconde molaire, et de toute l'étendue de la dent de sagesse.

X. Le développement des secondes dents, joint

aux phénomènes de la nutrition, concourt immédiatement à l'allongement des mâchoires et à l'écartement de l'arcade qu'elles décrivent.

De l'arrangement des dents, et des moyens de le prévenir ou de le réparer dans l'enfance.

> Dents, non pas dents par-cy par-là semées,
> Mais l'une et l'autre ensemble bien serrées ;
> Dents agencées luysans comme cristal,
> D'une longueur moyenne et ordre égal ;
> Dents en grosseur et rondeur compétente,
> Proportionnées en forme équipollente.

Ainsi parlait un poète français du XVIᵉ siècle, auteur d'un poëme sur les dents [1].

Les médecins de l'antiquité avaient aussi remarqué que les dents de remplacement étaient parfois mal rangées. Ils indiquèrent quelques moyens propres à lutter contre les tendances d'une dentition vicieuse ; mais ce n'a été que dans ces derniers temps que l'art du dentiste a pu triompher complétement de la nature, et la soumettre aux règles d'une belle harmonie.

Causes de l'irrégularité des dents.

Les auteurs qui ont écrit sur la première den-

---

[1]. *Blasons anatomiques du corps féminin.* Paris, 1550.

tition et sur la seconde, ont émis diverses opinions sur l'irrégularité des dents.

Le célèbre dentiste anglais Fox, s'exprime de la
manière suivante dans son *Histoire des dents humaines* :

« The irregularity of the permanent tecth is
« most commonly occasioned by the resistance
« made by the nearest temporary teeth; is always
« the case if the temporary theeth are a small
« and close set; for as the permanent *incisory*
« are much larger than the temporary, they re-
« quire more room; but as the space left by the
« shedding of the temporary theeth is too small
« for the regular position of the permanent; they
« are exposed to the pressure of the next tooth, and
« hence are frequently turned out of their right
« direction [1]. »

Opinion des dentistes Hunter, Bunon et Bourdet sur l'irrégu-larité des dents.

« Tous les enfants, dit M. Bunon, qui ont les

---

[1] « L'irrégularité des dents permanentes est, le plus ordinairement,
occasionnée par la résistance qu'opposent les dents temporaires les plus
voisines, ce qui arrive toujours si les dents temporaires sont petites et
rapprochées les unes des autres; car les dents permanentes incisives,
étant beaucoup plus larges que les temporaires, elles demandent plus
de place; mais comme l'espace qui résulte de la mue des dents temporaires est trop étroit pour le placement régulier des temporaires ; celles-ci
sont exposées à se presser contre les dents voisines, ce qui les détourne
fréquemment de leur bonne direction. »

mâchoires bien conformées, je veux dire d'une juste étendue, cintrées régulièrement, et les dents de lait bien rangées, ont les dispositions les plus favorables pour faire espérer que leurs secondes dents s'arrangeront dans un bel ordre, et qu'elles seront moins sujettes à la carie. Au contraire, ceux qui ont les mâchoires étroites et les dents de lait trop serrées, ont évidemment des dispositions à avoir les dents nouvelles fort mal arrangées.

« C'est pourquoi, si l'on aperçoit une dent nouvelle dont le volume excède la capacité de la place qu'occupait la première, il faut, pour la mettre à son aise, ôter les deux dents voisines, sans attendre qu'elles tombent naturellement. En ôtant ces dents à propos, on facilite la venue des autres et on leur ménage une place commode. Les canines sacrifiées aux incisives, et les petites molaires aux canines leur laissent un espace libre pour prendre d'elles-mêmes un bel arrangement.

« On peut, suivant l'exigence des cas, ôter quelques petites molaires nouvelles ; car, je le repète, il vaut mieux avoir deux dents de moins dans chaque mâchoire, pourvu qu'on en soit dédommagé par un arrangement convenable, que d'avoir toutes ses dents complètes, mais rangées confusément et mal à leur aise.

« Au reste, dans ces opérations, c'est à la pru-

dence du dentiste à apporter tous les ménagements
dûs à la faiblesse de l'âge.

« Une bouche négligée dans le temps que les
dents se sont renouvelées n'est pas sans remède ;
on en répare les difformités, on rétablit l'ordre
des dents par des fils, des cordonnets, des lames
d'or ou d'argent, et souvent même par le sacrifice
de quelques dents. Mais ces opérations, qui demandent pourtant de la jeunesse dans le sujet, sont
bien plus longues et bien plus pénibles que celles
qu'on fait dans l'enfance [1].

« Bourdet fait remarquer que parmi les dents
renouvelées, les grandes et les petites incisives,
ainsi que les canines, sont toujours plus larges
que celles de lait, et que les molaires de remplacement sont d'un tiers environ moins larges.

» Les dents, dit-il, viennent encore mal rangées, parce qu'on néglige de leur donner la place
convenable à mesure qu'elles sortent, en ôtant
celles de lait qui les gênent.

« En effet, lorsque, à mesure que les incisives
se renouvellent, on a soin d'ôter celles de lait
qui ne font que les embarrasser et occuper une
place inutile, ces incisives, en s'allongeant, s'arrangent d'elles-mêmes, et remplissent à la fin le
vide qu'ont laissé les dents de lait qui sont ôtées.

1. Bunon, *Essai sur les Maladies des Dents*. Page 120, édition
de 1742.

Si une canine se renouvelle avant une petite molaire, celle-là ne trouve plus de place à moins
qu'on ôte la molaire; ainsi elle percera hors de
rang, mais si on la met à son aise en sacrifiant
celle-ci, elle se placera d'elle-même, en occu-
pant, à la vérité, une partie de la place qu'a laissée sa voisine. Quand la petite molaire se renouvelle, si elle n'a point assez de terrain, il faut ôter
la dernière molaire de lait, et alors elle trouve à
se bien placer. Lorsque cette dernière, à son tour,
vient aussi à se renouveler, comme elle est beaucoup plus étroite que sa dévancière, elle trouve
ordinairement assez de place.... Enfin, si les petites molaires, s'étant renouvelées avant les canines, comme cela arrive souvent, la canine n'avait
pas assez de place, il faudrait lui en procurer, en
ôtant la première petite molaire.

« Ainsi, pour procurer un bel ordre aux dents,
il suffirait que le dentiste, chargé de gouverner la
bouche d'un enfant, le prît dès l'âge de sept ans
jusqu'à quatorze ou quinze ans, et qu'il eût soin
de le visiter seulement tous les trois mois; l'on
éviterait d'employer les fils, les plaques et autres
instruments qui servent à redresser les dents;
moyens bien plus douloureux et plus fatigants
que la simple extraction des dents qui nuisent à
l'arrangement des autres.

Cependant il faut avoir de fortes raisons pour

ôter des dents de lait; car, si on en ôte plusieurs de suite, sans attendre qu'elles soient ébranlées, les secondes ne s'arrangent pas si bien, parce qu'elles trouvent plus d'espace qu'il ne leur en faut; ce qui n'arrive point quand on les ôte à mesure qu'elles se renouvellent, ou qu'elles gênent les dents voisines et les empêchent de se bien placer, parce qu'alors elles ne prennent exactement que la place qu'elles doivent occuper [1].

Le savant Hunter a fait des recherches anatomiques qui prouvent que la partie de l'arcade alvéolaire qui comprend les dix dents primitives, ne s'agrandit point entre les deux première grosses molaires, et que les dix dents secondaires ne s'y rangent pas moins, quoique avec une différence dans leur volume; il est d'avis qu'il faut ôter la dent de lait, dont le voisinage nuit à l'arrangement de celle qui sort.

« But it is of ten much more service to pull « out the neighbouring, or adjacent temporary « tooth. »

Préceptes de Bourdet.

Je reviens aux principes, dit Bourdet, et je soutiens que rien n'est moins à négliger en tout

---

[1] *Recherches et observations sur toutes les parties de l'art du Dentiste.* Tome 1.

état que la bouche des enfants; veut-on conserver les dents saines et dans un bel ordre, il faut qu'un habile dentiste examine attentivement les progrès de la dentition et qu'il la conduise ?

Il reconnaîtra la disposition des mâchoires dans le temps que les dents se renouvelleront; par l'étendue des mâchoires, et par le volume des dents, il jugera de l'arrangement que celles-ci peuvent prendre, et il dirigera cet arrangement, soit en ôtant les dents, de suite, qui pourraient nuire aux secondes dents, soit même en ôtant, s'il le faut, quelques-unes des dents renouvelées. S'il paraît que les nouvelles dents aient une place convenable, le dentiste alors ne touchera point à la bouche; parce que les dents de lait tomberont d'elles-mêmes, ou, lorsqu'elles seront suffisamment ébranlées, l'enfant lui-même pourra les ôter avec un fil sans avoir besoin du dentiste.

Cependant, il ne sera pas moins nécessaire que de temps en temps, celui-ci visite la bouche du jeune homme, pour s'assurer de ce qui s'y passera, et qu'il suive tous les changements qui s'y feront, pour remédier aux petits désordres qui pourraient arriver dans le renouvellement.

Bien des gens, pour se dispenser de ces soins, allèguent l'exemple de quelques personnes dont les dents sont très bien rangées, sans que jamais dans leur enfance, on y ait fait la moindre attention.

Nous concevons que toutes les fois que la mâchoire d'un enfant aura une étendue suffisante, et que les dents de lait ne nuiront point à celles qui viennent les remplacer, on pourra jouir du même avantage. Mais pour un petit nombre de personnes chez qui la nature a tout fait, combien n'en voit-on pas d'autres qui, pour avoir négligé les soins du dentiste, ont les dents si difformes et si mal en ordre, qu'elles n'osent rire ouvertement, ni presque parler en compagnie?

Régulateur-Rogers.

C'est dans ce chapitre, qui traite de l'irrégularité de dentition, que je saisis l'occasion de recommander aux dentistes et aux familles, un petit instrument que j'ai inventé il y a quelques années pour le redressement des dents, et qui est connu dans la science sous le nom de *régulateur-Rogers*. (Voir la planche n° 1 à la fin de l'ouvrage, où se trouve aussi la description.) Cet instrument, qui n'a aucun des désavantages reprochés à tout ce qui a été employé jusqu'ici pour redresser les dents, est d'un maniement si facile, que toute personne peut le faire fonctionner et en surveiller chaque jour les effets progressifs.

On n'aura pas de peine à se convaincre que j'ai lu, consulté, analysé les auteurs les plus en renom qui ont écrit sur les deux dentitions, et recueilli une grande variété de faits, résultat d'une longue expérience.

De toutes les opinions réunies en faisceau (de la mienne, si quelques succès et de longs travaux me donnent le droit de l'émettre, on doit conclure que l'enfance ne peut se passer des soins, de l'habileté, de la sollicitude du dentiste pendant la période des deux dentitions. Ici l'art devient presque indispensable pour la nature ; lui seul peut assurer le succès d'une belle, d'une parfaite dentition, et plus tard on dira, en admirant les dents de l'adolescent ou de la jeune personne dont il aura pour ainsi dire préparé les charmes :

> Dent blanche comme cristal, voire
> Ainsi que neige, ou blanc ivoire,
> Dent qui sent bon comme fait beaume,
> Dont la beauté vaut un royaume. [1].

---

[1] *Blasons Anatomiques du corps féminin.*

CINQUIÈME PARTIE.

――→→→ɔɔ੦꞉◯꞉੦ɔɔ←←―

PATHOLOGIE DENTAIRE. — MALADIES DES DENTS.

CHAPITRE PREMIER.

**Diverses maladies des dents. — Leurs causes;
leurs remèdes.**

Les dents, comme toutes les autres parties du
corps humain, sont sujettes à diverses maladies,
dont les unes dépendent de la constitution physique de l'individu, de ses dispositions pathologiques héréditaires, de ses habitudes fluxionnaires
ou catharrales, qui dérivent de la variété des saisons et de la température du climat.

Les autres causes les plus ordinaires sont diverses anomalies nerveuses qui rendent souvent
toutes les dents douloureuses; les affections rhumatismales et goutteuses, qui trompent tellement
les malades, que, souvent, ils se font extraire plusieurs dents saines, et qui n'étaient affectées que
sympathiquement.

Il faut encore ajouter, au nombre des causes
fréquentes des maladies des dents :

Le scorbut, lorsqu'il détruit la cohésion des gencives et affecte la membrane alvéo-dentaire ;

Les altérations de la membrane muqueuse de la bouche ;

Les accidents qui proviennent des préparations mercurielles ;

Les ravages qu'exercent sur l'économie animale la syphilis et autres affections plus ou moins graves et dangereuses.

Division des maladies des dents.

Les maladies des dents peuvent se diviser en trois classes :

1° En celle de leur tissu ;

2° En celle de leurs connexions ;

3° En celle de leurs propriétés vitales.

Maladies du tissu dentaire.

La première classe comprend les maladies des parties dures ;

Les maladies des parties molles du tissu dentaire.

Maladies des parties dures.

Les maladies des parties dures sont :

L'entamure;

La fracture;

L'usure;

La consomption;

L'atrophie;

Le tartre;

La carie;

La décoloration;

Le ramollissement;

La tuméfaction.

Maladies des parties molles.

Les maladies des parties molles sont :

L'inflammation;

La suppuration;

L'ossification.

Maladies des connexions.

Les maladies des connexions comprennent :

Le relâchement des dents;

Leur mobilité;

Leur chute;

Leurs luxations;

Le gonflement de la membrane alvéolo-dentaire;

Son inflammation;

Ses abcès;

Les ulcères fistuleux aux gencives ;

Les maladies de ces parties ;

Les fistules dentaires, etc.

Maladies des propriétés vitales.

Dans le langage odontalgique, on entend par maladies des propriétés vitales la *congélation* par le contact de l'air ambiant et froid, par l'application des corps froids ;

La *susceptibilité* aux diverses impressions ;

L'agacement ;

Les douleurs rhumatismales ;

Les douleurs névralgiques ;

Les douleurs sympathiques.

Fracture et entamure des dents.

Des causes innombrables peuvent opérer et opèrent journellement la fracture ou l'entamure des dents. Ces accidents déplorables sont le plus souvent occasionnés par les corps durs qui se rencontrent sous les dents, ou entre les deux mâchoires, pendant la mastication.

Les dents déjà rongées et affaiblies par la carie sont plus sujettes que les autres à se fracturer, et souvent le seul acte de la mastication suffit pour cela.

Manière dont se font les fractures.

Les fractures ont lieu dans diverses parties des dents et dans divers sens.

Quelquefois ce n'est qu'une portion de la couronne qui est lésée, ou bien c'est toute la couronne.

Dans d'autres circonstances, la fracture a lieu à la racine ou au collet de la dent.

Opinion des anciens sur la fracture des dents.

Les anciens médecins et dentistes regardaient comme impossible la consolidation de la fracture des dents. Le savant Eustachius, si versé dans les sciences anatomiques, soutient cette opinion dans ses *Recherches* sur l'état physiologique et sur les altérations pathologiques des dents; il donne pour cause de cette impossibilité la formation du cal, théorie erronée qui s'est pourtant propagée jusqu'à nos jours.

Opinion des dentistes modernes.

Il n'y a pas longtemps que les médecins et les dentistes modernes ont reconnu que le cal peut s'opérer dans certaines parties des dents, comme

sur les os, au moyen d'un procédé différent employé par la nature. Leur couronne ne se consolide pas ; les racines seules jouissent de cette faculté. La formation du cal est due à la membrane qui tapisse le canal dentaire. La différence qui existe entre la formation des os et celle des dents, ne permet pas de soupçonner que la formation du cal soit la même dans les uns et les autres.

Observations de dentistes célèbres.

Les observations faites par Bohn, Jourdain, Duval et autres dentistes, sur les dents de l'homme, prouvent que, trompés par une fausse théorie, nos prédécesseurs niaient à tort la possibilité du cal dans les fractures des dents. Inutile de dire que cette consolidation peut avoir lieu seulement dans les dents saines ; celles qui sont déjà affectées de la carie sont dépourvues des conditions qui favorisent l'action vitale au moyen de laquelle s'opère le cal, à moins, toutefois, que la carie ne se soit arrêtée.

La perte de l'émail peut-elle causer la perte de l'organe dentaire ?

La perte de l'émail, par suite de l'entamure ou de la fracture des dents, ou par toute autre cause, soit traumatique, soit organique, ne peut causer la perte de l'organe dentaire. M. Duval a observé que l'émail, d'une utilité réelle pour le parfait accomplissement des fonctions que les dents ont à exercer, n'est pas indispensable pour leur conservation. Ce savant chirurgien pense, toujours d'après l'observation, que les diverses substances dentaires n'éprouvent aucune altération à la suite des lésions mécaniques qui ne s'étendent pas jusqu'à la cavité dentaire.

De la fracture au collet de la dent.

Si la fracture a lieu au collet de la dent, si elle est transversale ou oblique, et que les parties fracturées restent adhérentes aux gencives et en contact avec l'álvéole, la dent conserve toutes ses propriétés vitales, alors même que la fracture serait aussi complète que si la dent eut été sciée. On peut certainement la consolider, si on a soin d'opérer méthodiquement la réunion.

Expériences de Duval et de Jourdain.

Le célèbre Duval fait mention d'une dent incisive complètement fracturée à son collet, qu'il maintint, par une plaque fixée sur les deux dents voisines, pendant huit mois, au bout duquel temps la consolidation eut lieu.

« Voulant luxer, dit le dentiste Jourdain [1], une
« petite molaire pour la replacer sur le champ, la
« racine se fractura ; mais je continuai mon opé-
« ration et la dent reprit toute sa solidité. Quel-
« ques années après, ayant entrepris de faire l'ex-
« traction de la même dent, dont la couronne
« s'était cariée, la racine se rompit encore, mais
« plus avant que la première fois, en sorte que
« j'eus la facilité de distinguer la soudure calleuse
« de la première fracture, à laquelle le périoste
« était plus adhérent qu'au reste de la dent. J'ai
« aussi observé souvent que les dents rompues dans
« leurs alvéoles, ayant été maintenues en place,
« s'étaient réunies, et avaient la même solidité
« qu'avant leur fracture. »

Dents fracturées dans leurs racines et à la couronne.

Lorsque les dents sont fracturées même dans
leurs racines, la réunion est encore possible. Elle
est au contraire impossible si la fracture est à la
couronne ; mais la dent n'est pas pour cela plus
disposée à la carie ni à devenir douloureuse, à
moins que le canal dentaire n'ait été mis entièrement à découvert.

[1]. *Essai sur la formation de dents.* Paris 1766.

Dents fracturées en long et en travers.

Les fractures en long et en travers, avec perte de substance, affectant la totalité de l'épaisseur de la paroi de la cavité dentaire, entraînent la perte ou la carie de la dent par suite de l'irritation, de l'inflammation, des dépôts consécutifs et surtout par la déchirure du noyau pulpeux.

Moyens indiqués par l'art pour maintenir les fracture des dents et en atténuer les effets.

Les moyens que l'art indique pour maintenir les fractures des dents et en arrêter les effets sont simples, et doivent être abandonnés à l'intelligence du chirurgien-dentiste.

Souvent une plaque ordinaire ou contournée en gouttière, peut rapprocher et maintenir dans un rapport convenable les surfaces fracturées, lorsqu'on a soin de fixer cette plaque d'une manière sûre, par le moyen d'un fil qu'on lie aux dents voisines de celle qui a éprouvé la fracture ; il faut conserver cet appareil pendant six ou huit mois.

Entamure des dents..

L'espèce de fracture des dents, connue sous le

nom d'*entamure*, parce que cette partie de la dent a été entamée par un accident quelconque, ne détermine aucune altération morbifique à la dent, lorsqu'elle est saine. Il se manifeste une douleur, souvent très vive, au moment où l'entamure a lieu; mais elle ne dure pas longtemps, elle n'est suivie d'aucune incommodité.

Dents qui éclatent pendant la mastication. — Fait particulier.

Il arrive que des dents qui paraissent très saines éclatent pendant la mastication, et sans que le moindre corps dur ait occasionné cet accident. C'est ordinairement une partie de la couronne qui s'entame ainsi.

En général, dit M. Fournier, lorsque la dent est saine et que la cavité dentaire n'a pas été ouverte, il ne résulte aucune suite douloureuse de cette entamure; j'en porte une depuis plus de six ans. La moitié de la couronne externe d'une dernière molaire supérieure éclata en plusieurs débris tandis que je mangeais un marron : la portion restante de la couronne est très dure, car j'eus beaucoup de peine à limer les portions qui piquaient les parties molles voisines.

Lorsque l'entamure laisse des aspérités qui gênent la mastication, qui blessent la langue ou quelques autres parties, il faut remédier à cet in-

convénient en égalisant la dent au moyen de la
lime.

De l'usure des dents. — Causes de cette lésion.

L'usure des dents est une lésion organique dans
laquelle la substance dentaire est plus ou moins
détruite; elle se manifeste chez tous les animaux.
Elle est l'effet de la mastication, et sa cause réside principalement dans le rapport réciproque
des deux arcades dentaires par l'action naturelle des
deux mâchoires l'une contre l'autre. M. Duval,
auquel j'emprunte cette explication, a observé, en
conséquence de cette théorie, que l'usure est partielle ou totale, verticale ou horizontale, d'où il
résulte un changement de volume et de forme
dans les dents, les incisives, les canines, les petites molaires, ayant leurs couronnes détruites,
soit en totalité, soit à moitié, ne sont plus recon-
naissables par leurs caractères distinctifs. On les
voit tranchantes ou taillées en biseau.

Quelles sont les dents sujettes à l'usure ?

L'usure frappe ordinairement plutôt les incisives que les molaires, à cause, sans doute, de l'u-
sage plus multiplié des premières dans la masti-

cation ; c'est pour cette raison que plus la mâchoire est dégarnie de molaires, plutôt on voit les
incisives atteintes par l'usure. Les dents qui n'ont
aucune part à la mastication sont préservées de
l'usure; ce qui se remarque constamment aux
dents dont les correspondantes ont été extraites
dans la jeunesse.

Couleur des dents affectées par l'usure.

Plusieurs dentistes, M. Duval surtout, ont fait
des recherches fort curieuses sur l'usure, comme
sur toute la pathologie des dents; ils ont remarqué diverses nuances de couleur sur les surfaces
atteintes de cette lésion. Tant que l'émail n'est pas
détruit, ces surfaces sont blanches; mais ensuite
on découvre la surface cornée qui offre une couleur grise. Puis la substance osseuse qui figure un
noyau dont la couleur est jaune. En troisième
lieu, on y découvre un point central d'un jaune
foncé, qu'un trait circulaire, plus jaune encore,
sépare souvent du noyau osseux; on ne voit qu'une
seule surface grise où l'on distingue la forme du
canal dentaire.

L'examen de l'intérieur des dents usées a fait
voir à M. Duval les mêmes variétés de couleur
qu'aux faces triturentes, et une nouvelle substance
ossifiée qui se forme et s'accroît du côté de la dé-

trition; cette substance est plus jaune que les autres substances dentaires, et, comme elles, transparente. Elle est friable et n'affecte aucune structure régulière; elle se détache des parois de la cavité dentaire en s'isolant tout à fait de la cavité de celle-ci; le côté qui répond au vide de la cavité dentaire paraît plus garni que la surface interne de cette même cavité.

Voici le raprochement fait par M. Duval dans un *Mémoire lu à la Société de la Faculté de médecine de Paris*, et ses observations sur la détriction des dents chez l'homme vivant.

Telles dents usées lui ont paru conserver leur couleur, tandis que d'autres semblaient l'avoir perdue; il a cru en reconnaître la cause dans les mouvements simultanés ou naturels des mâchoires; il a distingué le moment où la détrition est dépourvue de sensation, ceux où elle existe, ceux où elle est d'abord douloureuse et ensuite insensible.

Il voit dans la sensibilité exaltée de l'organe dentaire, une cause qui rappelle ce même organe à ses fonctions primitives, et le force à devenir l'organe d'une substance ossifiée, distincte cependant de la première à laquelle il a si fortement coopéré; il voit cette substance ossifiée prendre successivement la place du noyau pulpeux et sensible de la dent, et remplir peu à peu la cavité de celle-ci.

Il a observé aussi que la cavité des dents des vieillards ne se remplit pas sans une détrition bien prononcée, et il ajoute que cette nouvelle substance ossifiée, différente des substances dentaires, se forme comme celle qui survient à l'extrémité du noyau de la carie, ainsi que les osselets qu'on voit quelquefois dans les cavités des dents cariées.

Lésion des dents à l'extrémité de la racine.

La première espèce de cette consomption se caractérise par de petites aspérités qu'on remarque à l'extrémité des racines des dents; elles sont accompagnées d'une déperdition de substance fort légère, et il faut souvent un examen attentif pour la reconnaître, si la dent arrachée a eu le temps de sécher. A cette altération si peu considérable en apparence, se joignent bientôt des douleurs tellement intenses, sans pour cela que le noyau pulpeux soit à découvert, qu'on est forcé d'en venir à l'extraction de la dent lésée.

On distingue une deuxième espèce de consomption de l'extrémité de la racine des dents.

Elle a les caractères suivants :

Une portion de la surface de la partie affectée est souvent lisse;

Le canal dentaire forme un point noir dans le centre de la partie altérée, où il est ouvert.

Autour de la partie malade se remarque un léger bourrelet semblable aux bords calleux des
plaies et formé par la partie saine de la racine.

La partie de la racine affectée de consomption
baigne dans une liqueur que contient une espèce
de petit kyste adhérent au fond de l'alvéole, et au
bourrelet osseux qui environne la surface malade.

État des dents atteintes de consomption.

Les dents dont la racine est frappée de l'une des
espèces de consomption qui viennent d'être décrites, sont ordinairement tout aussi adhérentes
aux parties avec lesquelles elles sont en connexion,
que si elles étaient saines. Il y a cependant des
cas où la cohésion des parties molles environnantes se détruit, et permet de faire très facilement l'extraction de la dent.

Il y a peu de temps, dit M. Fournier, qu'une
dame d'environ quarante ans, ayant de fort belles
dents, éprouvait des douleurs si vives à une grosse
molaire, qu'elle se décida à la faire arracher, bien
qu'elle redoutât beaucoup cette opération qu'elle
n'avait jamais subie. Cette dame vint me prier de
lui indiquer un dentiste, parce qu'elle désirait se
rendre incontinent chez lui. Je voulus avant tout
voir la dent, elle était fort blanche ; j'y portai le
doigt et reconnus qu'elle était entièrement séparée

13

des gencives, je la saisis par la couronne et la retirai sans aucun effort, et sans la moindre douleur de la part de la malade ; j'amenai avec cette dent un kyste qui fut suivi de l'émission de quelques gouttes de sang. Après cette extraction les douleurs cessèrent, les gencives se rapprochèrent, comme cela arrive presque toujours après l'extraction des dents, lorsqu'elles ne sont affectées d'aucune maladie particulière.

Faut-il arracher les dents atteintes de consomption ?

Je crois que les témoignages des médecins et dentistes, que j'ai cités à l'appui de mon opinion personnelle, suffisent pour prouver que la consomption de l'extrémité de la racine des dents est dangereuse, sans remède ; dans tous les cas possibles, cette maladie rend indispensable l'extraction des dents.

De l'atrophie ou érosion.

On donne indifféremment ces deux noms à une lésion organique du système dentaire dont les caractères sont :

Chez certains sujets, lignes saillantes, ondulantes et transverses sur la couronne des dents.

Chez d'autres, rainures rugueuses ou enfoncements pointillés.

Dans quelques cas, disparition totale de l'émail, amincissement de l'organe dentaire, irrégularité de grosseur entre des dents pareilles.

Les incisives étant pointues.......

Origine de cette affection.

L'atrophie (ce mot a prévalu dans le langage scientifique) , qui altère fort désagréablement l'émail des dents, et qui porte ses ravages jusqu'à la substance ostéo-dentaire, est le résultat d'un vice de conformation, d'une maladie organique développée avant la seconde dentition; d'une affection héréditaire, enfin d'une maladie contractée par le fœtus dans le sein de la mère, ou communiquée par la nourrice pendant l'allaitement.

L'atrophie des dents est incurable.

L'atrophie des dents, dit M. Duval, ne peut se guérir, mais elle est une indication commémorative; car tout praticien un peu exercé devra juger à l'ouverture d'une bouche dont les dents sont atrophiées que la personne a souffert pendant la nutrition dans le sein de la mère, ou qu'elle a éprouvé une maladie considérable à l'époque de la seconde dentition.

Expériences de Bunon et de Duval.

Le célèbre dentiste Bunon fit, en 1746, des
expériences sur les cadavres d'enfants morts à la
Salpêtrière. M. Duval a recueilli un grand nombre
de faits; il montrait, il y a peu de temps, une
collection de dents humaines, de dents d'élé-
phant, d'ippopotame, toutes diversement enta-
chées de cette maladie. J'ai remarqué, en Suisse
principalement, des cas d'atrophie chez de très
jeunes sujets. Les dents étaient marquetées de taches jaunes, allant s'agrandissant de jour en jour.
Les dents se démolissaient, et dans l'espace de
trois mois de cette maladie, il était facile d'en
couper des parties avec un bistouri.

Du tartre.

On donne vulgairement, et mal à propos, le
nom de tartre dentaire à ces incrustations qui enveloppent la base des dents, s'accumulent dans
les intervalles qui les séparent, et finissent par
remplir les interstices et y adhérer comme un
mastic.

Ces incrustations repoussent les gencives, les
détruisent, et dans beaucoup de cas, deviennent
si envahissantes qu'elles déchaussent, écartent,

ébranlent et déplacent les dents, pénètrent jusqu'à leur racine, dans la cavité alvéolaire, et quelquefois recouvrent toute la denture comme une
écaille contiguë et très épaisse.

Analyse chimique de ces incrustations.

La matière de ces incrustations est terreuse;
l'analyse chimique prouve qu'elle est un véritable
phosphate de chaux mêlé d'une portion de substance muqueuse et glaireuse.

Opinions diverses sur le tartre dentaire.

L'opinion générale est que le tartre dentaire est
le produit du résidu des aliments; mais cette opinion n'est qu'une hypothèse populaire qu'on peut
renverser très facilement.

Si l'on examine avec une loupe la concrétion
dont nous nous occupons, on découvrira qu'elle
est composée de petits grains réunis les uns aux
autres, brillants dans quelques points; que le seul
contact des aliments et leur résidu ne pourraient
opérer de semblables cristallisations.

Opinion de M. Gariot.

M. Gariot, célèbre dentiste, établit en principe

que le tartre dentaire est une substance essentiellement sécrétée par les alvéoles.

Opinion de Fourcroy.

Sans m'arrêter à combattre l'assertion de M. Gariot, j'aime mieux adopter, comme étant plus probable, l'opinion de ceux qui pensent, avec l'illustre Fourcroy, que la salive et les autres sucs de la bouche qui baignent sans cesse les dents, qui séjournent entre les bords des gencives et les dents, y déposent peu à peu, par une véritable cristallisation, les molécules de ce sel terreux. Je puis confirmer cette assertion par mes recherches anatomiques sur les glandes salivaires, où j'ai trouvé des corps durs semblables absolument aux morceaux de tartre déposés sur les dents.

Opinion du physicien Magellan sur le tartre dentaire.

Le physicien Magellan ayant découvert dans le tartre dentaire, après de longs examens microscopiques, un grand nombre de pores ou de petites cavités polyédriques qui imitent la forme et l'arrangement des cellules des polypes, et croyant y voir de petits animaux s'y mouvoir en tous sens, a cru reconnaître dans cette production, évidemment terreuse, un polypier formé par ces animaux.

« Mais il est plus naturel, dit Fourcroy, de
« croire que le dépôt cristallin des humeurs buc-
« cales, semblable aux concrétions si générale-
« ment répandues et si communes dans l'écono-
« mie animale, reçoit à sa surface et dans ses
« pores quelques molécules du résidu alimentaire,
« chargé, comme toute matière organique molle,
« humide et chaude, d'animalcules microscopi-
« ques. »

État primitif du tartre ; ses progrès.

D'abord mou, gluant, limoneux, le tartre dentaire se durcit petit à petit ; il s'attache autour de
la couronne des dents et paraît s'y amasser, particulièrement pendant le sommeil. Il attaque d'a-
bord les incisives, qui, moins exposées à l'action
préservatrice de la langue que les autres dents,
sont plus disposées à se charger de cette matière.

Le tartre ne forme d'abord qu'une couche limo-
neuse sur les dents ; cette couche se durcit et en
reçoit une seconde, une troisième. Enfin, la matière callaire, adhérant de plus en plus fortement
aux dents, devient aussi dure que les dents elles-
mêmes.

Faits particuliers relatifs au tartre dentaire.

Chez quelques personnes, le tartre est si abondant, qu'il enveloppe d'abord une dent, et puis toutes; il acquiert un volume plus considérable que celui de la dent qu'il soulève par son poids, et déplace de son alvéole.

J'ai vu, dit M. Fournier, l'exemple d'une dame fort jolie qui, en sortant de l'enfance, suivit ses parents dans un lieu de détention où elle fut privée des moyens de consulter un dentiste; le tartre couvrit tellement ses dents, qu'elles disparurent entièrement.

A quinze ans, rentrée dans le monde, on crut qu'elle avait toutes les dents gâtées. Elles étaient d'une couleur repoussante, et qui contrastait singulièrement avec la figure parfaitement belle et d'une blancheur éclatante. Cette jeune personne, qui avait longtemps gémi de son infirmité et qui évitait la société, tant elle était honteuse d'y montrer une bouche dégoûtante, éprouva, vers l'âge de vingt ans, une douleur fort vive à une de ses dents : elle appela un dentiste pour qu'il en fît l'extraction. Le dentiste, en faisant des recherches pour s'assurer de la maladie de la dent, s'aperçut que toute la denture était envahie par le tartre; il entreprit d'en extraire cette dégoûtante concrétion, et réussit dans son dessein. Chaque dent à laquelle il enlevait sa noire écaille était éblouissante de blancheur, et semblait naître sous la main de cet enchanteur qui, bientôt, substitua vingt-huit perles brillantes du plus bel éclat, à la hideuse écaille qui, pendant si longtemps, avait flétri des lèvres de rose et souillé la plus jolie bouche du monde.

Plus de dix ans se sont écoulés, et cette dame conserve des dents qui n'ont rien perdu de leur nombre ni de leur blancheur. Le tartre ne s'y est plus accumulé; il suffit, pour les entretenir dans cet état, du seul secours d'une brosse et de l'eau fraîche, dont la personne fait usage tous les jours.

Moyens de détruire le tartre.

Le plus sûr moyen d'empêcher que le tartre n'adhère et ne s'incruste aux dents, est de les brosser chaque jour. Lorsqu'on a négligé de prendre cette mesure de propreté, lorsqu'une ou plusieurs couches de tartre ont déjà envahi la dent, il faut recourir à l'expérience, à l'habileté du dentiste, et se garder d'employer les acides qui dissolvent le tartre, mais qui détruisent l'émail de la dent.

Altération de l'émail des dents.

J'ai déjà donné, d'après le grand Cuvier, l'analyse de l'émail, que le savant Hunter appelle partie extérieure de la dent.

L'émail constitue, à lui seul, la beauté du système dentaire; mais ce *poli,* ce brillant qui transforme les dents en perles, est sujet à mille accidents qui l'altèrent et le désorganisent.

Substances contraires à l'émail.

L'usage des acides, comme aliment ou comme dentifrice, est essentiellement contraire à l'émail. Cette substance jouit de l'action vitale des propriétés organiques, et les anatomistes sont aujourd'hui, sur ce point, d'un commun accord. La sensation désagréable, pénible, quelquefois même douloureuse qu'on éprouve lorsqu'on a fait usage de substances acides, et qui est connue vulgairement sous le nom d'*agacement,* est une preuve incontestable de la dissolubilité de l'émail.

Les observations des plus habiles médecins et dentistes tendent presque toutes à prouver que les acides ramollissent, dissolvent l'émail.

Autres causes de la perte de l'émail.

Le tartre qui s'introduit souvent, comme je l'ai déjà dit, entre la gencive et le collet, enlève quelquefois l'émail et parvient à le détruire entièrement. La maladresse, l'inexpérience des dentistes lorsqu'ils nettoient les dents, l'usage d'instruments tranchants, des chutes, des coups, sont de terribles agents de la destruction de l'émail. Les jeunes personnes doivent bien se garder de porter à leurs incisives ou la pointe d'une aiguille, d'une épingle ou d'un canif, comme cela leur arrive souvent par désœuvrement et par mode de passetemps.

La perte de l'émail engendre-t-elle la carie ?

Je crois qu'on peut impunément faire l'ablation de l'émail, sans que la dent soit par ce fait plus exposée à se carier, ou à éprouver des douleurs. L'émail, si utile à la beauté des dents, n'a pas une influence indispensable sur les maladies des dents; l'expérience pratique, et surtout les progrès de notre art dans ces derniers temps, l'ont démontré jusqu'à l'évidence.

On sait, depuis plusieurs années, que des peuples d'Asie et d'Amérique, enlèvent l'émail pour donner plus facilement à leurs dents les figures, les formes, les plus bizarres.

D'ailleurs, si l'enlèvement ou la perte de l'émail occasionnait la carie, parce qu'elle met la partie osseuse de la dent en contact avec l'air et l'humidité, nul doute que les dentistes d'Athènes et de Rome, et ceux qui de nos jours ont fait progresser leur art, n'eussent renoncé à l'usage de la lime, qu'ils emploient pour enlever les parties affectées.

S'il est vrai de dire que le manque d'émail ne fait pas carier les dents, ce n'est que par une propreté extrême qu'on peut obtenir ce résultat. Quand il n'y a pas d'émail, les aliments s'attachent plus facilement aux dents et occasionnent la carie; ce n'est qu'à l'âge de 40 ans que j'ai vu les personnes avoir impunément des dents sans émail.

La carie des dents.

La carie, dit le savant Hunter [1], est une véritable gangrène ou morfication, semblable à celle qui a lieu aux parties molles. De toutes les maladies qui affectent les dents, il n'en est aucune qui soit aussi fréquente, aussi grave que la carie, qui tend incessamment à opérer la destruction de la dent affectée, et cause en même temps d'horribles douleurs.

Combien de sortes de carie distingue-t-on?

Hunter s'est beaucoup occupé de la carie, il en a étudié les causes et les progrès; M. Duval a tracé le tableau de cette maladie divisée en six séries.

---

[1] *Natural history of the teeth and their diseases*. L'on trouve un extrait de cet ouvrage dans *l'Encyclopédie*, par ordre de matières.

Première série.

Tache brune à la superficie de l'émail; obscurité
de cette substance; la couche cornée moins blanche, moins diaphane, et un peu plus épaisse sous
la tache; un petit trait de couleur de corne qui
traverse la substance osseuse, depuis la tache jusqu'au canal dentaire des incisives, canines et petites molaires, et jusqu'à la cavité dentaire des
grosses molaires, de sorte que dans les premières il
est très oblique.

Deuxième série.

Tache noire à la superficie de l'émail; stries
jaunes et blanches dans son épaisseur; blanche
calcaire à sa face interne; obscurité plus forte et
friabilité de l'émail; la couche cornée plus large
et convexe du côté de la substance osseuse, et encore moins transparente; le trait corné plus apparent et disposé en forme de rayons, dont la base
est à la cornée, et dont le sommet est au canal
ou à la cavité dentaire.

Troisième série.

Tache noire, plus épaisse, et premiers rudiments de la destruction de l'émail à sa superficie; stries jaunâtres, plus intenses et plus multipliées jusqu'à la face interne de l'émail, qui est encore intact; friabilité plus grande de cette substance; petite cavité elliptique entre l'émail et la substance cornée, dont la convexité est plus prononcée; l'intérieur de cette cavité est d'un jaune brun et quelquefois même noir, surtout à la circonférence, au point d'être vu à travers l'émail quand il n'a pas perdu sa transparence; le rayon corné est plus large, et alors il a une couleur plus foncée.

Quatrième série.

Émail détruit dans une plus ou moins grande étendue; cavité noire le plus souvent, et quelquefois d'un jaune brun avec des rebords inégaux, dont le fond est à la substance cornée, et plus encore à la substance osseuse. Ces substances, quand la cavité est noire, sont, dans un sujet frais, comme charbonnées et friables à leur superficie; ensuite jaunes et d'une mollesse cartilagineuse, et ensuite plus dures, sans que leur dureté soit cependant comme dans l'état sain. Si, au contraire, la cavité formée par la carie est jaune, les substances sont de la même couleur, mais leur tissu est plus mou et moins élastique dans une plus

grande épaisseur; le rayon corné a plus de dimension en largeur et moins de longueur, à raison de
la carie, dont la cavité finit par se confondre avec
la cavité dentaire proprement dite, ou avec le
canal.

Cinquième série.

Tartre jaunâtre au collet de la dent, avec plus
ou moins grande destruction de la superficie de la
substance osseuse, avec perte de couleur, de transparence, de dureté de cette même substance :
rayon corné, très prononcé, qui, dans toutes les
dents, s'étend toujours obliquement de la tache
au canal dentaire. Cette espèce de carie devient
souvent très noire; elle est plus rapide dans ses
progrès que celle qui se manifeste à la couronne;
elle fait une excavation entre la racine et la couronne, qui reste et se conserve saine, et finit par
se séparer de la racine quand la carie est à son
comble.

Sixième série.

Dents de lait cariées à la couronné ou au collet qui offrent les mêmes résultats que dans les
séries précédentes.

La pratique de M. Duval, dit M. Fournier[1], l'ayant mis à portée d'observer comment la carie se présente sur l'homme vivant, il a reconnu combien était fautive la division qu'on fait de cette maladie en carie *sèche, humide* ou *pourrissante.* Il a vu assez de caractères plus prononcés dans différentes espèces de caries, pour en donner une nouvelle division en sept espèces.

Première espèce de carie.

M. Duval la nomme *carie calcaire* (caries calcarea), parce qu'elle présente une légère dépression circulaire près de la gencive, où l'on voit l'émail plus blanc que dans l'état de nature, inégal, friable, et paraissant jouir d'une excessive sensibilité.

Deuxième espèce.

Carie écorçante (caries decorcitans), tache jaune à l'émail de la couronne. Cet émail est très friable et se détache même quelquefois de la totalité de la dent; la substance subjacente étant jaunâtre, dans certains cas brune, un peu moins consistante que dans l'état naturel, et d'une sensibilité obscure.

---

[1] *Dictionnaire des Sciences Médicales.* Tome VIII.

Troisième espèce.

Carie perforante (caries perforans). Une tache plus ou moins foncée sur l'émail; elle dégénère ensuite en une petite cavité qui, avec le temps, varie en profondeur et en largeur, et dont les parois sont jaunâtres ou noires, sensibles au froid et à la pression des corps solides, et pénétrés d'une sorte d'humidité fétide.

Quatrième espèce.

Carie charbonnée (caries carbonnia). Une tache noire, dont la périphérie, de même que sa couleur, se laissent apercevoir à travers l'émail, qui, dans cet endroit, paraît d'une couleur bleuâtre. Il succède à cette tache une cavité dont les parois sont sèches, friables, noires et sans odeur ni sensibilité; dès lors progrès très rapides.

Cinquième espèce.

Carie stationnaire (caries stationaria). Tache et cavités noires; mêmes signes d'évasion que la quatrième espèce, ce qui fait que M. Duval prouve qu'elle ne peut être une variété; elle est sensible et inodore comme la précédente, mais elle en diffère par ses parois qui, au lieu d'être friables, sont aussi dures que dans l'état sain. Les progrès de cette carie sont lents, et même elle semble s'arrêter : de là vient le nom de *stationnaire*.

Sixième espèce.

Carie curée (caries curata). Elle n'affecte que la couronne des molaires, et se manifeste par une dépression plus ou moins superficielle, ayant une tache jaunâtre et même brune. Quoiqu'il y ait déperdition d'émail, la substance ostéo-dentaire n'en est pas moins aussi dure et aussi peu susceptible des impressions de douleur que dans l'état sain. Le poli de sa surface la ferait confondre avec l'usure de l'organe ; mais on est désabusé par l'inspection des dents correspondantes qui sont telles qu'elles n'ont pu produire l'usure. Cette affection est, selon M. Duval, un travail au moyen duquel la nature a opéré la guérison d'une autre carie.

Septième espèce.

Carie diruptide (caries dirumpens). Elle se manifeste à la racine de la dent, près de la couronne avec ramollissement de la substance ostéo-dentaire, qui devient excessivement sensible au froid, au chaud, aux acides et au contact le plus léger. Primitivement une tache jaune, ensuite cavité de même couleur, qui se dirige transversalement, de manière à opérer où à faciliter la séparation de la couronne et de la racine.

Causes générales et particulières de la carie des dents.

La carie des dents est déterminée par une foule de causes :

Les unes sont externes;

Les autres dépendent d'une affection interne.

Causes externes.

Les causes externes de la carie des dents sont les coups, les chutes, les contusions, les commotions, le contact de l'air froid qui détermine les fluxions, l'application des substances qui surexcitent la sensibilité nerveuse et altèrent l'organe dentaire, comme les acides, les fruits non mûrs.

La conformation vicieuse par laquelle les dents sont trop rapprochées les une des autres ;

Les affections des gencives;

Les abcès, etc., etc.

Causes internes.

Les causes internes de la carie sont produites

ordinairement par des affections organiques cons-
titutionnelles ou accidentelles.

Les principales sont :

Les affections syphilitiques, dartreuses, scrofu-
leuses, goutteuses, rhumatismales, varioleuses,
scorbutiques, inflammatoires, odontalgiques, gas-
triques, adynamiques nerveuses, catarrhales. etc.

Où se manifeste ordinairement la carie ?

La carie attaque presque toujours la partie extérieure des dents ; les molaires en sont plutôt affectées que les canines : il n'est pas rare de voir
des jeunes gens qui ont les incisives d'une blancheur éblouissante, et qui ont déjà perdu plusieurs
de leurs molaires.

La carie n'affecte d'abord qu'une très petite
partie de l'organe : dans les molaires, elle choisit
pour siége primitif le fond d'une des petites cavités de leur surface.

Elle attaque les incisives sur le côté, près du
collet.

La carie n'attaque pas la racine des dents.

La carie attaque rarement la racine des dents;
elle s'arrête presque toujours lorsqu'elle parvient à
cette partie de l'organe ; elle pénètre très rarement

jusqu'à l'extrémité de la substance des racines. La plupart du temps cette partie demeure dans toute son intégrité, lorsque le reste de la dent a été rongé par la carie.

Dans cet état, et isolée de toute action vitale, on voit les racines qu'on appelle alors *chicots*, rester dans les alvéoles pendant de longues années, et coopérer à la mastication, si les dents correspondantes de la mâchoire opposée existent encore. Ce n'est que lorsque les alvéoles se remplissent de substance osseuse, que les racines inertes sont poussées au dehors et se détachent sans douleurs des gencives.

A quel âge se manifeste la carie?

La carie des dents ne se manifeste que dans l'enfance, la jeunesse et l'âge mûr ; les dents des vieillards, et même celles des hommes qui ont atteint l'âge de quarante ans, ne se carient plus.

Les dents de lait sont les plus sujettes à la carie ; mais cette affection est alors déterminée par des causes toutes différentes de celles qui engendrent la carie chez les adultes.

Moyens proposés pour se préserver de la carie.

Quelques dentistes ont proposé, comme moyen

de se préserver de la carie, de séparer toutes les dents avec la lime;

Mais si quelquefois la carie se manifeste dans les points des dents qui se touchent, l'observation prouve que le plus souvent la carie survient sans qu'il y ait de point de contact.

M. Lavagna, de Gênes, pense que la chaleur des aliments est une des causes principales de la carie; il conseille de faire usage d'aliments froids.

Mais les preuves de l'influence des causes internes sont si multipliées, si bien établies, qu'il n'est pas permis de les révoquer en doute; elles agissent peut-être d'une manière permanente. Dans le moment où elles exercent leur action, elles impriment sur la dent un véhicule, un ferment qui déposent le germe de la carie. Bientôt le germe, par le seul pouvoir de ses propriétés morbifiques, se développe rapidement.

Véritable moyen d'arrêter les progrès de la carie.

Quelle que soit la cause de la carie d'une dent, dit M. Fournier, lorsque cette affection se manifeste à l'extérieur, qu'elle n'a point encore pénétré dans la cavité dentaire, ni mis à découvert le noyau pulpeux, et si jusque-là elle n'a point été accompagnée de douleurs, on arrête ses progrès, quelquefois pour toujours, ou du moins pour longtemps, en faisant l'ablation de la partie cariée.

Depuis longtemps on a pratiqué l'ablation de l'émail et des substances dentaires pour détruire la carie dans ses commencements.

Ce procédé a toujours réussi.

Si une nouvelle carie affecte la même dent, une nouvelle ablation arrête de nouveau ses ravages et en préserve l'organe pour toujours.

Dans le cas de carie légère, il faut cautériser avec un fer chaud la partie découverte. Si la carie est profonde, il faut plomber la dent afin d'éviter que les aliments n'y fassent dépôt.

La carie est-elle douloureuse par elle-même?

Non; l'affection des nerfs seule excite la sensibilité de l'organe dentaire. Des dents cariées, qui produisent d'abord les plus vives douleurs, deviennent ensuite insensibles et pour longtemps. Plusieurs médecins et chirurgiens-dentistes parlent de nombreuses personnes qui ne souffraient de leurs dents cariées que lorsqu'il y avait changement d'atmosphère.

J'ai remarqué que toute la surface dentaire cariée ne l'est pas également, et par conséquent elle n'est pas susceptible d'être affectée douloureusement. Le plus souvent, un seul point est disposé à recevoir l'impression qui détermine la douleur,

et c'est celui qui répond au rayon corné qu'on observe dans la coupe des dents attaquées par la carie. Le même point, lorsqu'on a limé ou ruginé
les dents malades, reste longtemps susceptible des
impressions du froid, du chaud ou du toucher.
C'est probablement à cette susceptibilité qu'il faut
attribuer la sensation douloureuse, très fugace
qu'on éprouve à quelques dents plombées, mais
seulement au moment où s'exerce le contact d'un
métal hétérogène qui établit la chaîne galvanique [1].

Inconvénients occasionnés par les dents cariées.

Les incommodités qui résultent de la carie des
dents sont très nombreuses; il en est une, surtout,
désagréable pour le malade lui-même, insupportable pour ceux qui l'approchent : c'est l'odeur
fétide qui sort de l'ouverture de la dent, et qui
tient à un suintement putride qui provient de l'intérieur de l'organe, où des aliments se sont cor-
rompus. La plus grande propreté ne peut détruire
entièrement cette mauvaise odeur; le seul moyen
de la pallier, est de remplir l'excavation produite
par la carie avec un tampon de coton imbibé d'une
liqueur spiritueuse et aromatique. Ce ne serait pas

[1] Duval. *Expériences et observations pratiques sur les dents plombées
qui sont susceptibles de l'influence galvanique.* 1817.

le cas de la plomber : la pression du plomb serait
douloureuse; elle déterminerait d'ailleurs de l'inflammation, des abcès secondaires, en s'opposant
à l'écoulement de la sanie putride qui provient de
la carie dentaire. Le seul et véritable moyen de
guérison, dans ce cas, est l'extraction.

Il convient au contraire de plomber les dents
cariées qui ne suppurent pas, mais qui deviennent
douloureuses par le simple contact des aliments
chauds ou froids.

Eau-Rogers, contre la carie.

Pour tous ces différents cas de carie, je suis
heureux de pouvoir faire connaître à mes confrères
et au public un remède dont ils obtiendront les
résultats serprenants que j'en obtiens chaque jour
moi-même. Ce remède, connu depuis longtemps
sous le nom d'*eau-Rogers*, arrête la suppuration,
remplit les pores de la dent malade, cautérise le
nerf sans qu'il soit besoin de recourir à la brû-
lure, et dépose dans la cavité de la dent un émail
qui permet d'opérer le plombage sans accidents.

Ainsi, on n'a plus à craindre la pression du métal, ni l'effet du galvanisme rendu impossible par
cette couche intermédiaire.

Le moyen de se servir de l'*eau-Rogers* est très
simple : il faut d'abord se rincer la bouche, pour

la délivrer de tout dépôt de matières ; imbiber ensuite de cette eau une petite boule de coton qu'on
introduit dans la cavité de la dent, deux fois par
jour.

Huit jours suffisent pour obtenir la guérison
dans les cas les plus rebelles, ainsi que de nombreuses expériences me l'ont démontré.

L'odeur de l'*eau-Rogers* est très agréable ; elle
ne nuit pas aux dents ni aux gencives, avantage
qu'elle a incontestablement sur tous les autres spécifiques employés jusqu'à ce jour, qui rongent les
gencives et laissent dans la bouche une odeur
presque insupportable.

Je pourrais citer ici le témoignage de plusieurs
médecins et chirurgiens qui ont approuvé mon remède contre la carie ; mais la vertu de l'*eau-Rogers* est aujourd'hui universellement connue et
appréciée. Inutile donc de faire connaître les opinions des personnes recommandables qui m'ont
honoré de leur approbation.

Fistules dentaires.

On donne le nom de fistules dentaires à de petits ulcères fistuleux qui affectent les gencives.

Ils se forment du côté des joues ou le long de la
base de la mâchoire, et correspondent à une dent
malade.

Hippocrate connaissait cette affection, et prescrivait l'extraction de la dent pour la guérir.

Caractères des fistules.

Les caractères de cette affection, dit M. Duval,
sont un petit ulcère situé le long de la base de la
mâchoire inférieure, ou, ce qui est infiniment
rare, près de l'apophyse montante de l'os maxillaire, cet ulcère ayant dans son milieu une ouverture dont les rebords sont calleux et tuméfiés.

La circonférence de l'ulcère est plus ou moins
rouge, purpurine même, unie ou mamelonée, et
en général un peu œdématiée.

Quelquefois cet ulcère ne présente qu'un petit
orifice presque obstrué par la présence d'une substance séreuse qui en découle, et que le contact de
l'air y dessèche.

Causes des fistules.

Les fistules dentaires ont des causes éloignées
et des causes prochaines.

Les causes éloignées sont les lésions organiques
de la dent, surtout la carie et la consomption.

Les causes prochaines sont celles qui portent
l'exaltation des propriétés vitales de l'organe dentaire à un haut degré.

Ainsi, une forte commotion qu'on éprouve en mangeant, sur une dent cariée ou vacillante.

L'effet de la sonde enfoncée trop profondément.

Un pivot introduit dans une racine pour y poser une dent artificielle.

De l'une ou de plusieurs de ces causes, il résulte une tuméfaction qui se résout rarement, augmente et devient douloureuse.

L'inflammation survient, puis la suppuration.

La dent devient très sensible, ensuite mobile, et paraît allongée.

Si le chirurgien ne se hâte de donner une issue au pus, la nature lui en pratiquera une à la gencive, près de la racine de la dent.

Cas particulier de fistule dentaire. — Remède-Rogers.

J'ai vu un cas de fistule qui présentait les caractères suivants :

Une jeune personne vint me consulter sur des douleurs violentes qu'elle ressentait au-dessous de l'oreille, elle croyait que ces douleurs étaient l'effet des maux de dents qu'elle avait éprouvés quelque temps auparavant. Je remarquai en effet une petite tumeur sur la joue droite, assez près du nez. J'examinai la bouche ; toutes les molaires du côté droit étaient cariées jusqu'à la racine. Je conseillai à la jeune personne de me laisser

extraire les racines, si elle voulait éviter d'avoir
un abcès à la partie extérieure de la figure. Elle
refusa d'abord ; huit jours après, ne pouvant plus
résister à la douleur, elle revint. La tuméfaction
avait déjà fait de très grands progrès, de telle sorte
qu'elle avait changé la direction du nez, qui se
trouvait poussé vers le côté gauche. Elle consentit
alors à l'extraction des racines.

Pendant quinze jours j'entretins la suppuration
par les alvéoles, avec de la charpie imbibée d'eau
spiritueuse, des injections avec de l'eau de guimauve tiède. Le seizième jour, toute trace d'inflammation avait disparu, et la guérison s'opéra
sans nulle défiguration faciale.

Moyens de prévenir les fistules dentaires.

M. Duval [1], afin de prévenir les fistules dentaires, conseille de faire dès l'invasion des fluxions
d'où elles résultent, l'extraction des dents douloureuse, cariées ou mobiles. Il ajoute que si le malade répugnait à l'extraction, il faudrait se hâter
d'ouvrir largement et profondément le foyer du
pus, dès qu'il commencerait à se prononcer entre
la gencive et la joue. Ce serait d'alleurs un moyen
d'empêcher que le pus ne se fit issue à l'extérieur ;

---

[1] *Extrait du Bulletin de la Faculté de Médecine de Paris.* 1814.
n° IV.

on pourrait en agissant ainsi, conserver une dent
quoique cariée. Mais cette théorie étant douloureuse, il ne la faut mettre en pratique que dans le
cas prévu du refus du malade de se soumettre à
l'extraction de la dent.

Maladie de la pulpe et du cordon dentaire.

La lésion des substances dentaires ou les opérations qu'elles nécessitent engendrent presque
toujours l'inflammation de la *pulpe :* cette inflammation est quelquefois occasionnée par une affection rhumatismale, goutteuse, ou par la phlegmasie de quelques parties voisines de la bouche.
La dent malade est sensible au froid et au chaud,
particulièrement lorsqu'on en percute les côtés.
Plus tard la douleur devient pulsative et s'étend
aux dents voisines; la gencive se gonfle légèrement, et si l'inflammation devient plus intense,
elle attaque le tissu cellulaire des joues : cette affection douloureuse se termine ordinairement par
la *résolution;* la dent reste longtemps engourdie.
Quand à l'inflammation *symptomatique* de la
pulpe, il n'est pas rare de la voir alterner avec des
affections rhumatismales, et ne cesser que lorsque
ces dernières se reportent sur d'autres parties.

Remède contre l'inflammation de la pulpe.

Le traitement de cette maladie consiste dans

les précautions hygiéniques, les applications émollientes et des saignées locales pratiquées sur les gencives ou dans le voisinage de cette membrane.

Inflammation du cordon dentaire.

Cette inflammation est en quelque sorte le dernier terme de la destruction des dents, et survient à la suite des lésions qui ont affecté gravement la texture ou la vitalité de ces organes.

Sous ce rapport elle est, en général, et à proprement parler, mieux une maladie qu'un travail d'élimination par lequel l'économie cherche à se débarrasser des parties qui lui sont devenues étrangères. Elle succède souvent à l'inflammation de la pulpe, surtout quand cette dernière s'est terminée par suppuration. D'autres fois elle a lieu après qu'on a plombé les dents profondément creusées par la carie, et dans la cavité desquelles il s'opérait un suintement habituel. Dans ces cas, la matière purulente ne pouvant se faire jour au-dehors se porte vers l'extrémité de la racine, et fait naître tous les accidents qui accompagnent l'irritation inflammatoire du cordon.

Symptômes de l'inflammation du cordon dentaire.

L'inflammation du cordon, est marquée par une

douleur sourde et pulsative, plus ou moins vive et continue, qui se fait sentir profondément dans les mâchoires. Cette douleur diffère de celle qui accompagne la phlegmasie de la pulpe en ce qu'elle n'a pas de violence, et ne présente pas le caractère de distension qui brise le courage le plus énergique.

La gencive est ordinairement rouge, tendue, tuméfiée et douloureuse, principalement vis-à-vis de la racine.

A ces symptômes communs, il s'en joint de particuliers qui varient suivant les dents.

Si la maladie attaque les dents extérieures de la mâchoire supérieure, les personnes éprouvent un sentiment de pesanteur et d'embarras au-dessous des ailes du nez. Parfois la membrane pituitaire se couvre d'éruptions croûteuses.

Si les molaires sont affectées, l'inflammation du cordon peut se continuer à la membrane du sinus maxillaire, et entraîner des suites plus ou moins fâcheuses.

A la mâchoire inférieure, elle détermine très souvent l'engorgement des glandes sous-maxillaires.

Traitement de l'inflammation du cordon dentaire.

Les topiques émollients sont le plus sûr remède

contre cette affection. Les saignées locales, par les sangsues appliquées sur les gencives, produisent ordinairement un effet très favorable. Très souvent même elles arrêtent subitement l'inflammation; mais il faut y recourir au commencement de la maladie, si on veut avoir la certitude d'être soulagé. Plus tard, surtout si l'inflammation est plus intense, il est plus prudent de pratiquer les saignées dans le voisinage de la partie affectée.

Dents vacillantes.

La *mobilité des dents* est un symptôme commun à plusieurs maladies de la membrane des racines, des gencives ou des os maxillaires.

Traitement.

Le traitement varie suivant l'affection à laquelle elle se rattache.

Pour consolider les dents mobiles, on est dans l'usage de se servir de ligatures d'or, de platine ou de soie; mais il ne faut les employer qu'avec beaucoup de prudence, car elles ont ordinairement pour résultat d'ébranler les dents sur lesquelles on les applique.

Les secours de la médecine échouent le plus souvent contre cette affection, et la perte d'un plus ou moins grand nombre de dents en est la suite inévitable. Les dérivatifs, les fumigations, les cataplasmes, les saignées locales, ne peuvent être considérés que comme des moyens principalement propres à combattre l'intensité des phénomènes locaux.

Les luxations des dents.

Les luxations des dents sont presque toujours le résultat d'une violence extérieure ou d'une méprise commise dans l'extraction de ces organes. Elles se distinguent en complètes et en incomplètes, selon que la dent a abandonné, en totalité ou en partie, ses rapports de contiguïté avec son alvéole.

Elles peuvent être simples ou compliquées de contusions, de plaies aux gencives, de fractures; enfin, la dent luxée peut être saine, sans avoir été le siège de quelque altération.

L'expérience a depuis longtemps appris qu'une dent saine et remise ensuite dans son alvéole, reprend presque constamment sa solidité, si les gencives et les os maxillaires n'ont pas éprouvé de lésions trop considérables.

Mais la dent ainsi replantée, est-elle seulement retenue par le serrement des parois alvéolaires? Je ne le pense pas. Quelques expériences faites sur les animaux, et des faits recueillis chez l'homme, m'ont démontré que, dans ce cas, la dent peut reprendre également sa vitalité. Je connais plusieurs personnes de vingt à vingt-cinq ans, à qui, dans leur enfance, on ôta par méprise une des incisives secondaires. Chez deux de ces personnes, auprès desquelles je fus appelé dans le temps, les dents ne furent replacées que huit heures après qu'on eut reconnu l'erreur; cependant ces dents, quoiqu'elles n'eussent pas encore acquis tout leur développement, et qu'elles fussent placées irrégulièrement, n'en ont pas moins continué de sortir complètement de leurs alvéoles, et sont venues se ranger régulièrement à la place qu'elles devaient occuper. Aujourd'hui, elles sont très solides; elles ont conservé leur sensibilité et leur couleur normales; elles présentent tous les caractères extérieurs de vitalité.

On a cherché à profiter de cette faculté qu'ont les dents luxées de reprendre, soit pour faire cesser les douleurs dont elles sont cause, soit pour remplacer des dents malades par des dents saines. Mais ces opérations, pratiquées sur des parties qui ont souffert une irritation plus ou moins vive, ne réussissent presque jamais. Aussi les praticiens y ont-ils renoncé, et ne les tentent-ils que dans des circonstances très rares.

Lors donc que, par une manœuvre maladroite ou une erreur de diagnostic, une bonne dent a été enlevée, on doit aussitôt la remettre dans son alvéole. Il suffit, en général, de quelques précautions pour la voir se raffermir et reprendre, au bout de peu de temps, ses fonctions. Si la dent a été renversée ou chassée entièrement de sa cavité à la suite d'un coup violent ou d'une chute sur le visage, les désordres qu'ont dû éprouver les parties molles et osseuses rendent l'accident beaucoup plus grave.

Néanmoins, le premier soin du chirurgien sera, après avoir débarrassé l'intérieur de l'alvéole du sang ou des autres matières qui ont pu s'y engager, de replacer la dent, en ayant l'attention de rétablir la racine ou les racines dans leur situation primitive [1].

La dent remise, on rapprochera doucement contre son collet et ses racines les gencives et les fragments de l'alvéole, et on la maintiendra dans une parfaite immobilité, à l'aide de ligatures ou de plaques attachées aux dents voisines.

L'application d'une calotte d'or sur les molaires du côté opposé, ou par un simple morceau de liége placé entre ces dents et retenu par un fil aux vêtements de la personne. Si des accidents inflammatoires se déclarent, on les combattra ; et dans

---

[1] Dans ces opérations, avant de replacer la dent dans son alvéole, j'ai conseillé de raccourcir un peu la racine de la dent avec une lime forte. L'accroissement du périoste peut mieux se faire, et dans le cas d'implantation, ce procédé m'a toujours réussi.

le cas où leur intensité et leur persévérance montreraient qu'ils sont entretenus par la présence de la dent réduite, il faudrait se décider à en faire l'extraction [1].

Des concrétions qui se forment sur les dents.

Il se dépose habituellement, dit M. Oudet, un des rédacteurs du *Nouveau Dictionnaire de Médecine*, il se dépose sur les dents une matière molle, blanchâtre ou jaunâtre, plus ou moins épaisse. Cette matière qui, d'autres fois, présente l'aspect d'un enduit noirâtre, se produit en plus grande abondance pendant la nuit, et se dissipe aisément par les soins journaliers de propreté, et surtout par le travail de la mastication. Cependant, soit par l'oubli de ces soins, soit par diverses causes qui se rattachent à la constitution des individus, à des maladies des dents ou des gencives, et quelquefois même à des affections de l'estomac, elle peut s'accumuler en plus grande quantité, acquérir de la dureté et constituer de véritables concrétions calcaires, que l'on a improprement désignées sous le nom de *tartre*. On les trouve principalement à la face interne des incisives inférieures et sur les dents qui ont été longtemps sans servir à

[1] J. E. Oudet, *Dictionnaire de médecine*, tome X, p. 203.

la mastication. Elles sont beaucoup plus fréquentes chez les sujets avancés en âge, d'un tempérament lymphatique ou bilieux, que chez les sujets jeunes et d'un tempérament sanguin. Tantôt elles sont bornées à quelques dents, tantôt, et plus souvent, elles occupent un seul côté des arcades dentaires ; enfin, il n'est pas très rare de les voir envahir complètement ces arcades, au point de ne former qu'une seule pièce, refoulant en dedans la langue et repoussant les joues en dehors.

Leur couleur est diversement jaune, grise, noirâtre ou verdâtre ; leur consistance ne varie pas moins depuis celle d'une sorte de pulpe concrète jusqu'à la dureté d'une pierre calcaire.

Ces concrétions se montrent d'abord près du collet des dents, sous la forme d'une croûte plus ou moins sèche et dure qui peu à peu s'étend sous les gencives, qu'elle soulève légèrement.

A mesure qu'elles prennent plus de volume par les couches nouvelles qui se déposent à leur surface, elles s'élèvent vers l'extrémité libre de leur couronne, qu'elles recouvrent quelquefois entièrement, ce qui donne à la bouche un aspect sale et dégoûtant, rend l'haleine d'une odeur fétide, et nuit même quelquefois à l'exercice de la mastication.

Ces concrétions peuvent, dans certains cas, atteindre un volume tel qu'elles blessent les gen-

cives, les joues ou la langue. J'ai trouvé des personnes chez qui cette espèce de tartre n'est que
d'un côté de la bouche; cela vient le plus souvent
de ce que les personnes ont dans cette partie de la
mâchoire une dent sensible qui leur rend la mastication difficile.

Les organes dentaires se trouvant ainsi dans
une inaction presque continuelle, la propreté ne
peut être maintenue par le contact quotidien des
aliments.

De l'odontalgie en général.

On donne le nom d'odontalgie à toutes les espèce de douleurs qu'on rapporte aux dents. C'est
une des affections les plus fréquentes et les plus
pénibles auxquelles nous soyons sujets. Le genre
de douleur qu'on ressent est si aigu qu'il fait
parfois jeter les hauts cris. Ce n'est pas une maladie essentielle; elle ne doit être considérée que
comme un symptôme appartenant à un assez grand
nombre d'affections dont la nature et même le
siége sont différents.

Quelques praticiens placent exclusivement le
siége de l'odontalgie dans la capsule dentaire, et
pensent que cette affection est toujours de nature
inflammatoire. Nous n'admettons pas cette opinion, qui ne nous paraît pas être en rapport avec

les connaissances acquises sur l'organisation des dents et de leur pulpe.

L'odontalgie habituelle, chronique, peu intense, dépendant d'une carie ou de toute autre maladie organique d'une dent, gêne plus ou moins la mastication, trouble momentanément le sommeil, occasionne des fluxions, mais elle n'offre aucun danger. C'est cette même odontalgie que quelques médecins, entre autres M. Coffinières, de Castelnaudary, ont considérée comme utile lorsqu'elle survient chez des personnes menacées ou affectées de maladies de poitrine, d'yeux, d'oreilles, et que pendant sa durée les symptômes de ces maladies diminuent.

De l'odontalgie aiguë ou rage des dents.

Il n'en est pas ainsi de l'odontalgie aiguë violente, de celle que l'on nomme vulgairement *rage des dents*. Celle-ci produit des élancements insupportables dans les dents, les gencives, les joues, quelquefois même dans les oreilles, dans le crâne; elle prive entièrement de sommeil; elle peut occasionner la fièvre, des spasmes, des vomissements, des convulsions, des syncopes.

Symptômes de soulagement prochain.

Ordinairement, lorsque la douleur doit bientôt

diminuer, la joue et les gencives se gonflent; la salive est abondante, mêlée de mucosités visqueuses.

Classification des diverses espèces d'odontalgie.

On peut rapporter toutes les odontalgies, en les classant d'après leurs causes, aux espèces suivantes, et nous ferons remarquer que nous tirons, en grande partie, cette classification d'un ouvrage de Plenck[1].

Odontalgie rhumatismale.

Elle peut se développer dans des dents saines ou affectées de carie; elle survient particulièrement dans les temps froids et humides; elle alterne, chez quelques sujets, avec des ophthalmies, des affections catarrhales.

Les gencives, dans cette espèce d'otontalgie, ne sont ni rouges ni gonflées; on la combat par des remèdes sudorifiques, les frictions chaudes et aromatiques sur tout le corps, les sinapismes, les vésicatoires à la nuque, par l'application des sangsues sur les gencives, les fumigations faites avec la vapeur d'une infusion de feuilles de jusquiame, de tabac, les vêtements de laine sur toute la peau.

[1] *Doctrina de morbis dentium et gingivarum.*

Odontalgie arthrique ou odontagre.

Cette espèce d'odontalgie a pour cause une mé-
tastase goutteuse; elle disparaît lorsque la goutte
a été rapelée à son siége primitif.

Odontalgie sanguine.

Elle survient particulièrement chez les jeunes
sujets, les femmes enceintes, les nourrices; elle
reconnaît pour cause la suppression d'une hémorrhagie nasale habituelle, des hémoroïdes, du flux
mensuel, l'usage d'aliments irritants;

Les gencives sont rouges, légèrement gonflées;
la douleur est pulsative.

On conseille la saignée au bras, les sangsues au-
dessous de la branche de la mâchoire, les mouchetures sur les gencives, les lavements et les bains;
dans quelques cas, il faut chercher à rétablir l'é-
vacuation sanguine supprimée.

Odontalgie inflammatoire.

Elle ne diffère de la précédente que par plus
d'intensité; elle exige d'ailleurs le même traitement.

Odontalgie catarrhale ou séreuse.

Elle est caractérisée par le gonflement considérable des gencives, par la sécrétion d'une grande quantité de salive et de mucosités buccales, par la tuméfaction pâteuse de la joue; elle se déclare ordinairement dans les temps froids et humides. On oppose à cette espèce, quand elle est encore récente, les moyens locaux et généraux antiphlogistiques. Quand elle se prolonge, on la combat par des collutoires aromatiques, sialogogues, les fumigations aromatiques et narcotiques associées, les embrocations de même nature sur les joues, les médicaments internes sudorifiques, purgatifs, les topiques irritants de la peau.

Odontalgie gastrite.

L'odontalgie gastrite, quelquefois vermineuse gastrite, suivant Plenck, qui a rassemblé un assez grand nombre d'observations de cette odontalgie, est occasionnée et entretenue par un état suburral des premières voies, ou par des vers intestinaux, lombrics ou ascarides; elle ne cède qu'à l'usage des moyens qui détruisent sa cause.

Odontalgie nerveuse.

Ce genre d'odontalgie, qu'on appelle aussi né-

vralgie dentaire, est le plus fâcheux de tous. Son siége paraît être dans les nerfs dentaires eux-mêmes. Souvent elle existe, sans qu'il y ait aucune maladie de gencives, de dents, ou d'alvéoles; on la rencontre assez souvent unie à des névralgies de l'ouïe, de l'oreille, de la face, de la langue, du pharynx, de la peau et des muscles du cou. La douleur occupe presque toujours plusieurs dents. L'extraction des dents peut augmenter la douleur au lieu de la calmer.

La douleur consiste le plus souvent dans des élancements déchirants qui, chez quelques sujets, reviennent par accès périodiques.

Cette odontalgie est plus fréquente chez les femmes hystériques et chez les hommes faibles et irritables que chez les hommes robustes; sa durée est variable, elle est sujette à récidive.

Remèdes contre ce genre d'odontalgie.

On peut combattre cette affection avec succès par la saignée et par les sangsues, quand elle est accompagnée de signes de pléthore locale ou générale; on emploie en même temps les lotions émollientes, anodines, narcotiques, les cataplasmes de même nature, les bains tièdes, les purgatifs minoratifs, moyens qu'il faut seconder par l'usage d'aliments très doux, par le régime froid, la diète lactée, par un exercice modéré et par l'habitation d'un lieu chaud et sec.

Lorsque la maladie existe sur un sujet faible, délicat, les émissions sanguines répétées deviennent nuisibles. C'est dans ce cas que Sydenham a prescrit plusieurs fois, avec avantage, les infusions toniques et aromatiques amères et particulièrement le quinquina.

On est presque certain du succès en employant ce dernier médicament, quand l'odontalgie est intermittente ou rémittente et périodique ; c'est aussi contre ces névralgies rebelles que l'on a prescrit en topiques, et comme médicaments internes, soit isolément, soit en les associant de diverses manières, les préparations d'opium, de jusquiame, de stramonium, de belladone, etc.

La chirurgie n'a pas, contre ces affections, de moyens curatifs plus certains que ceux que fournit la médecine [1].

Moyens chirurgicaux.

Ces moyens sont la cautérisation, le plombage et l'extraction.

De la cautérisation.

Il fut un temps où, pour ne pas effrayer le ma-

---

[1] Marjolin. *Dictionnaire de Médecine*. Tome XXI.

lade par l'aspect d'un fer rouge introduit dans la cavité de la dent, on se contentait de détruire le nerf dentaire en le triturant avec une tige métallique assez aiguë pour atteindre jusqu'à l'extrémité de la racine ; mais cette opération ne réussissait pas souvent, la destruction entière du nerf n'ayant jamais lieu.

Aussi la douleur subsistait-elle toujours, et même plus vive encore, après une opération fort douloureuse par elle-même. Cependant, de nos jours, il y a encore des dentistes qui préfèrent ce procédé au cautère actuel.

Cette opération, conseillée déjà par Ambroise Paré, le père de la chirurgie, agit d'une manière très efficace, soit pour borner les progrès de la carie, soit pour détruire la pulpe des dents et les réduire à l'état d'inertie, ce qui, nous le ferons observer en passant, n'est pas guérir un organe, mais le frapper de mort.

Le meilleur moyen, ainsi que nous avons eu occasion de le dire déjà, est d'employer l'eau-Rogers ; elle cautérise sans douleur, et rend le nerf insensible à jamais.

De l'inoculation, conseillée par M. Bureaud, médecin anglais.

Dans le cas où l'odontalgie est entièrement névralgique, voici le moyen que conseille M. Bureaud-Rioffrey, médecin anglais :

Appelé près d'une jeune dame de vingt-deux ans, qui souffrait d'une douleur très aiguë dans la mâchoire, douleur attribuée par elle à l'arrivée d'une dent de sagesse, et qui n'était autre chose qu'une névralgie du rameau dentaire, il proposa l'inoculation de la morphine. La malade y consentit. Aussitôt la petite opération pratiquée, elle ne tarda pas à se trouver étourdie et comme à demi-ivre. La douleur, suspendue pendant plusieurs heures, reparut dans le cours de la journée. On renouvela les piqûres, et, depuis lors, la guérison fut complète [1].

Remèdes et formules contre l'odontalgie. — La créosote.

En tête nous devons placer la créosote, dont chacun a pu voir le nom écrit en grosses lettres à la devanture de presque toutes les pharmacies du royaume. Après avoir été vantée dans une foule de maladies, cette substance était rejetée définitivement par tous les médecins. Cependant M. Régnard, médecin-dentiste, crut découvrir qu'elle jouissait d'une propriété merveilleuse pour calmer

[1] Je parlerai ailleurs de l'extraction et du plombage des dents.

les douleurs qui accompagnent ordinairement la
carie dentaire.

Le grand Broussais et la créosote.

M. Régnard, préconisateur de la créosote, eut
l'honneur d'expérimenter le grand Broussais. Ce
célèbre médecin s'était rendu chez le dentiste pour
se faire extraire une dent. On lui conseilla l'application de la créosote, et il s'en retourna guéri. Au
bout de vingt-quatre heures la douleur revint; on
eut recours au même moyen, et la guérison fut,
dit-on, définitive.

De pareils succès ne manquèrent pas de donner
une grande vogue au nouveau spécifique; mais
des mécomptes ne tardèrent pas à la lui retirer
aussi vite qu'il l'avait acquise.

M. Régnard lui-même a dit :

« Pour que l'action de la créosote soit réelle, il
« faut que la douleur ait son siége dans la pulpe
« dentaire elle-même; dans toute autre circons-
« tance, elle est plus nuisible qu'utile. »

Un des plus dangereux inconvénients attachés
à l'emploi de cette substance, est de carier les
dents voisines sur lesquelles ses propriétés corro-
sives déterminent les plus fâcheux résultats. De
sorte qu'on peut dire, en toute confiance, que la
créosote est un remède aveugle dont il est impos-

sible de limiter l'action sur l'organe malade, ce qui explique ses ravages sur les autres.

Le Paraguay-Roux.

Le Paraguay-Roux a aussi joui longtemps d'une grande vogue. M. Foy, le spirituel pharmacien en chef de l'hôpital Saint-Louis, en donne la recette dans son savant *Formulaire*, et s'exprime ainsi :

« Remède odontalgique qui a été exploité pen-
« dant quelques années, et cela avec beaucoup de
« succès... pour les inventeurs. »

Formule du Paraguay-Roux.

Prenez : Feuilles et fleurs d'inula bifrons,   1 partie.
            Fleurs de cresson de Para,   4   id.
            Racine de pyrèthre,   1   id.

Coupez, incisez toutes ces substances, faites-les macérer pendant quelques jours dans :

       Alcool à 33 degrés,   8 parties.

Exprimez et filtrez.

L'Odontine.

Après le Paraguay-Roux est venu l'Odontine, du docteur Oudet, plus connue par certaines dis-cussions passablement orageuses de la faculté de

16

médecine de Paris, que par les guérisons qu'elle
a pu opérer dans cette ville ou ailleurs.

Que doit-on penser de ces spécifiques, recettes et formules ?

C'est un axiome reçu en médecine, que, plus
les hommes de l'art ont fait d'efforts infructueux
pour combattre une maladie, plus la nomenclature des moyens employés contre elle augmente de
longueur ; aussi pour l'affection qui est maintenant l'objet de nos recherches, ouvrez le premier
formulaire venu, vous y trouverez en foule les collutoires odontalgiques, les emplâtres, les essences, les pilules, les solutés et les topiques, tout
cela plus ou moins spécifique.

On a tout employé, dit un dentiste ; les sangsues,
les acides cyanhydrique, nitrique, pyroligneux,
l'alun, le carbonate de soude, l'huile animale de
Dippel et enfin la morphine. Les ventouses, les
vésicatoires, l'acupuncture, n'ont pas été oubliés ;
mais on trouve toujours pour clore la liste, ce
qu'on appelle plaisamment, en langage vulgaire,
le baume d'acier, c'est-à-dire l'évulsion de la dent.

Décoloration des dents.

Les dents de la première dentition sont d'un
blanc de lait très-éclatant ; mais chez l'adulte,

leur couleur varie selon sa constitution; elles sont loin de présenter le même éclat, le même poli.

Chez les jeunes personnes affectées de phthisie, elles sont d'un blanc de lait transparent, et quant à leur forme, elle est longue et mince.

Chez les individus qui jouissent d'une bonne santé, elles sont moins allongées que les précédentes, et leur émail est d'un blanc mat ou gris; enfin, l'indice de la meilleure santé, ce sont les dents les plus courtes, surtout en proportion de la corpulence de l'individu. Les différentes maladies auxquelles l'homme est sujet, dans le courant de son existence, peuvent faire varier la couleur des dents, mais le retour à la santé leur fait reprendre leur teinte primitive; après trente-cinq ans, cependant, il est probable qu'elles ne la recouvreront plus.

Consomption des racines des dents.

Cette maladie est d'abord lente dans ses progrès qui ne deviennent alarmants qu'après deux, trois ou quatre ans d'intervalle. Elle a pour cause principale l'inflammation du périoste ou plutôt du repli de la matrice dentaire qui s'est rejetée sur la racine de la dent, et la suppuration de l'autre feuillet qui tapisse l'alvéole.

Cette inflammation atteint le bord alvéolaire,

et la racine devenant pour l'alvéole un corps étranger, elle se trouve chassée par lui, consommée insensiblement, et la dessication du nerf dentaire en est la suite. Ces désordres, loin d'être toujours limités à une seule dent, envahissent les autres et attaquent même le bord alvéolaire des deux mâchoires.

Cette maladie, locale dans son principe, affecte en peu de temps toute l'arcade dentaire ; il faut donc se hâter, pour en prévenir les suites fâcheuses, d'extraire la dent sur laquelle on reconnaît le plus fort suintement de la gencive, en faisant observer au patient que moins la dent sera chancelante, plus la maladie sera locale, et par cela même plus facile à détruire. Mais quand cette terrible maladie a envahi toute une mâchoire ou les deux à la fois, quels sont les moyens d'y remédier?

Faut-il désespérer de sonder les dents de son malade?

Non pas toutes, mais le plus grand nombre, et cela en sacrifiant deux ou trois des plus attaquées au salut des autres.

Remèdes contre la consomption des racines des dents.

L'emploi des toniques sur les gencives ralentit la marche de la maladie; mais le moyen sans contredit le plus efficace consiste à transperser la gencive avec le cautère actuel, à l'endroit où correspondent les racines de toutes les dents chancelantes; il en résulte une irritation franchement aiguë qui modifie les parois alvéolaires, en convertit l'affection chronique qui les désorganise, en une affection aiguë qui marche rapidement vers la guérison.

Exostose des dents.

Cette maladie n'affecte ordinairement que la racine; elle n'existe quelquefois que sur un côté de la dent; elle présente une forme arrondie et anguleuse, et, dans certains cas, elle occupe tout le pourtour et la hauteur de la racine. La cause qui détermine cette maladie est presque toujours l'engorgement et l'ossification du périoste dentaire. On l'observe principalement chez les sujets dont les dents sont devenues douloureuses, soit par suite de carie ou d'usure, soit par l'action d'une diathèse goutteuse ou rhumatismale.

Signes auxquels on peut reconnaître cette maladie.

Les seules données que l'on ait pour reconnaître cette affection sont la douleur gravative et profonde qui l'accompagne, le gonflement de l'alvéole, la mobilité de la dent malade, enfin la perte du niveau de cette dent avec les dents voisines.

Destruction du bulbe dentaire.

Souvent une ou plusieurs dents se colorent et deviennent jaunâtres, brunes ou entièrement noires, sans qu'on puisse d'abord découvrir la cause de cette modification. Leur substance perd alors de sa solidité, et se rompt facilement durant la mastication des corps durs.

Si l'on extrait des dents malades et qu'on les divise longitudinalement, on trouve leur cavité centrale à peu près vide et ne contenant plus que les débris altérés de la substance nerveuse et vasculaire du bulbe.

Le diagnostic de cette affection est toujours fort vague ; on ne saurait manifestement la guérir, et l'art manque même de moyens préservatifs pour prévenir son développement.

Ossification de la pulpe dentaire.

Cette affection présente deux variétés.

Dans une dent usée, la pulpe s'ossifie dans le voisinage de la table qui renferme encore le canal de la dent, et, loin d'être considérée comme une maladie nuisible, cette ossification doit être regardée comme un bienfait de la nature, parce quelle devient adhérente à la partie ancienne, et

qu'en lui servant de renfort, elle retarde le moment où la cavité de la dent sera exposée au contact de l'air et des particules alimentaires, ce qui
entraîne infailliblement sa destruction [1].

Nécrose des dents.

La nécrose survient le plus souvent à la suite
de la suppuration de la membrane alvéo-dentaire ;
elle est quelquefois occasionnée par les objets extérieurs, mais elle est, dans le plus grand nombre
des cas, le résultat d'une inflammation chronique
des parties molles. Les dents atteintes de cette affection s'ébranlent et perdent leur couleur ; le
collet et la gencive distillent des matières puru-
lentes et fétides. Le plus sûr remède est l'extraction.

Erreurs populaires sur les maux de dents.

J'ai parlé des divers spécifiques employés par
quelques praticiens contre les maux de dents ; on
a eu recours à l'*aimant*, préconisé par l'abbé Leno-
ble et Lepelletier ; à l'électricité, quoiqu'elle ait
rarement produit de bons effets.

L'imagination plus ou moins exaltée de certains

[1] *L'art du dentiste*, pages 144-118.

individus, dit M. Maury, peut encore être considérée comme un moyen de faire cesser les douleurs
les plus rebelles. Ne voyons-nous pas quelquefois
chez des personnes nerveuses une affection mo-
rale un peu vive, une forte émotion déterminer un
semblable effet ? Comment, sauf tenir compte de
l'influence de l'imagination, pourrait-on d'ailleurs
expliquer la cessation instantanée du mal de dents,
que beaucoup de personnes éprouvent en appro-
chant de la porte du dentiste, ainsi que les effets
de diverses amulettes, de certaines prières [1], dont
l'efficacité dépend entièrement de la confiance
qu'on leur accorde ?

Le fait suivant, dont nous fûmes témoin à Londres en 1825, est plus que suffisant pour prouver
jusqu'où peut être portée la crédulité quand une
personne est persuadée que tel ou tel moyen, plus
ou moins ridicule, suffit pour la guérir : passant un
matin dans un des quartiers les plus populeux de
cette ville (Newgate-Street), nous aperçûmes, à
travers la foule qui nous environnait, un gibet auquel un homme venait d'être pendu il y avait une
demi-heure environ, et, à notre grand étonnement, nous vîmes le bourreau diriger une des
mains du cadavre tantôt sur le col, tantôt sur l'estomac, le dos et la bouche d'une jeune femme du
peuple placée auprès de lui.

[1] Voir *Courrier Français* du 25 décembre 1825.

Ayant demandé aux assistants quelle pouvait être la cause d'une semblable coutume, on nous répondit qu'elle se guérissait des douleurs qu'elle avait sur sa poitrine et du mal de dents, ce à quoi nous n'aurions pas ajouté foi si nous n'avions vu cette femme lever les yeux au ciel, se saisir de la main du supplicié, après que le bourreau la lui eut abandonnée, et s'en frotter de nouveau la bouche et la poitrine avec une espèce de fureur.

L'énumération des divers moyens employés pour guérir les maux de dents nous entraînerait beaucoup trop loin; chacun, d'ailleurs, en connaît un qui, dans une circonstance ou dans une autre, lui a été utile. Nous sommes loin cependant de rejeter entièrement ces remèdes, que les gens sensés appellent *remèdes de bonnes femmes*, et pourvu qu'ils ne soient pas de nature à endommager les gencives ou les dents, nous ne voyons pas le moindre inconvénient à les essayer. Si on en permet l'usage, on gagne du temps, et souvent l'odontalgie se dissipe d'elle-même, guérison que l'on ne manque pas d'attribuer au *prétendu* spécifique [1].

Des maladies des gencives.

Les gencives concourent puissamment, avec les

---

[1] *Traité complet de l'art du dentiste*, p. 158

dents, à rendre parfaite et harmonieuse la beauté
de la bouche. Leur couleur rosée, leur tendre incarnat rehaussent admirablement l'éclat et la blancheur des dents, qui trônent hors de leurs alvéoles
comme des lys au-dessus d'une touffe de roses.

Les gencives sont sujettes à un grand nombre
d'affections délétères, que le docteur Aubry[1] a divisées en trois sections principales, sous les titres
généraux d'inflammations :

Gonflements ;

Ulcérations ;

Fongus des gencives.

La première section comprend :

Les aphthes ;

Les abcès ;

Les phlegmons ;

Les fistules dentaires ;

L'adhérence des gencives avec les joues.

La deuxième section comprend :

Le scorbut des gencives. ;

La gangrène et autres altérations.

La troisième section comprend :

Les épulies ;

Les tumeurs.

Considérations sur les maladies des gencives.

Plusieurs dentistes français, qui ont écrit de

---

[2] *Essais sur les maladies des gencives.* — Thèse inaugurale, 1816.

nombreux volumes sur leur art, ont traité de diverses manières les maladies des dents; mais aucun n'a donné des aperçus aussi lumineux, aussi complets que ceux de Fox, chirurgien-dentiste anglais. Cet habile praticien, héritier des doctrines du savant Hunter, du physiologiste Blake, fit imprimer, en 1814, son *Histoire naturelle des Maladies des dents*, qui fut très favorablement accueillie. Cet ouvrage est regardé en Angleterre comme le plus complet et le meilleur qui ait paru sur les dents et leurs maladies. Je m'empresse donc de donner ici la traduction de son chapitre sur les maladies des gencives, sans y joindre aucune réflexion ni opinion personnelle :

Les gencives, dit Fox, sont une substance semi-cartilagineuse, très vasculaire, éminemment susceptible de contraction; elles recouvrent les alvéoles. La moindre inflammation occasionnée par le froid les irrite, les gonfle et altère la solidité de leur tissu qui devient spongieux. Elles adhèrent au collet des dents, les environnent de toutes parts, ainsi que les alvéoles dont elles tapissent les cloisons osseuses.

Saines, elles sont fortement attachées à la dent immédiatement au-dessus de l'alvéole, et leurs extrémités reposent sur l'émail. Celles de leurs parties qui passent entre les dents, sont plus basses que les autres à la mâchoire supérieure, et plus hautes à la mâchoire inférieure; il en résulte qu'intérieurement elles paraissent former un arc. Comme elles ne sont pas naturellement douées d'une grande sensibilité, le frottement des substances dures, qui résulte inévitablement de la mastication, ne peut les offenser; mais, quand elles s'enflamment, leur sensibilité devient si grande, que la seule pression des joues y cause une vive douleur.

Si, durant la première dentition, elles éprouvent de l'inflammation, la plus légère pression est pour elles tellement douloureuse, que les enfants refusent le sein plutôt que de s'exposer aux souffrances que leur causerait la succion, mais, quand elles ne sont pas enflammées, leur sensibilité est si faible que les enfants se plaisent à mordre et sucer des croûtes sèches. Les vieillards broyent, avec leurs gencives, des aliments durs sans éprouver la moindre affection, et on peut remarquer à cet égard que ceux qui sont privés de toutes leurs dents triturent beaucoup mieux que ceux qui en ont conservé de mauvaises.

Plusieurs affections des gencives ont pour principe les maladies des dents, d'autres leur sont particulières

Ulcères et abcès.

Les dents cariées s'enflamment à leurs racines;

il en résulte dans les alvéoles une suppuration toujours accompagnée d'un gonflement douloureux aux gencives. Ici les lois qui déterminent l'écoulement du pus sont les mêmes que celles que l'on observe dans les abcès en général. L'ulcération s'établit à quelque partie de la surface, et il s'y forme une issue dans l'endroit le plus favorable à l'écoulement. Le périoste qui recouvre la racine où il s'est formé un dépôt, se tuméfie et se détache quelquefois; le pus s'amasse comme dans un sac qui, en se gonflant, produit une grande impression sur les parois de l'alvéole.

Les progrès de l'ulcération continuent jusqu'à ce que la gencive elle-même soit percée à la partie qui correspond à l'extrémité de la racine, et l'écoulement du pus se fait par cette ouverture, dont les bords, généralement gonflés, ont l'apparence d'un fongus petit et rouge.

Quelquefois, après l'écoulement, l'inflammation cesse, mais l'ulcère se ferme rarement, et il reste comme une petite ouverture fistuleuse par laquelle la suppuration continue, et le froid peut, en occasionnant un nouvel amas de pus, faire renaître une inflammation moins douloureuse que la première.

Ces ulcères ne peuvent être guéris que par l'extraction des dents malades qui en sont la cause. Mais comme il est des cas où cette opé

ration n'est pas praticable, il importe de chercher les moyens de prévenir, autant que possible,
les plus funestes inconvénients. Aux premières
indices d'un ulcère aux gencives, c'est-à-dire, dès
que leur gonflement et leur ramollissement, accompagné d'une douleur intermittente, annoncent
la formation d'un dépôt, une piqûre faite avec uue
lancette, en donnant une issue au pus, diminuera
la douleur et préviendra un épanchement de pus
trop copieux. Si la dent devient douloureuse et
vacillante, comme elle ne pourrait plus être utile,
il convient de l'extraire, car c'est le plus sûr
moyen de guérir aussi l'ulcère.

On croit généralement que l'extraction d'une
dent est dangereuse quand la gencive est enflam-
mée, mais cette opinion est erronée ; l'opération
est alors moins douloureuse que dans tout autre
temps, et elle procure une guérison certaine et
prompte en enlevant la dent qui est la cause
unique du mal. Comme on ne peut opérer quand
la bouche est fermée, on attendra, pour le faire,
que l'inflammation ayant diminué, on l'ouvre avec
moins de difficulté.

Quand l'inflammation et la tuméfaction des
gencives sont le résultat de la carie, rarement elles
diminuent avant que la suppuration soit établie.
J'ai souvent voulu la prévenir par l'application des
sangsues ou par des lotions froides ; mais rarement

j'y suis parvenu. A la vérité, ces moyens ont retardé les progrès de l'inflammation; mais ils ne l'ont pas détruite. Au bout d'un certain temps elle a redoublé de violence et est parvenue à son dernier terme. D'après cela, toutes les fois que le gonflement sera considérable, si le malade refuse de se soumettre à l'opération de l'extraction, ou si la bouche est contractée au point qu'on ne puisse y introduire l'instrument, il faut hâter les progrès de la suppuration par des fomentations; et dès que l'on sent qu'une partie de sa joue s'est amollie, il faut y porter la lancette pour accélérer l'écoulement du pus. Souvent on continue à appliquer des cataplasmes sur une tumeur de cette espèce, dans l'intention, dit-on, de la conduire à son terme; mais par de tels moyens on détermine l'ulcération à s'étendre à toutes les parties de la joue. Si la dent, qui est la cause de l'abcès, est à la mâchoire supérieure, il viendra percer au milieu de la joue; si elle est à la mâchoire inférieure, il aboutira au-dessous de cette mâchoire, soit près de l'angle, soit au bord de sa base.

Un abcès de cette espèce est rarement susceptible de guérison; on détruit les symptômes douloureux, mais il reste une ouverture fistuleuse d'où découle continuellement une humeur fétide. J'ai vu des personnes persister à se guérir. Une dame continua pendant deux ans l'usage des lotions et autres remèdes, mais ce fut inutilement.

Dans tous les cas, les racines des dents deviennent si malades, que leur extraction est le seul remède contre l'écoulement continuel qu'elles occasionnent.

La connaissance des funestes résultats qui peuvent provenir de la carie doit décider les personnes attaquées de cette maladie à ne négliger aucun moyen de les prévenir. Quelquefois une sorte d'inflammation indolente s'établira au fond de l'alvéole d'une dent cariée; il se formera une tumeur dure, grosse comme la moitié d'une muscade, qui restera plusieurs mois sans éprouver d'autres changements, sinon qu'elle deviendra plus douloureuse quand le contact du froid donnera plus d'activité à l'inflammation. Mais ces sortes de tumeurs sont toujours fort dangereuses; elles causent pendant leur indolente existence l'absorption de la partie interne des téguments de la face. Si l'inflammation devient violente, elle tourne promptement en suppuration, et comme la joue a déjà été attaquée antérieurement, l'ulcération se déclare à l'extérieur d'une manière si rapide que j'ai vu une ouverture formée à travers la peau en très peu de jours. Je voudrais que le malade se soumît à l'extraction d'une dent plutôt que de s'exposer aux funestes résultats de ces sortes de maladies; ne vaut-il pas mieux souffrir un moment que de laisser subsister une dent cariée qui peut produire un abcès, qui sera la source de mille douleurs et de désagréments qui ne finissent qu'avec la vie.

Après avoir parlé des maladies qui sont causées aux gencives par les dents, je vais traiter de celles qui leur sont propres.

Du scorbut des gencives.

La plus commune des maladies qui appartiennent particulièrement aux gencives, est celle à laquelle on a donné le nom de *scorbut,* parce qu'elle a les caractères extérieurs du scorbut de mer.

Elle s'annonce par une rougeur extraordinaire des gencives, par leur gonflement occasionné par celui des vaisseaux dont, dans ce cas, le frottement d'une brosse à dent, la mastication d'une croûte et même la simple succion font sortir du sang.

Si à l'apparition des symptômes on ne prend pas de précaution, les gencives deviennent molles et spongieuses; bientôt après elles sont douloureuses, et si sensibles, qu'à peine la mastication peut se faire.

La maladie se déclare souvent par un écoulement et par une ulcération extérieure aux extrémités des gencives, qui s'établit entre les dents et à leur collet, en sorte que bientôt les parties charnues, qui forment l'arc, se trouvent détruites, que les gencives se terminent par une ligne droite,

17

et que les collets des dents restent à découvert.

Cette maladie ne tarde pas à gagner les alvéoles, dont l'absorption détruit la substance. A la longue, les dents deviennent vacillantes : au bout de quelques années elles tombent l'une après l'autre à de courts intervalles et jusqu'à la dernière.

C'est par cette maladie que beaucoup de personnes perdent leurs dents à la fleur de leur âge. Un grand nombre d'individus y sont plus ou moins exposés, lorsque, dans l'une ou l'autre de leurs parties, les gencives, sans que les dents soient malades, sont devenues plus rouges, plus volumineuses et plus sensibles qu'à l'ordinaire. C'est pourquoi il faut, lorsque ces signes se montrent, les regarder comme les indices de la maladie, et avoir soin d'employer les moyens propres à en prévenir les progrès. Ces premiers symptômes sont vraiment dignes d'attention ; on peut les faire disparaître en piquant avec une lancette les parties où la rougeur et l'enflure se sont déclarées. L'écoulement du sang est suivi d'un prompt soulagement, et l'on tirera un grand avantage de la scarification des gencives, toutes les fois qu'on y sentira la plus légère douleur, accompagnée d'un gonflement. Quand elles sont devenues spongieuses et molles, on ne doit pas craindre de faire agir la lancette. Dans cet état de la maladie, la perte du sang, et même l'application des sangsues qui en tirent beaucoup, ne peuvent être que favorables. On fera un emploi fréquent de ce remède, auquel on pourra joindre les lotions astringentes, telles qu'une infusion de roses dans une teinture de myrrhe, avec une décoction d'écorce et de solution d'alun. Si l'on peut se procurer de l'eau de mer, on fera bien de s'en servir avec la précaution de la faire chauffer, pour ne point causer de douleurs trop vives aux gencives, devenues très sensibles.

Lorsque, dans cette maladie, il y aura tendance à l'inflammation, on pourra faire couler un peu de sang des gencives, au moyen de la brosse à dent, qui produira le même effet que la lancette. Par degrés elles se raffermiront, et deviendront assez dures pour qu'on puisse passer dessus une brosse forte sans les faire saigner et sans leur causer la moindre douleur.

Quand elles sont excessivement sensibles et qu'elles ont quelque tendance à l'ulcération, on doit prescrire au malade de se laver très souvent la bouche avec de l'eau d'orge, adoucie avec du miel. Si, au bout de deux ou trois jours, le mal est diminué, on fera avec précaution de légères scarifications, et on prescrira une lotion de teinture de myrrhe délayée dans de l'eau.

Si, par ces moyens, les bords des gencives ne sont pas guéris, et s'ils restent toujours détachés du collet de la dent, on pourra se servir avec avantage d'une dissolution de nitrate d'argent. Si la maladie n'existe que dans une partie, on y appliquera un caustique avec un pinceau de poil de chameau trempé dans la dissolution. Ce remède paraît donner une nouvelle action aux gencives, et, en général, il les guérit en peu de temps. Ainsi, toutes les fois qu'il y aura gonflement et suppuration des gencives, on fera bien de se laver la bouche avec ce caustique, qui en chassera l'amertume et lui donnera du ton et de la fraîcheur.

Si l'on veut l'appliquer avec un pinceau sur le bord malade de la gencive, on peut en mettre un dragme dans une once d'eau ; mais quand on veut s'en servir pour se laver la bouche, il ne faut pas en mettre plus d'un grain dans deux onces, parce que, s'il montait aux fosses nasales, il produirait une nausée désagréable.

Tous ceux qui sont sujets à l'inflammation des gencives, doivent les faire scarifier dès quelles sont douloureuses et plus gonflées qu'à l'ordinaire. Le dégagement du sang ne manquera pas de les soulager promptement, la maladie ne parviendra pas au point d'intensité dont on vient de parler.

Dans l'opération de la scarification, on doit appliquer la lancette longitudinalement aux parties des gencives situées entre les dents ; si on les perçait dans celles qui couvrent les racines, elles se retireraient pendant la guérison et laisseraient le

collet à découvert; mais si on les ouvre longitudinalement, elles se resserront en guérissant et
procureront aux dents un appui plus ferme.

Des excroissances des gencives.

La carie des dents cause quelquefois une action
irrégulière dans les gencives; elle y produit des
excroissances et des tumeurs volumineuses. Cette
action, occasionnée le plus souvent par des chicots, est ordinairement déterminée de la manière
suivante :

Lorsque la couronne d'une dent est enlevée et
que ses racines restent dans l'alvéole au niveau
des gencives, celles-ci ont une tendance à les couvrir, et quand elles y sont parvenues en partie,
elles s'enflamment et deviennent douloureuses,
par suite de l'irritation occasionnée par la pression
constante qu'elles exercent sur la pointe du chicot.
De là cette action irrégulière qui les fait rapidement augmenter de volume : j'ai vu une excroissance de cette espèce autour de quelques chicots
de la mâchoire inférieure; elle était de la grosseur
d'une noix.

Dans ces sortes de cas, on ne doit s'attendre à
aucune guérison tant qu'on laissera subsister la
cause du mal. La première chose à faire est donc
toujours d'extraire le chicot, après quoi on arrive

généralement au but désiré. L'excroissance de la
gencive, qui est d'une nature molle, spongieuse
et fongueuse, est à l'instant diminuée par l'hémorrhagie que produit l'opération, et la cause de
l'irritation n'existant plus, les vaisseaux se res-
serrent et la gencive rentre dans son état naturel.

Il y a quelque temps qu'une dame consulta
M. Cooper sur une tumeur qu'elle avait à la mà-
choire inférieure, et qui lui remplissait, pour
ainsi dire, un côté de la bouche. M. Cooper me
l'adressa pour que je lui fisse l'extraction de quelques chicots, autour desquels s'élevait cette tumeur que, de son côté, il se préparait à extirper.
Mais ces chicots se trouvant couverts par les gencives, il me fut impossible d'introduire l'instrument sans déchirer plusieurs parties de la tumeur;
l'opération fut suivie d'une hémorrhagie considérable, après laquelle l'excroissance devint élastique, prit une couleur sombre et disparut.

Quelquefois les protubérances se déclarent sans
qu'aucune dent soit malade, et sans qu'on puisse
précisément en désigner la cause. Elles sont d'un
tissu plus ferme que celles dont on vient de parler, et ont souvent autant de consistance que les
gencives elles-mêmes dans leur état le plus sain.
Comme elles sont très vasculaires, leur traitement
a toujours été considéré comme rempli de difficultés. On emploie ordinairement l'extirpation,

mais elle est presque toujours suivie d'une grande effusion de sang qui, selon M. Hunter, ne peut souvent être arrêtée que par la cautérisation immédiate.

« Car, dit ce savant dentiste, les artères qui se « rendent à des parties protubérantes sont elles-« mêmes protubérantes, et conséquemment dans « un état de maladie qui ne leur laisse pas le pou-« voir de se contracter comme si elles étaient dans « leur état naturel. »

On doit regarder comme très alarmante toute hémorrhagie considérable des gencives ou des autres parties de la bouche, parce qu'il est difficile d'employer la pression avec succès : il faut toujours lui préférer des moyens plus efficaces.

M. Hunter remarque aussi que les excroissances dont il s'agit peuvent reparaître après l'extirpation ; que plusieurs ont été extirpées six fois et ont reparu, ce qu'il attribue à une prédisposition cancéreuse.

D'après ces considérations, j'ai pris le parti, toutes les fois qu'on viendrait chez moi, dans des cas de cette nature, d'employer les ligatures pour parvenir à l'extirpation.

Je fus consulté pour la première fois par une dame à qui, dans sa jeunesse, on avait extrait plusieurs dents du côté gauche de la mâchoire inférieure. Cinq ans à peu près avant que je la visse, les gencives qui recouvraient la place qu'avaient occupée ces dents, avaient paru plus épaisses qu'à l'ordinaire. Leur volume s'étant accru graduellement jusqu'à ce qu'il se fut formé une tumeur qui devint assez grande pour nuire à la prononciation, ce qui d'ailleurs était extrêmement incommode; cette dame désirait fort en être débarrassée. Pour la satisfaire sans courir le risque de l'hémorrhagie, j'employai les ligatures. La base de la tumeur étant très large, je passai à travers, deux fils avec une aiguille, chacun d'eux en embrassait la moitié, et l'un et l'autre furent arrêtés sur l'os de la mâchoire. Je les serrai assez pour qu'ils interceptassent la circulation; elle diminua à mesure qu'ils produisirent l'ulcération qui fut remarquable au bout de quatre jours. Je mis alors de nouvelles ligatures que je retirai au bout de six jours pour en mettre de nouvelles. Le huitième jour, une d'elles tomba d'elle-même, et la tumeur ne tenant plus que par un pédicule, que je coupai avec une lancette, se trouva enlevée. On frotta avec un acide nitreux délayé, la place qu'elle avait occupée, et depuis les gencives n'ont pas cessé d'être saines.

L'été dernier, dit toujours M. Fox qui écrivait en 1814, M. Cline fut consulté par une dame qui avait une excroissance du côté gauche de la mâchoire supérieure, faisant sur la joue une pression telle que l'on eut dit que la face était enflée de ce côté. Les dents existaient et n'étaient point gâtées; mais les molaires étaient tellement entourées par la tumeur que l'on ne pouvait raisonnablement tenter de l'extirper sans les extraire.

M. Cline m'adressa cette dame. J'arrachai d'abord la dernière dent, et il survint une hémorrhagie qui m'obligea de différer l'extraction de la seconde que je fis deux ou trois semaines après.

La première opération faite, l'excroissance avait changé de forme et était devenue pendante; après la seconde, elle se contracta à sa base et prit une forme pyramidale renversée : ce qui donna à M. Cline une grande facilité de se servir de sa ligature pour la détruire, il y réussit par ce moyen.

Le 9 avril 1812, on admit à l'hôpital Saint-Guy une fille âgée de treize ans, d'une constitution scrofuleuse, nommée Sara Dulwich. Elle avait à la mâchoire inférieure une tumeur vraiment extraordinaire, qui était placée sous la joue gauche; et qui, douze mois avant, n'était encore qu'une petite excroissance aux gencives; mais à l'époque où la malade entra à l'hôpital, cette tumeur était ronde et occupait toute la joue gauche. Elle était irrégulière et se projetait au-dessous de la mâchoire, s'étendant aux cuspides du côté droit et sous la langue, qu'elle poussait et pressait contre la joue droite ; sa surface très inégale présentait une substance dure.....

Quelques mois avant que cette maladie se fut déclarée, elle avait éprouvé la rage des dents aux deux molaires de la mâchoire inférieure qui étaient extrêmement cariées, et c'était aux gencives de ces dents que la tumeur prenait naissance.

Quand cette fille fut reçue à l'hôpital, la partie de la tumeur qui se projetait du derrière au devant de la bouche, séparait les mâchoires de près d'un pouce, Les lèvres ne pouvaient donc se réunir, et dans leur état habituel, leurs bords étaient à un pouce et demi de distance l'un de l'autre.

Cette excroissance, continuant d'augmenter rapidement, fut poussée par degrés hors de la bouche, et l'ulcération s'étendit beaucoup. Six mois après, la tumeur s'était si extraordinairement accrue qu'elle dépassait extraordinairement les lèvres qui étaient gonflées à un point presque incroyable. Dans cet état, la malade ne pouvait se nourrir qu'avec des liquides qu'elle aspirait au moyen d'un tube, et elle devint bientôt excessivement maigre.

Les gencives sont encore exposées à d'autres affections qui sont les symptômes d'une maladie générale. Les enfants d'une constitution scrofuleuse sont surtout sujets à cet état spongieux des gencives toujours accompagné d'une haleine infecte. Ces parties de la bouche s'altèrent au point que les cloisons alvéolaires et les racines sont mises à découvert. Quand les enfants sont attaqués de cette maladie, ce sont ordinairement les dents temporaires qui en sont affectées, et comme il ne peut résulter aucun mal durable de leur extraction, j'ai toujours pensé qu'il est à propos de la faire, parce que j'ai remarqué qu'après cette opération les progrès de la maladie s'arrêtaient ordinairement; mais il faut soigner en même temps la santé générale du malade, puisque le mauvais état des gencives doit être alors considéré comme le signe d'un dérangement général de la constitution.

Les personnes âgées sont aussi sujettes quelquefois aux affections symptomatiques des gencives. Chez une dame qui était attaquée d'une faiblesse générale, j'ai trouvé ces parties si lâches, si dépourvues dénergie vitale qu'elles étaient parfaitement nulles, livides, et avaient toutes les apparences d'une maladie extérieure. J'enlevai une grande partie de leurs surfaces, et j'ordonnai des lotions stimulantes qui, jointes aux soins que l'on prit de la santé, au changement de lieu, à la respiration de l'air de la mer, procurèrent une entière guérison.

Maladies des cloisons alvéolaires.

Les cloisons alvéolaires sont des agrandissements des tables externes et internes des os maxillaires ; elles sont unies par des parties transversales qui forment avec elles les cavités séparées ou les alvéoles qui contiennent les racines des dents.

Ces cloisons doivent être considérées comme appartenant nécessairement aux dents, et non comme une partie essentielle à la formation des os de la mâchoire. Dans les premiers temps de la vie, elles contiennent les pulpes, croissent et se développent avec elles : et quand les dents sont complètement formées, elles prennent une forme exactement convenable à la dimension de leurs racines.

Les cavités alvéolaires sont revêtues intérieurement d'une membrane vasculaire analogue au périoste des autres os : cette membrane est en outre attachée aux racines des dents qu'elle tient fixées dans les alvéoles, comme on peut s'en convaincre par l'inspection d'un crâne macéré : les alvéoles sont plus grandes que les racines qui n'y sont maintenues que par cette membrane; en effet, dès qu'elle est détruite, les dents qui n'ont qu'une racine tombent, et si celles qui en ont plusieurs restent en place, c'est qu'elles y sont retenues par leur forme irrégulière. C'est pour cela que les dents ont dans leurs alvéoles un certain degré de mouvement qui est très avantageux, et sans lequel elles seraient exposées à être souvent endommagées par les efforts qu'exige la mastication des substances dures.

Ce mouvement est si sensible pour toutes les personnes chez qui les racines d'une dent sont attaquées d'une inflammation, que beaucoup d'elles s'imaginent qu'on pourrait en faire l'extraction sans leur causer de douleur. Mais c'est une erreur dont nous devons les dissuader. Cette vacillation qui leur paraît si forte, n'est autre chose que le mouvement naturel rendu plus sensible, en raison de l'augmentation de l'irritabilité du périoste. Cette explication suffira pour détruire, dans ce cas, les vaines espérances des malades, et les empêcher d'accuser les chirurgiens de leur avoir causé une douleur à laquelle ils croient ne devoir pas s'attendre, sans cet éclaircissement.

Les cloisons alvéolaires sont toujours affectées sympathiquement par les maladies des dents et des gencives, et quand l'inflammation s'est déclarée soit aux unes soit aux autres de celles-ci, elle s'empare bientôt de celles-là. Les cloisons alvéolaires sont d'ailleurs sujettes à des maladies particulières, et qui ne proviennent ni des affections des dents, ni des gencives; la plus commune de ces maladies est l'absorption graduelle de leur substance; elle est funeste aux dents qui, privées de leur soutien, deviennent vacillantes et tombent.

C'est ordinairement à quarante ou cinquante

ans, époque à laquelle nous arrivons à la moitié de notre vie, que cette maladie commence à se manifester, et comme on ne lui connaît aucune cause évidente, on ne peut guère l'attribuer qu'à l'âge lui-même. Ce sont ordinairement les dents saines qui sont emportées par cette maladie. D'après mes observations, je me hasarde à assurer que ces individus qui, dans leur jeunesse, ont perdu plusieurs dents, sont rarement exposés à perdre, par les suites de l'absorption des alvéoles, celles qu'ils ont conservées, et que le contraire arrive à ceux qui ont été préservés des ravages de la carie dans les premiers temps de leur vie.

Quand les cloisons alvéolaires sont attaquées par l'absorption, les gencives, dont elles sont les appuis, éprouvent tous les effets de la maladie. A mesure que la substance osseuse des alvéoles diminue, les gencives perdent les parties qui les unissaient aux dents, dont les collets se trouvent à découvert, et qui paraissent être devenues plus longues, et avoir pris de l'accroissement aux yeux de certaines personnes. Mais cette apparence est une marque des progrès de la maladie; car à mesure qu'une dent paraît s'allonger, elle perd son soutien; bientôt elle devient vacillante et ne tarde pas à tomber.

Quelquefois les gencives éprouvent cette destruction progressive sans qu'on puisse en reconnaître aucune cause. Elles paraissent saines ; elles sont exemptes de douleurs et d'inflammation ; et cependant elles se retirent graduellement jusqu'à ce que la dent tombe.

Les causes les plus ordinaires de cette affection sont capables de produire une inflammation continuelle et considérable. Telles sont l'accumulation du tartre autour des dents, une prédisposition habituelle des gencives à l'inflammation, comme dans cette maladie appelée communément le scorbut des gencives, ou cet état qui résulte de l'action du mercure.

Quand cette maladie attaque les alvéoles dans les deux mâchoires, les dents paraissent plus longues, plus distantes l'une de l'autre, et la mastication des substances dures devient plus difficile. Quelque temps après la manifestation de ces signes, une dent devient plus saillante et fort incommode, parce qu'elle empêche de se servir du côté de la mâchoire où elle est placée.

Une autre dent ne tarde pas à éprouver le même sort, et ainsi successivement, dans le cours de sept à huit ans, les deux mâchoires sont entièrement dégarnies.

Dans quelques cas, l'absorption des cloisons alvéolaires et le dépérissement des gencives sont accompagnés de symptômes particuliers. Les gencives sont ordinairement gonflées autour des dents, dont les racines sont irrégulièrement découvertes et qui ont perdu toute leur blancheur.

Quelquefois l'absorption, se bornant aux alvéoles de deux ou trois dents, les cloisons alvéolaires ne sont affectées qu'en partie, et après la perte de ces dents il ne paraît de longtemps aucun indice de cette maladie.

Quand plusieurs dents viennent à vaciller ensemble, ce qui arrive souvent aux incisives, on peut les soutenir artificiellement au moyen d'un fil de soie ou d'un fil d'or que l'on attache aux dents voisines qui sont restées fermes. Par cette opération, non-seulement celles qui vacillaient sont raffermies, mais encore on soulage le malade en empêchant l'irritation que leur mouvement oscillatoire causait aux gencives et aux alvéoles.

Le moyen d'arrêter les progrès de la maladie qui a le plus d'intensité, consiste à faire disparaître ce que l'on croit être la cause de l'irritation.

Si c'est le tartre, il faut l'enlever, et les personnes chez qui il existe une tendance à la formation de cette matière, devront en prévenir l'accumulation en nettoyant fréquemment leur bouche.

Quelquefois la maladie est accompagnée d'une inflammation qui s'étend le long des racines des dents, et fait naître une sensation de tension fort douloureuse que l'on parvient à calmer par la scarification des gencives. On doit même toujours recourir à ce moyen, parce que la perte du sang ne manque jamais de diminuer la douleur et d'arrêter le progrès du mal. Quelquefois aussi, l'absorption des cloisons alvéolaires est accompagnée d'une suppuration aux gencives près le collet des dents. Cet écoulement, outre qu'il est désagréable, rend les malades très inquiets. S'apercevant qu'en pressant les gencives avec le doigt, la matière sort près du collet des dents, ils en concluent qu'elle doit avoir la plus funeste influence sur les alvéoles, et rendre l'haleine fétide. Frappés de cette idée, ils renouvellent souvent la pression, et cherchent à ôter celles de leurs dents qui leur paraissent être cause du mal. C'est cependant ce qu'on ne saurait trop réprouver et blâmer, car rien n'est plus funeste. En pressant fréquemment les gencives, on entretient une irritation constante à la partie où s'opère la sécrétion; et non-seulement l'écoulement devient plus abondant, mais encore plus âcre. Dans ce cas, les malades doivent seulement user, soir et matin, d'une brosse à dent très douce, et se laver la bouche avec une lotion telle qu'une décoction d'écorce du Pérou, ou une infusion de roses dans une teinture de myrrhe. Par ces moyens, l'écoulement diminuera et la bouche ne sera pas infectée.

Quelquefois, une absorption lente et particu-

18

lière cause un changement extraordinaire dans la
position des dents. Elles s'avancent de la partie
postérieure à la partie antérieure de la bouche, et
rendent les incisives irrégulières ; ce qui peut arriver à tel point, qu'une d'elles soit entièrement
projetée en avant. Si alors elle vacille et qu'on
l'ôte, on ne s'apercevra pas de cette perte ; les autres se rapprocheront et prendront la place qu'elle
occupait. J'ai vu les cuspides s'avancer de cette
manière vers la symphise de la mâchoire, au point
de ne pas laisser un espace suffisant pour deux
dents. -

Ce changement de position provient de l'absorption des parties transversales des cloisons alvéolaires, et l'irrégularité de la différence qui existe
entre les couronnes et les racines des diverses
dents. Les premières étant plus petites que les
dernières quand leurs racines sont rapprochées,
il faut qu'il y ait une grande irrégularité dans
leur position respective. Lorsque ce changement
a lieu à la mâchoire supérieure, les incisives sont
projetées au point que l'une se trouve placée
sur l'autre, ce qui produit une grande difformité.

Il est une autre maladie des cloisons alvéolaires
assez commune, mais qui diffère en toutes ses apparences de celles qui viennent d'être décrites.
Rarement elle affecte plus d'une dent à la fois, et,

au lieu d'être une absorption de matière, elle est une contraction du fond de l'alvéole qui, à mesure qu'elle s'opère, pousse en dehors la dent qui paraît s'être allongée; mais la gencive n'est point affectée et conserve son état naturel. A mesure que la contraction fait des progrès, la dent sort, et perdant enfin son appui, elle vacille et finit par tomber. Comme sa chute est encore accélérée par le choc qu'elle exerce sur celles de l'autre mâchoire, et comme il en résulte d'ailleurs un effet désagréable pour la symétrie de la bouche, je pense qu'en ce cas il est à propos de la raccourcir avec la lime jusqu'à ce qu'elle ne dépasse plus l'alignement général. On l'empêche ainsi de frapper contre celles qui sont au-dessus ou au-dessous en même temps qu'on prévient une grande infirmité.

Les cloisons alvéolaires peuvent être grossies par l'*exostose*, et cela arrive parfois à cette partie formée par l'union des os maxillaires supérieurs. Alors les incisives centrales, ordinairement très rapprochées, viennent à se séparer au point qu'on dirait qu'on a extrait une dent entre elles.

J'ai vu aussi une fois les cloisons alvéolaires tellement grossies à la partie postérieure de la mâchoire supérieure, où les molaires étaient restées, que la joue paraissait enflée, ce qui causait une grande difformité. Je fis l'extraction des dents, dans l'espoir de diminuer la tumeur par l'absorption des cloisons alvéolaires qui est toujours la suite de cette opération; je ne fus pas trompé dans mon attente, la tumeur diminua et les progrès de la maladie furent arrêtés.

Maladie de l'antre maxillaire.

L'antre maxillaire, dit le célèbre et le savant Fox, est un sinus ou une cavité dans l'os maxillaire; il est placé au-dessus des molaires et au-dessous de la voûte du palais; il est recouvert par une membrane et communique avec les fosses nasales par une petite ouverture pratiquée dans la partie de son côté membraneux, qui se trouve entre les os tords supérieurs et inférieurs.

L'inflammation de cette partie de la bouche est quelquefois occasionnée par des maladies de dents, mais elle arrive aussi quand elles sont parfaitement saines. En examinant le squelette d'une tête, on trouve parfois qu'une ou plusieurs racines des grandes molaires pénètrent dans la cavité. Dans ce cas, l'inflammation causée par la maladie d'une de ces dents se communique promptement à la membrane qui la recouvre et y cause de la suppuration; si l'on néglige un abcès de cette nature, il en résulte toujours un grand mal.

L'ouverture naturelle de la cavité se trouve

communément obstruée ; le pus est donc obligé
de s'ouvrir un passage en ulcérant un de ses côtés, et particulièrement celui qui est situé sur la
joue. Ordinairement les membranes se tuméfient
par suite de l'inflammation, et comme c'est par
une partie membraneuse que l'antre maxillaire
communique avec le nez, il est très probable que
cette communication sera interceptée par la tuméfaction.

Le malade attribue d'abord le mal que lui cause
cette inflammation à la rage des dents. Mais,
quand elles ne sont pas malades, il observe mieux
les sensations qu'il éprouve et s'en rend un compte
plus exact. Ordinairement la douleur s'étend au
front, dans la direction du sinus frontal, et l'on
ressent à l'un des côtés du visage une sorte de contraction et de pesanteur ; bientôt la joue devient
rouge et paraît enflée ; elle est dure au toucher,
surtout à la naissance de la lèvre, et l'on s'aperçoit d'une grande plénitude aux parties voisines
des racines des dents.

Le traitement à suivre est celui qui est en usage
pour tous les abcès ; il faut ouvrir une issue à la
matière, et le meilleur moyen d'y parvenir est
d'extraire une des molaires et de faire une ouverture à travers l'alvéole jusqu'à l'antre maxillaire.
S'il arrive que la première ou la seconde molaire
soit cariée, c'est celle-là qu'il faudra arracher de

préférence; mais si l'une et l'autre sont saines, ce sera la seconde, parce que l'autre maxillaire en est plus voisine que de la première, et que c'est le plus près possible de la partie malade qu'il faut établir une ouverture.

J'ai vu plusieurs fois des maladies de l'antre maxillaire occasionnées par des chicots cariés; il y avait alors une tuméfaction considérable, et quelques parties antérieures de l'os étaient absorbées. L'extraction de ces chicots fut suivie de l'écoulement considérable d'un fluide glaireux sortant de l'alvéole; il continua pendant quelque temps, enfin il diminua continuellement jusqu'à ce que les parties malades fussent rétablies.

L'antre maxillaire est quelquefois sujet à des maladies très effrayantes; mais ces cas sont rares. Celui qui se présente le plus souvent est la formation d'un polype ou d'une tumeur fongueuse dans la cavité. Voilà la marche que suit cette maladie :

Lorsque la tumeur a acquis un certain volume, elle exerce une pression qui détermine une absorption à la partie interne de la cavité; cette partie blanchit graduellement jusqu'à ce qu'elle soit entièrement détruite. Les cloisons alvéolaires, et même une partie des racines des dents sont absorbées lorsque les restes de celles-ci sont devenus vacillants, ils causent de l'irritation aux gencives et il faut les extraire. La tumeur continuant à croître, la joue se gonfle considérablement, et au lieu de l'os, une substance fongueuse occupe tout un côté de la face ; à la longue l'ulcération se prononce quelquefois, et la maladie finit presque toujours d'une manière fatale.

L'antre maxillaire est quelquefois attaqué bien dangereusement par une maladie cancéreuse ; heureusement les cas sont très rares. MM. Heaviside et Taunton nous ont donné de curieux documents sur cette terrible maladie.

Les malades, dit M. Heaviside, étaient deux femmes âgées. D'abord elles se plaignaient d'une douleur à un côté de la face ; cette douleur s'étendait au front, à l'œil et même derrière l'oreille. Ces symptômes ont continué pendant environ quatre mois ; ensuite il s'est formé, près de l'oreille, une tumeur qui n'a pas tardé à donner écoulement à une matière noire et fétide.

La maladie qui, chez la femme confiée à M. Taunton, était au côté droit, avait occasionné l'absorption de l'os maxillaire supérieur, de l'os du palais, de l'os de la pomme, de l'os unguis, du condyloïde et du coronoïde de l'os maxillaire inférieur.

On voit, dans le musée de M. Heaviside, le crâne d'une femme qui avait eu à l'os maxillaire une tumeur considérable dont une partie s'était ossifiée ;

il n'a pas une histoire exacte de la maladie, dont il a bien voulu me confier les dessins : sa marche a duré environ cinq ans.

J'ai eu l'occasion, dit Fox, il y a peu d'années, d'observer les progrès d'une maladie de cette espèce chez M. V***, gentelman fort respectable. La maladie s'était montrée spontanément au-dessus des molaires, comme une tumeur qu'occasionnait le gonflement de la joue. D'après l'ordonnance de M. Cline, je fis, plus de quinze jours de suite, des incisions dans cette tumeur avec une lancette. Il y eut une hémorrhagie considérable qui diminua la tension occasionnée par la plénitude des vaisseaux.

Pendant l'accroissement de la tumeur, il y eut absorption de l'os maxillaire et des racines des dents qui devinrent vacillantes et qu'il fallut extraire. Enfin, elle devint si volumineuse qu'elle remplissait presque la bouche et causait une hideuse difformité en gonflant la joue. Les incisions avec la lancette et l'hémorrhagie qui les suivait avaient bien retardé les progrès du mal pendant près de cinq ans; mais dès que l'ulcération fut prononcée, elle eut bientôt épuisé les forces du gentleman, qui mourut au bout de quelques mois.

Des effets du mercure sur les dents.

Avant de fermer l'excellent ouvrage de Fox, je

ne puis résister à l'envie d'en extraire un chapitre intitulé : *Des effets du mercure sur les dents*. Je crois même qu'on me saura gré de l'avoir traduit, parce que l'opinion de M. Fox est d'un grand poids lorsqu'il s'agit des connaissances qui se rattachent à l'art du dentiste.

Quand le mercure a été introduit dans le système, dit le savant auteur de l'*Histoire naturelle des maladies des dents*, il survient quelques circonstances qui sont regardées comme le parfait *criterium* de son action spécifique sur l'organisation des individus, sur leur constitution. Le mercure engendre presque toujours une augmentation de glandes salivaires, la fétidité de l'haleine, de vives douleurs dans plusieurs parties de la bouche.

Une conséquence ordinaire de l'usage du mercure est un accroissement d'action dans les vaisseaux absorbants, et il n'y a pas de partie ou cette action se développe plus évidemment que dans les cloisons alvéolaires. L'emploi de cette substance minérale, en produisant l'absorption des cloisons, occasionne souvent la perte prématurée des dents. On prévient maintenant (M. Fox écrivait en 1814) cette funeste conséquence par la manière nouvelle dont on administre ce remède, et qui, au lieu de l'action violente par laquelle on excite la salivation, ne lui laisse plus qu'une action légère sur le système général.

Si l'usage du mercure est trop prolongé, souvent les dents deviennent vacillantes et menacent de tomber pendant qu'on; l'administre. Il est même des constitutions sur lesquelle il agit d'une manière encore plus funeste. Une grande inflammation se déclare dans la bouche; il y a enflure, et bientôt un ulcération qui produit quelquefois l'absorption des os maxillaires.

J'ai vu l'an dernier, ajoute M. Fox, un exemple bien frappant des suites funestes de l'emploi inconsidéré du mercure, chez une dame qui venait d'arriver des Indes-Orientales, où elle avait été traitée par la salivation d'une maladie du foie. On lui avait fait prendre une si grande quantité de cet oxide qu'à parler littéralement on l'avait empoisonnée. Sa bouche était complétement ulcérée; sa constitution était si généralement affectée qu'elle tomba dans un état d'insensibilité assez prolongé; et, quand elle en sortit, sa bouche était si douloureusement affectée qu'elle ne pouvait l'ouvrir sans de grandes difficultés et des souffrances atroces. Bientôt elle se contracta tellement à sa partie postérieure qu'on pouvait à peine y introduire une cuillère à thé. Cette contraction s'accrut même au point qu'il devint impossible d'y introduire la petite cuillère. Dans une telles extrémité, M. Noris, à qui cette dame avait donné sa confiance, ne pouvait plus la nourrir que de lait caillé et de soupe qu'on introduisait au moyen d'un canal recourbé d'une grande seringue, par l'ouverture qu'avait laissée la chute d'une des molaires. Pour comble de maux, il se déclara une grande inflammation qui fut suivie de la mortification des cloisons alvéolaires de l'une et de l'autre mâchoire, en sorte que quand on écartait la lèvre, le plus hideux spectacle se présentait. On voyait les gencives retirées des dents, les alvéoles entièrement dépouillées et toutes noires. J'enlevai plusieurs dents vacillantes, et l'exfoliation commença à deux ou trois endroits. Cette dame ne résista pas longtemps à la violence d'un mal si terrible.

On avait, continue M. Fox, administré une si grande quantité de mercure à un malade qui se présenta à l'hôpital de Guy, que ses gencives et les surfaces internes de ses joues et de ses lèvres étaient complètement ulcérées. Conséquemment il survint, pendant que l'ulcération se guérissait, une si grande adhésion des parties, que le malade ne pouvait ouvrir la bouche. M. Cooper ne put le tirer de cette triste situation qu'en disséquant une partie des lèvres et des joues, et en empêchant les bords des plaies de se réunir par l'interposition de la charpie, qu'on employa jusqu'à parfaite guérison de ces parties.

L'emploi du mercure occasionne ordinairement sur les dents un dépôt de tartre qui produit de

fort mauvais effets, si l'on ne prend la précaution
de l'enlever dès qu'on cesse de faire usage de ce
remède. Après cette précaution, les gencives reprennent leur état, et les dents sont préservées de
toute offense matérielle.

La petite vérole, cette terrible maladie, a quelquefois des suites semblables à celles de l'usage
imprudent du mercure. On voit, dans le précieux
musée de M. Heavisile, plusieurs sortes d'exfolia-
tions qui ont été occasionnées par les ravages de
cet horrible fléau [1].

Des imperfections du palais.

La nature, dit M. Fox, laisse souvent la structure du palais imparfaite; il y a même beaucoup
de variétés de ce genre de défectuosité. On peut
rarement remédier à ces défauts; on attache seulement des palais artificiels aux dents, ou bien
aux côtés de la fissure elle-même. Si les dents
n'ont pas acquis toute leur consistance, des atta-
ches indispensables en causeront la perte prématurée. D'un autre côté, en fixant ces palais aux
côtés de la fissure, on risque de l'élargir, ou du
moins d'empêcher la contraction que la nature
pourrait elle-même opérer.

[1] L'invention et les progrès de la vaccine ont presque annihilé les ravages de la petite vérole.

Quelquefois cette fissure est encore accompagnée d'un *bec-de-lièvre*, et, dans ce cas, l'os de la mâchoire est déformé et jeté en avant.

Un enfant né avec un *bec-de-lièvre* fut confié aux soins de M. Heaviside. L'os de la mâchoire supérieure se projetait en avant du nez, ce qui n'empêcha pas trois dents de percer dans cette partie à l'époque de la dentition. M. Heaviside crut devoir différer l'opération jusqu'à ce qu'on n'eût plus à craindre que la résistance de l'enfant la fît échouer, et il ne la commença que quand le sujet eut atteint sa sixième année. Il détacha du bord un morceau de peau qui croissait à la surface de l'os; il scia ensuite la partie qui se projetait en avant, et l'enleva ainsi que les trois dents qui y étaient contiguës. Un an après, il fit la suture du *bec-de-lièvre* d'un côté, laissa le malade tranquille pendant une année, au bout de laquelle il fit la même opération de l'autre côté. Le morceau de peau qui avait été détaché de la surface supérieure de l'os, forma la partie centrale de la lèvre, et, après la cure, le visage de l'enfant parut parfaitement régulier.

Les os du palais sont quelquefois affectés par des symptômes secondaires des maladies syphilitiques. Souvent on perd une partie de l'os palatin, des cloisons alvéolaires, avec quelques dents de devant. En général, on remédie assez facilement aux défectuosités que cette perte occasionne. S'il n'y a qu'une simple ouverture au palais, il est possible de la couvrir parfaitement avec une légère plaque d'or, faite exprès, que l'on fixera aux dents et aux côtés de l'ouverture ; si la perte des dents est jointe à cette défectuosité, on pourra en attacher d'artificielles au faux palais, et arranger le tout avec assez d'art pour rendre au visage sa première apparence, et à la prononciation toute sa netteté.

En général, on remédie facilement aux défectuosités du palais lorsqu'elles ne sont pas accompagnées de la perte du voile ; mais lorsqu'il n'existe plus, l'extrême irritabilité des parties avec lesquelles il était en connexion rend incertain le succès de tout ce qu'on veut lui substituer, quelque ingénieuse qu'en puisse être l'invention ; car toute substance étrangère qui vient toucher la partie postérieure de la langue ou des fosses nasales, y produit toujours une grande irritation.

Les os palatins sont quelquefois sujets à l'exostose, qui détruit la forme arquée du toit de la bouche. J'ai vu une substance cartilagineuse qui s'était formée au palais d'une jeune dame, et avait été disséquée par M. Arbernetti.

Obturateur, ou palais artificiel-Rogers.

Nonobstant ce que vient de dire mon savant

collègue et compatriote (Fox), sur la difficulté de remédier à la défectuosité du palais, je suis heureux de pouvoir porter à la connaissance du public que j'ai trouvé, il y a huit ans, le moyen de placer des palais artificiels, connus sous le nom d'*obturateurs-Rogers*[1]. Ces palais artificiels, faits d'une matière douce et légère à la bouche, tiennent, à l'instar des osanores, par la force de la succion. On peut les ôter et les nettoyer à volonté, de même que mes rateliers ordinaires.

Il y a huit ans environ, une Américaine, madame de G., âgée de vingt-quatre ans, se présenta chez moi pour me prier de prendre soin de sa bouche.

A la première inspection, je vis qu'elle n'avait pas de palais. Les incisives garnissaient la partie antérieure des deux mâchoires; mais la jeune dame n'avait pas une seule molaire. Le nez et les joues, n'étant pas soutenus par les os de la voûte palatine, pendaient de la manière la plus désagréable, et donnaient un aspect repoussant à une jeune dome que je devais rendre belle quelques jours après.

En effet, je pris exactement la dimension de sa

---

[1] C'est cette invention qu'un confrère a eu l'indélicatesse, il y a pe jours, de présenter à l'Académie comme lui appartenant. Il est pourtant avéré que depuis plusieurs années j'expose des obturateurs de ce genre, ainsi que des nez artificiels.

bouche; je fabriquai un palais artificiel que je parvins à assujettir parfaitement.

Voici comment je procédai :

J'ai déjà dit que la jeune dame n'avait aucune molaire; je mis à profit l'absence de ces dents, et je choisis la place qu'elles auraient dû occuper pour base de mon obturateur; le procédé réussit à merveille. La jeune Américaine eut en même temps des molaires et un palais qui ne la gênait en rien, qu'elle ôtait et nettoyait à volonté, parce que, comme je l'ai dit plus haut, cette grande pièce artificielle tenait par la succion, à l'instar des osanores.

Cette opération fit grand bruit dans le monde. La jeune dame qui, auparavant, pouvait à peine se faire comprendre, s'exprima avec pureté et facilité. Comme elle avait une jolie voix, elle parvint en peu de temps à chanter de manière à être applaudie dans plusieurs salons de Versailles.

Ce fait est connu de tout le monde; il m'a attiré les félicitations de mes confrères. J'invoque leur témoignage contre les tentatives qu'on fait pour m'enlever le mérite de mon invention, qui désormais est acquise à la science.

Classification et énumération de quelques autres maladies des genoives.—Les aphthes.

Des tubercules blanchâtres sont les indices ordinaires de cette affection des gencives : ils apparaissent d'abord sur les parois de la bouche; ils affectent ensuite la membrane buccale, et voilà pourquoi on a classé les aphthes parmi les maladies des gencives. Ils rendent souvent la mastication presque impossible, et gênent la respiration au point qu'on éprouve une sensation très douloureuse toutes les fois que l'air pénètre dans la bouche ou sort de la poitrine.

La forme et la couleur des aphthes varient suivant l'âge des individus. Chez les enfants, cette affection a souvent des suites fâcheuses : les muscles du visage sont alors agités convulsivement; les digestions se font difficilement; les aphthes s'emparent ordinairement de cette partie de la gencive que les incisives doivent occuper plus tard. Cette maladie très douloureuse est rarement mortelle; et si elle a quelques dangers pour les enfants, elle est plus bénigne pour les adultes.

Chez ces derniers, les aphthes sont presque toujours superficiels, ont la forme de petits tubercules arrondis, et leur présence dérange rarement l'économie vitale.

Causes des aphthes.

Tous les médecins et chirurgiens-dentistes admettent comme causes générales des aphthes :

19

Les boissons et préparations mercurielles ;

La malpropreté de la bouche ;

Les aspérités occasionnées par des dents cariées ;

La mastication d'aliments trop durs ;

L'humidité de la température, puisqu'il est avéré que cette maladie est plus commune et plus intense en Danemark et en Hollande que dans les autres pays de l'Europe.

Plusieurs médecins croient que les aphthes sont souvent épidémiques, surtout chez les enfants.

J'ai souvent remarqué des aphthes chez les hommes de lettres et les personnes sédentaires en général, ainsi que chez les personnes enceintes. La cause commune des aphthes est l'âcreté du sang et la constipation. On y remédie, dans ces cas, par des boissons rafraîchissantes, des aliments légers et une application d'eau spiritueuse sur la partie endolorie. J'ai préparé, contre cette maladie, une eau connue sous le nom d'*eau anti-scorbutique*. Si les aphthes deviennent rongeurs, il faut en arrêter la crudescence en recourant à la cautérisation par la pierre infernale ou le fer rouge.

Remèdes généraux contre les aphthes.

De même que les aphthes sont différents chez les enfants et chez les adultes, de même un dentiste expérimenté et habile doit varier ses remèdes et les approprier à l'âge des individus.

Pour les enfants, il n'est pas de meilleur remède que le lait de leurs nourrices.

On conseille aux adultes les boissons émollientes, les gargarismes légèrement acidulés.

Dans certains cas, surtout si les aphthes prennent un grand développement, on doit prescrire pour boisson une légère décoction de quinquina. Si on voit que la maladie a été engendrée par des aspérités osseuses, on doit se hâter de recourir à la lime.

Inflammation des gencives des enfants, pendant la première dentition.

Dans la partie de cet ouvrage, consacrée au travail des deux dentitions, j'ai parlé de quelques maladies dont les enfants sont presque tous atteints. Mais il me reste à faire quelques observations sur l'inflammation des gencives qui prend alors un degré d'intensité alarmant.

Quelques temps avant que les premières dents sortent des alvéoles, les gencives deviennent douloureuses, s'enflamment au point que les glandes sous-maxillaires sont très souvent affectées : les os maxillaires eux-mêmes sont attaqués, et la maladie prend un caractère très grave.

Remèdes contre cette inflammation.

La nature, en bonne mère, toujours inépuisable en ressources, a placé fort heureusement le remède à côté du mal. En effet, il est constant et avéré que le lait de la nourrice calme presque toujours l'inflammation buccale chez les enfants. Il ramollit les gencives qui présentent ainsi moins de résistance aux dents prêtes à sortir.

Quelquefois les enfants éprouvent des douleurs si violentes qu'ils refusent le sein de leur nourrice. Dans ce cas, qui est très grave, je conseille d'enduire les gencives avec une décoction de guimauve, de gomme arabique édulcorée avec du miel de Narbonne. On se sert pour cette opération d'un petit pinceau très doux et très léger.

J'ai déjà dit qu'il faut, si l'inflammation continue, faire une incision à la gencive, sans craindre les suites de l'hémorrhagie qui est sans danger, et qu'on arrête facilement avec des lotions acidulées.

Inflammation causée par la seconde dentition.

La seconde dentition est moins dangereuse que la première, parce que l'enfant a déjà acquis assez de force pour résister à la douleur. Cependant la phlegmasie prend quelquefois un grand degré d'intensité. Les gencives sont affectées d'un gonflement considérable, parce que leur tissu, devenu plus compacte, arrête l'éruption des dents. Les gencives prennent alors une couleur sanguinolente, et la douleur est accompagnée d'abcès qui percent la joue et arrivent jusqu'à la partie extérieure : ce dernier cas se manifeste surtout à l'époque de l'éruption des molaires.

Remèdes.

Les gargarismes, les bains de pieds sinapisés, les boissons délayantes calment parfois le mal et coupent court à ses progrès. Mais, le plus souvent, il faut recourir au bistouri, opérer des scarifications et ouvrir de cette manière une voie facile aux dents de remplacement. Dans certains cas, il ne faut pas craindre d'enlever des portions des dents temporaires, qui sont d'ailleurs inutiles puisqu'elles doivent céder bientôt la place aux dents permanentes. Une longue expérience m'a prouvé que cette dernière opération est sans danger, pourvu qu'elle soit faite par une main habile et longtemps exercée.

Des abcès des gencives.

Les abcès, connus scientifiquement sous le nom

de *phlegmons,* surviennent ordinairement à la suite d'une forte inflammation des gencives : ils sont aussi engendrés par la carie de l'os maxillaire, une affection rhumatismale, le déchirement de quelques-unes des fibres du périoste alvéolaire, l'irritation du nerf dentaire, les pressions faites sur les gencives, le froid ou le chaud, le tartre, l'usage des élixirs et dentifrices.

La partie qui avoisine les incisives de la mâchoire supérieure est principalement sujette aux phlegmons, qui se développent très rapidement et à un tel point que le visage se trouve tout-à-fait contourné. Une forte chaleur, une extrême sensibilité aux gencives sont les indices ordinaires de cette affection qui se termine par la suppuration ou par résolution plus ou moins longue.

Remèdes contre les abcès des gencives.

Les gargarismes, les émollients, les infusions vulnéraires, de petites saignées sont les remèdes employés le plus souvent, et, à l'aide de ces moyens si simples en apparence, les phlegmons finissent par disparaître. Mais souvent les symptômes inflammatoires résistent à ce premier traitement ; les douleurs deviennent lancinantes, l'épiderme des gencives se ralentit et forme un sachet plein de pus que l'on ressent, si on presse

avec le doigt. Insensiblement le tissu cède, se
rompt et livre passage à la matière purulente par
une voie qui s'ouvre le plus souvent dans l'intérieur de la bouche.

Dans ce cas, pour prévenir des douleurs inutiles
et couper court à l'abcès, je conseille aux médecins et aux dentistes de se hâter d'extraire la dent
dont la présence a causé l'inflammation, ou de faire
l'ouverture de l'abcès : si on néglige cette précaution, on court risque de voir un nouveau dépôt
de matière purulente pénétrer dans les alvéoles,
altérer le périoste et dégénérer en fistule dentaire.

Gencives adhérentes aux joues.

L'inflammation a quelquefois pour effet une
ulcération des gencives ou des joues qui rend ces
deux parties de la bouche adhérentes l'une à
l'autre, de telle sorte qu'il y a désordre momen-
tané dans le système buccal. Ces adhérences sont
le plus souvent partielles et n'occupent qu'un côté
externe des gencives; mais, dans certains cas,
elles s'étendent aux deux côtés, et il faut alors employer tous les remèdes dont l'efficacité a été dé-
montrée par une longue expérience [1].

[1] Posewitz, semeiologia aphtharum idiopathicarum et symptomatica-
rum. 1790.

Gangrène des gencives.

Cette affection, très rare chez les adultes, attaque souvent les enfants et prend des symptômes
très alarmants; l'air et la nourriture influent beaucoup sur cette maladie qui, si on ne tâche de l'arrêter dans son cours, se développe rapidement,
rend le visage bouffi, les gencives tendues et l'haleine fétide. L'épiderme des gencives devient d'un
rouge pourpre; les douleurs sont insupportables,
et les enfants y succombent en peu de jours.

Hygiène contre la gangrènes des gencives.

On triomphe de cette terrible maladie en donnant aux sujets qui en sont atteints une nourriture succulente, en ayant soin de renouveler l'air
des appartements; il faut encore employer des
traitements internes qui varient suivant le tempérament des individus et le degré d'intensité qu'a
déjà pris le mal.

Maladies des gencives occasionnées par le virus syphilitique.

Le virus syphilitique et le mercure, sont très
funestes aux gencives; la muqueuse, qui est très
impressionable, absorbe ce poison qui détermine
des ulcérations d'un caractère particulier, et qui

les rend différentes des autres ulcères qui affectent parfois la région buccale.

On emploie dans ces cas, qui sont heureusement très rares, les mêmes traitements que dans les maladies syphilitiques[1].

Hygiène générale des gencives.

Le simple et rapide exposé que je viens de faire, des maladies des gencives, est plus que suffisant pour démontrer combien il importe de soigner cette partie de la bouche, si on veut censerver de belles et bonnes dents.

Ces affections qui deviennent fort graves, si on les néglige, résistent rarement à un traitement simple et naturel, surtout lorsqu'on l'emploie à temps et à propos. Voici les conseils que je crois devoir donner aux gens du monde, qui pourront le plus souvent se soigner eux-mêmes, sans recourir à l'art du dentiste.

Aussitôt qu'on s'aperçoit que les gencives prennent une couleur blafarde, se ramollissent deviennent saignantes, il faut prévenir le mal en employant le matin surtout et même plusieurs fois

[1] Auzébl, *Principes d'Odotonlogie;* Lyon, 1771. Berdmore, *A treatise of the Disorders of the teeth and gums.* Brachmaend, *De ulceribus dentium fistulosis.*

le jour, des lotions d'eau fraîche légèrement aromatisée avec un spiritueux quelconque.

Ordinairement, la débilitation des gencives est locale, et dans ce cas, on les raffermit facilement à l'aide d'une brosse douce, qui rend aux fibres leur énergie naturelle.

Quelquefois le ramollissement des gencives est général ; il ne faut pas alors se borner aux lotions, on doit se hâter d'employer un traitement interne. Les toniques sont employés avec succès, ils rétablissent le système dentaire dans son harmonie primitive ; les gencives recouvrent leur couleur, leur fermeté, et l'on coupe court ainsi à une maladie qui n'est pas sans danger.

Pour remplir fidèlement le cadre que je me suis tracé, je ne dois pas me borner à de simples aperçus sur les matières que j'ai à traiter. Il faut que je recueille les opinions des personnes qui ont écrit sur les dents, depuis les temps les plus reculés jusqu'à nos jours. Pour arriver à ce but qu'il est difficile d'atteindre, j'ai lu tous les auteurs, j'ai longtemps pesé leurs doctrines, persuadé que le meilleur moyen d'instruire, n'est pas de restreindre ses lecteurs à des connaissances individuelles, mais de les initier à tous les secrets de la science, et d'opérer une immense communion d'idées, de faits, de résultats, d'expériences.

Des fistules dentaires.

Depuis longtemps on a observé sur les gencives de petits abcès et ulcères fistuleux qui répondent à l'extrémité de la racine des dents affectées de carie ; depuis longtemps on sait que pour en obtenir la guérison il faut arracher les dents malades : Hippocrate lui-même nous a transmis ce précepte.

Vers la fin du quinzième siècle, époque où la médecine et la chirurgie, comme toutes les autres sciences et tous les beaux-arts, prirent un nouvel essor, réchauffées par le brillant soleil de la renaissance, on observa que les fistules dépendaient le plus souvent de la lésion d'une ou plusieurs dents.

La première observation de ce genre fut faite par Beniventius, mort très âgé en 1502 ; il nous l'a transmis dans son *Traité de additis morborum causis* [1]. Depuis cette époque on a consigné dans divers écrits beaucoup d'observations semblables, et l'on y reconnaît l'homme instruit qui, sans exercer l'art de guérir, ne sait pas moins la conduite qu'il faut tenir en pareille circonstance : ces observations furent recueillies et commentées

---

[1] Imprimé à Florence, en 1507.

par Forestus, Platon, Zwinger, Hoffmann, A. Seve-
rin, Fabrice de Hilden, Sennerk, Kuchler, Goec-
kla, Purman, tous auteurs d'ouvrages sur la chirurgie dentaire.

Causes des fistules.

Les fistules dentaires, comme la plupart des maladies, reconnaissent des causes éloignées et des
causes prochaines :

Aux premières se rapporte toute espèce de lésion de l'organe dentaire, et spécialement la carie
qui, par essence, annonce chez les individus en
qui on l'observe, une disposition morbifique qui
tend à détruire l'organe en rendant même les propriétés vitales plus susceptibles d'être exaltées,
ainsi que celles des parties ambiantes ; cependant
il est des cas où la carie fait des progrès jusqu'à la
destruction complète de l'organe sans que rien
n'annonce l'exaltation de ces forces.

Les causes prochaines sont celles qui portent
l'exaltation des propriétés vitales de l'organe dentaire à un haut degré, ainsi qu'on l'observe chez
toute personne qui essaie de manger sans précaution sur une dent vacillante ou cariée dont il
ne se sert pas depuis longtemps ; une vive douleur
qu'on éprouve aussitôt est suivie d'un gonflement
à la gencive qui se communique parfois aux par-

ties voisines. Des cas semblables se présentent aussi quand on sonde une dent affectée de carie, ou quand on plombe une qui est sensible, ou enfin quand on la pique pour en détruire la sensibilité.

De même, vingt-quatre ou quarante-huit heures après avoir plombé une dent dont le canal intérieur, ouvert, permettait un léger suintement, ou, après avoir posé une dent à pivot, on observe, quoique rarement, le même accident.

Dans tous les cas, cette tuméfaction, peu susceptible de résolution, augmente, devient douloureuse, et passe, avec des symptômes fébriles, à l'état d'inflammation et de suppuration. Dans plusieurs circonstances, les fistules dentaires se développent rapidement avec des symptômes très graves. Le plus souvent, contre un tel mal, on n'a recours qu'à des cataplasmes émollients et calmants. Si le dentiste est consulté, ce qui arrive toujours trop tard, il emploie ce qui convient en pareil cas. La tumeur paraît d'abord moins dure dans sa circonférence ; mais l'irritation ayant été portée instantanément à son comble dans un seul point, vers sa partie la plus disposée à en recevoir les effets, c'est-à-dire vers la membrane alvéo-dentaire, qui lie l'extrémité de la racine de la dent à l'alvéole, ce point devient alors le siége d'une inflammation qui se termine, ou par la suppuration, ou par la nécrose qui frappe tout à la fois et cette membrane, et une partie de l'alvéole où la dent est implantée.

Dans le premier cas, les émollients, en relâchant le tissu des parties sur lesquelles ils sont appliqués, semblent agir sur le centre de l'inflammation comme des attractifs qui tendent à faciliter la formation du pus et son issue à l'extérieur. Aussitôt la tumeur diminue de circonférence au centre, et, après huit ou quinze jours, il ne reste souvent qu'un ulcère fistuleux, dont l'orifice laisse couler de la sérosité pendant plus ou moins de temps, ainsi qu'il a été dit à la première proposition.

Dans le second cas, la tumeur est plus rouge et plus dure; elle tend aussi plus rapidement à la suppuration et à la nécrose de l'os. Au bout de quelque temps, si on examine l'état des parties situées sous l'ulcère, on reconnaît facilement, à l'aide de la sonde, que l'os est non-seulement dénudé, mais encore qu'il est mobile. La dent, d'abord affectée et vivement douloureuse, cesse de l'être et devient vacillante. Si on en fait l'extraction et qu'on profite de son absence pour reconnaître l'état des parties, le doigt ou la sonde facilitent la sortie du séquestre, s'il n'offre pas trop de résistance; les ouvertures, tant externes qu'internes, ne tendent pas à se cicatriser. Dans quelques cas, la sortie du séquestre peut avoir lieu sans l'extraction de la dent; mais alors on court risque de voir la fistule ne pas se guérir. Il est vrai de dire qu'on peut toujours en venir à cette opé-ration, si le cas l'exige.

On ne peut douter que l'état morbide de quelque dent ne soit la source des fistules dentaires, et que sa présence ne soit également la cause de leur durée. Depuis longtemps on en a fait la remarque pour les ulcères fistuleux des gencives; et c'est ce fait qui a conduit quelques dentistes, entre autres M. Duval, à la connaissance de la première espèce de consomption de l'extrémité de la racine des dents observée dans ce cas; mais ce qui se présente ici, on peut également l'observer à la même partie des dents dans les fistules dentaires, ainsi que l'a noté Beniventius, qui dit qu'après avoir extrait la dent d'un malade qui avait une fistule à la mâchoire inférieure, il remarqua que la racine était rongée.

« *Nam dente ipso evulso, erosam ejus radicem* « *cernimus* [1]. »

Mettant de côté l'expression du médecin de Florence, on reconnaît dans la lésion organique indiquée par lui, les fistules dentaires et les ulcères fistuleux des gencives. Outre la déperdition de

---

[1] Curiosæ observationes.

substance, il arrive souvent, comme l'a observé Fabrice de Hilden, que cette extrémité de la racine est couverte d'une sorte de dépôt calcaire, tel qu'on en trouve quelquefois sur l'extrémité de la racine des dents, le long de laquelle il se fait un suintement purulent à la suite d'un ulcère fistuleux des gencives. Dans ce cas, l'extrémité de la racine n'offre plus sa blancheur ordinaire, mais elle est plutôt d'une couleur cornée. Cependant, dans les cas de nécrose où se trouve comprise la racine de la dent, son extrémité paraît plus blanche que dans l'état naturel.

Quant à l'alvéole, dans laquelle la dent malade se trouve implantée, il n'y a pas de doute qu'elle n'éprouve une déperdition de substance plus ou moins grande, mais presque toujours insensible.

Les fistules dentaires ne doivent pas être confondues avec une autre maladie qui affecte les environs de la mâchoire inférieure, c'est-à-dire, les scrofules ou écrouelles.

Celles-ci ont un caractère différent, affectent d'autres organes, suivent une marche plus lente, n'obtiennent point une guérison aussi prompte, et ne disparaissent point par l'extraction d'une dent.

Là, ce sont seulement les dents et quelquefois l'os de la mâchoire qui sont malades, et en général, chez l'homme de tout âge.

Ici, et seulement chez les enfants ou chez quelques adolescents, ce sont les glandes situées derrière et au-dessous de la mâchoire qui se tuméfient ; c'est une série de glandes engorgées qui souvent s'étend de l'occiput jusqu'à la clavicule ; ajoutez-y la physionomie scrofuleuse de toute l'habitude du corps, physionomie qu'on ne distingue pas chez ceux qui portent des fistules dentaires.

Moyens de guérison.

Si comme on n'en peut douter, la présence d'une dent malade est souvent la source et la cause de la durée d'une fistule dentaire, il s'en suit nécessairement qu'on doit obtenir la guérison en faisant l'extraction de la dent. Une longue expérience a sanctionné l'efficacité de cette opération qui ne présente aucun danger, aucun inconvénient.

Quelquefois la fistule subsiste encore un peu de temps après l'extraction de la dent malade à laquelle elle se rapporte ; alors il est à présumer que l'os est dénudé, et qu'il s'en suivra quelque exfoliation, ou qu'il sera frappé de nécrose ; il faut dès lors se conduire suivant les règles de l'art prescrites pour le traitement des maladies des os, avant de chercher à obtenir la cautérisation des fistules dentaires ; quelquefois ces fistules nécroses

20

semblent se fermer, mais bientôt un gonflement
et un nouveau mouvement de suppuration arrivent
à la partie; alors il faut faciliter l'issue du pus.

Si cependant il y avait une fistule dentaire sans
qu'il se trouvât aucune dent, ou sensible, ou mobile, ou affectée de carie, il conviendrait, autant
qu'il serait possible, d'en traiter la guérison comme
d'un ulcère fistuleux de l'os.

Moyens d'empêcher les fistules dentaires.

Mais en parlant du traitement des fistules dentaires, ne convient-il pas d'examiner s'il ne serait
pas possible de s'opposer à ce qu'elles aient lieu,
en faisant ce qui est nécessaire dans le commencement de la maladie à laquelle elles semblent succéder? N'est-ce pas ici le cas de faire sentir la nécessité de l'extraction d'une dent cariée, ou mobile, ou plus ou moins douloureuse, dans une
fluxion inflammatoire dont la terminaison peut
être une fistule qui exigera toujours le sacrifice de
cette dent? Tout ne semble-t-il pas y déterminer,
la lésion organique de la dent, sa présence qui
cause et entretient la fluxion, l'écoulement du
sang par suite de l'extraction en raison duquel
l'état d'irritation et d'inflammation devient moindre, enfin l'issue qu'on procure aux matières puru-
lentes encore contenues entre la racine de la dent
et l'alvéole?

Si cependant le malade répugnait trop à l'extraction d'une dent qui aurait été la cause d'une fluxion inflammatoire, dont la suppuration dût être la fin, il ne faudrait pas balancer à ouvrir profondément et largement le foyer du pus, dès qu'il commencerait à s'amonceler entre la gencive et la joue [1].

Dans ma pratique particulière j'ai obtenu la guérison des fistules en transperçant la gencive et changeant par là le caractère de la maladie et la rendant aiguë de chronique et lente qu'elle était.

De l'affection particulière de la face, à laquelle on a donné le nom de TIC DOULOUREUX.

(Corollaires.)

I.

Les affections douloureuses de la face, sous quelque nom qu'on les désigne, sont souvent en rapport avec l'organe dentaire.

II.

L'état contre nature des dents, sans même qu'elles soient douloureuses, donne quelquefois naissance à des douleurs faciales.

[1] Duval, extrait du *Journal de Médecine, de Chirurgie et de Pharmacie*, numéro de janvier, 1812. *Bulletin de la Société de la Faculté de médecine de Paris*, 1811, numéro X.

III.

L'extraction des dents malades est le seul moyen de guérir ces sortes de douleurs.

IV.

L'évolution dentaire produit parfois dans la face, et surtout le long de l'arcade alvéolaire, des douleurs très aiguës, mais fugaces.

V.

Il n'est pas rare de prendre pour une odontalgie le tic douloureux de la face.

VI.

Le tic douloureux n'a point son siége dans l'appareil dentaire, quoiqu'on y ressente souvent de la douleur.

VII.

Cette affection peut exister sans que les dents en souffrent, et même sans qu'il existe aucune dent.

VIII.

Quoique le tic douloureux excite quelquefois de la douleur dans les dents même les plus saines, il ne peut en causer la carie ni la perte.

IX.

L'extraction des dents rend le tic douloureux plus aigu et plus rebelle, il faut donc s'en abstenir le plus possible.

X.

Toute dent mobile ou cariée, susceptible d'être affectée par le froid ou le chaud, doit être arrachée pour prévenir les paroxismes du tic.

XI.

Le tic ne dépend nullement de l'état morbide des alvéoles.

XII.

Ce n'est point l'odontalgie, mais bien quelque accès du tic douloureux, qu'on parvient à calmer par la compression du nerf affecté.

XIII.

Il faut chercher ailleurs que dans l'appareil dentaire la cause et le remède du tic douloureux de la face.

XIV.

Comme les diverses affections de la face ne sont pas symptomatiques, il faut s'attacher à en reconnaître la cause, et à la combattre par un traitement méthodique.

Le tic douloureux est-il une odontalgie, un effet de la migraine ?

Les médecins et les dentistes ne sont pas d'accord sur les causes premières et sur la nature du tic douloureux. Il faut donc examiner si cette affection n'est point en rapport avec le mauvais état des dents.

L'expérience apprend qu'une douleur dans un endroit du corps, peut dépendre ou non des parties environnantes. Le tic douloureux peut être tantôt *idiopathique*, tantôt *sympathique*.

D'après cette distinction, l'état morbide des dents peut être considéré comme une des causes qui facilitent ordinairement l'invasion et les paroxysmes de cette maladie, sans cependant en être la cause principale.

Si en effet, on réfléchit que les organes sont susceptibles de douleurs plus ou moins aiguës et fréquentes, suivant les individus, on se persuadera que l'excessive sensibilité qui est le partage des dents malades, est propre à déterminer cette affection, ou à en rappeler les retours.

Quiconque est à portée de voir fréquemment des personnes qui souffrent des dents, reconnaîtra combien, quoique saines, elles sont agacées facilement chez les hypocondriaques et les dartreux.

A plus forte raison, les dents frappées d'une lésion organique sont susceptibles d'une irritation qui peut se propager dans le voisinage et même s'y fixer. Le savant Siebold[1] a remarqué que ceux qui avaient autrefois éprouvé des odontalgies, étaient plus exposés au tic douloureux. Quoique le fait soit incontestable, il n'est cependant pas moins vrai que l'état morbide de l'appareil dentaire, facilite l'invasion et les retours du tic de la face.

Parmi les causes réelles de cette maladie, dit Thouret[2], on a cru devoir ranger toutes celles qui, fixées dans un des points de la face, ou dans toute autre partie du corps qui lui correspond, pouvait en irriter les nerfs d'une manière éloignée ou prochaine. En partant de ce principe, on a distingué deux espèces d'affections douloureuses de la face, celles qu'on peut appeler *sympathiques*, et celles qui sont *idiopathiques*.

Les premières ne peuvent être révoquées en doute : elles procèdent de toute espèce de liaison

---

[1] *Consuetum tamen est, eos qui olim dentium doloribus obnoxii fuerunt, fere in hunc dolorem procliviores esse.* Siebold, *Diatribe prima*, page 14.

[2] Aubry et Thouret. Dissertations sur le *tic douloureux*, Mémoires de la Société royale de médecine. Année 1785, page 239.

des parties voisines, d'où les nerfs de la face peuvent être affectés sympathiquement; ou de maladies plus éloignées, ayant leur siége dans les régions qui jouissent avec ces mêmes nerfs de quelque correspondance.

Les douleurs symptomatiques de la face peuvent donc en quelques circonstances dépendre des affections de quelques-unes des parties de notre corps, les plus éloignées : mais celles qui tiennent à des lésions des parties voisines paraissent mieux connues et mieux démontrées.

Mais on a plus généralement regardé cette maladie comme étant une affection idiopathique, et l'on en a rapporté les causes à toutes celles qui, fixées dans un des points de la face, peuvent en irriter extérieurement les nerfs. C'est d'après une observation de M. André, qui ayant mis à nu les nerfs maxillaires supérieur et inférieur à leur sortie, remarqua qu'en les pinçant ou les irritant, il donnait lieu chaque fois à un accès du tic douloureux, qu'on fut particulièrement déterminé à adopter cette opinion.

Les auteurs, presque d'une voix unanime, rapportent la cause locale et matérielle du tic douloureux à la présence de toute espèce d'humeur âcre qui, profondément logée dans les replis du tissu cellulaire, irrite les nerfs qui en sont le siége, les entretient dans un état de spasme ou d'érétisme habituel et constant, et sert en outre d'excitateur dans la production des accès.

Une fâcheuse expérience ayant appris que les secours ordinaires de la médecine sont sans efficacité dans le tic douloureux, on a pensé à mettre en usage des moyens plus actifs, tels que la chirurgie en possède.

La section du nerf dans le tic douloureux est une autre ressource que l'on a également proposée et mise en usage.

Galien l'avait recommandée dans la cure des spasmes fixes et habituels.

Mercurialis, en conseillant d'appliquer le feu dans les ris involontaires, ne paraît point avoir eu en vue la destruction du nerf.

Nuct l'avait expressément conseillée pour les maux de dents. Dans les odontalgies rebelles, il appliquait sur la partie externe de l'oreille appelée *antitragus*, un bouton de feu, pour détruire un filet de nerf qui, suivant lui, passait en cet endroit pour aller se distribuer aux dents.

Quoique le filet n'existât point, la méthode fut adoptée par Solingius, Decker surtout et Valsava qui, au lieu du feu, employa le fer tranchant, et à ce qu'il assure avec succès[1].

---

[1] En voyageant en Écosse, j'ai vu un chirurgien de marine, habile dentiste, faire des incisions à la partie postérieure de l'oreille et guérir ainsi des maux de dents.

Ce fut d'après ces exemples que le chirurgien
dentiste Maréchal, vers le milieu du xviie siècle
pensa à tirer un parti réel de l'idée de Galien, en
faisant la section du nerf sous-orbitaire dans le
tic douloureux. Les observations des deux malades sur lesquels il en fit l'essai, qui ne réussit
pas, sont rapportées par M. André qui, ayant mis,
à l'aide des caustiques, le nerf à nu, et étant ainsi
parvenu à le détruire, obtint une cure complète.
Il y a eu depuis cette époque un grand nombre
d'exemples de cette section employée.

On a eu souvent recours à la section du nerf
dans l'espèce de *tic* à laquelle on a donné le nom
de *convulsif* : et le succès complet dont cette opération a été fréquemment suivi, ne permet pas de
douter que le nerf n'ait été véritablement coupé.
M. Moreau et M. Guérin rapportent plusieurs
exemples, et il n'est fait mention par ces auteurs
d'aucun accident qui ait suivi l'opération.

Cependant il est impossible de ne pas convenir
que la section ne paraît praticable que sur de
simples rameaux nerveux, et qu'elle ne peut avoir
lieu sur des troncs aussi considérables que les
deux nerfs maxillaires, sans qu'on ait à craindre
de graves accidents ; on devrait préalablement
faire des expériences sur des animaux, et s'assurer
du succès.

Il y a longtemps qu'on a proposé de comprimer

fortement un des nerfs qui se rendent aux dents pour en calmer la douleur. L'anatomie démontre que ces nerfs sont tous hors de la portée d'un moyen compressif, ce qui me porte à croire que ce n'est pas l'odontalgie, mais plutôt une névralgie, de la face qui est la cause du tic douloureux [1].

Contradictoirement à l'opinion de MM. Aubry et Thouret, je crois pouvoir affirmer que les affections dentaires et les nerfs du visage ont trop d'influence les uns sur les autres pour que le tic douloureux, dont j'ai moi-même observé plusieurs cas, ne soit pas regardé comme provenant le plus souvent d'une odontalgie. Telle est mon opinion; je la livre à mes lecteurs sans prévention et sans crainte, laissant aux physiologistes, aux pathologistes le soin de traiter plus longuement cette question.

Dissertation sur le phénomène de la disparition des racines de dents de lait.

Il y a dans l'art du dentiste, comme dans tous les autres arts, des phénomènes capables d'étonner les plus habiles artistes. Rien n'est plus connu dans cette profession, que le cours de la première et de la seconde dentition.

---

[1] *Mémoires de l'Académie de médecine de Paris*, 1788.

La première comprend le temps destiné à la production des dents de lait.

La seconde embrasse les années où l'on voit naître toute la suite des dents secondaires, de ces dents qui sont pour l'usage de l'homme parfait.

Il est certain que les dents de lait ont des racines. Ceux qui ont voulu combattre cette vérité se sont attirés les reproches de tous les anatomistes de profession et de tous les dentistes attentifs aux opérations de leur art.

Ces racines disparaissent au temps de la seconde dentition, voilà le phénomène. Mais que deviennent-elles? Voilà l'objet d'une question assez difficile. Je tâcherai de la résoudre dans cette dissertation, dont le mérite, au défaut des autres avantages, sera du moins la clarté, la facilité, la brièveté.

Il y a plusieurs sentiments sur la disparition des dents de lait. Quelques anatomistes, et même des médecins fort célèbres, entre autres le savant Daniel Hennort, ont cru que les racines de ces dents servaient à la production des secondes dents, qu'elles en étaient la source, la tige, l'origine; opinion tout-à-fait contraire à l'expérience, qui nous apprend que les secondes dents viennent quelquefois bien des années après la destruction totale des dents de lait; ce qui n'ariverait pas si celles-ci étaient le germe de celles-là! Car, comment après l'extinction de ce germe, la production se ferait-elle? Comment les racines des dents de lait ne subsistant plus depuis longtemps, les secondes dents, qu'on suppose dépendre d'elles pour exister, parviendraient-elles à se montrer et à remplir les alvéoles des maxillaires? D'ailleurs, il y a, comme je l'expliquerai bientôt, des lames, des cloisons cartilagineuses entre les dents de lait et les secondes dents, preuve manifeste que la production de celles-ci, n'est pas causée par l'efficacité de celles-là; car pour cette production il faudrait un rapport immédiat, une influence directe, sans intervalle et sans milieu. Enfin, peut-on contredire le témoignage des hommes les plus expérimentés dans l'anatomie, qui disent avoir vu les germes des secondes dents renfermées dans leurs alvéoles, et produire par succession de temps ces dents nouvelles, le tout très indépendamment des dents de lait et de leurs racines?

D'autres maîtres de l'art ont écrit que les secondes dents, placées dans les racines des dents de lait, usent et atténuent insensiblement celles-ci, et qu'elles les forcent peu à peu à disparaître : ainsi pensait l'habile dentiste, M. Bunon; mais ce système ne peut se concilier avec l'expérience. D'abord, il n'est point prouvé que les couronnes des secondes dents soient toujours placées dans la même ligne de direction que les dents de lait; on remarque même souvent le contraire. Or, pour le succès de ce frottement qu'on imagine, il serait assurément nécessaire que les secondes dents correspondissent directement aux racines des dents de lait. Ensuite, comment veut-on que le frottement de ces couronnes opère la destruction des racines de dent de lait, puisqu'il y a une lame, une cloison cartilagineuse entre les premières et les secondes dents? Ainsi, la même raison qui démontre que les racines des dents de lait ne sont pas le germe des secondes dents, prouve aussi que les secondes dents ne peuvent, par leur frottement, user les premières.

M. Bunon parle d'un autre système, dont il tâche même de tirer parti pour son opinion. C'est que la disparition des dents de lait pourrait être accélérée par l'acrimonie de la salive, aidée d'une chaleur naturelle qui réside dans l'intérieur des alvéoles. Nouveau sentiment dénué de vraisemblance. Les racines des dents de lait sont entièrement osseuses, et leur substance est même plus dure que toutes les parties osseuses qui entrent dans la composition interne des maxillaires. Comment serait-il donc possible de supposer que la salive et la chaleur des alvéoles produisent la destruction de ces racines, tandis que cette chaleur et cette salive ne laissent aucune trace de leur activité sur les parties des maxillaires qui sont beaucoup moins dures?

Après avoir réfuté les systèmes qui ne peuvent
être admis en cette matière, j'arrive aux réflexions
que je dois à l'expérience et à l'observation. Il faut,
ce me semble, recourir au mécanisme des maxillaires, et considérer attentivement la forme intérieure des alvéoles où se fait la première et la seconde dentition.

Les maxillaires, tant l'intérieur que le supérieur, comprennent deux parois extérieures, dont
l'une répond au dehors, l'autre au dedans de la
bouche. Ces parois ont une double contiguité entre
elles : la première par le moyen d'une substance,
partie osseuse et partie cartilagineuse qui est entre
les parois et les alvéoles; la seconde par le tissu
des lames ou cloisons qui séparent les cellules alvéolaires. Cellules de deux sortes : les unes pour
les dents de lait, les autres pour les secondes
dents; celles-ci placées en dessous, celles-là en
dessus; c'est-à-dire que les alvéoles des dents de
lait sont plus éloignées de la base des maxillaires,
et que les alvéoles des secondes dents en sont plus
près.

D'après les descriptions anatomiques, voici ce
que nous apprend l'observation et ce qu'il nous est
permis d'en conclure. Les cellules alvéolaires supérieures, c'est-à-dire celles qui s'éloignent da-
vantage de la base des maxillaires, ont plus de profondeur et d'étendue que les alvéoles inférieures

ou celles qui avoisinent cette base. Mais plus l'âge
éloigne un enfant du temps de la première denti-
tition, à l'approche de la seconde plus cette disposition de profondeur et d'étendue se change en
sens contraire ; je veux dire qu'à mesure que l'enfant avance en âge, la capacité des alvéoles de ses
dents de lait diminue, et que celle des alvéoles
de ses secondes dents augmente. Mais quelle est
la cause de ce changement sinon, d'une part, la
sortie des dents de lait hors de leurs alvéoles, et
de l'autre, l'accroissement successif des secondes
dents qui s'avancent aussi, et qui agrandissent
leurs cellules aux dépens de celle des dents de lait.

L'accroissement des secondes dents s'opère par
l'influence des sucs nourriciers que ces dents
comprennent dans l'intérieur de leur conduit osseux. On conçoit que la force de l'âge augmente
la vigueur de ces sucs ; mais qu'arrive-t-il en
conséquence de l'accroissement qu'ils procurent
aux secondes dents ? C'est que peu à peu le tissu
des lames ou cloisons tendues entre les alvéoles
des deux rangées se trouve pressé, poussé, sou-
levé : effet naturel de l'action des secondes dents
et de la flexibilité de ce tissu cartilagineux. Du
tissu des lames ou cloisons l'effort se communique aux racines des dents de lait. A la vérité ces
dents ou ces racines résistent quelque temps, soit
par les secousses réitérées que la mastication pro-

duit, soit parce que ces dents sont intimement attachées aux rebords de leurs alvéoles, dans l'endroit où commence la superficie convexe et émaillée des couronnes de ces dents ; mais cette résistance ne peut empêcher les secondes dents, qui
croissent et pressent toujours, d'opérer un grand
effet.

Considérons les diverses formes des dents prises
en général : il y a les incisives ou tranchantes,
les canines ou pointues, et voilà d'abord de la
part des secondes dents, deux espèces qui s'insinuent facilement dans les alvéoles des dents de
lait, sur quoi il y a deux cas qui se réduisent
toutefois au même mécanisme et au même effet.
Le premier cas est quand les couronnes des secondes dents, soit incisives soit canines, correspondent directement aux racines des dents de lait
(toujours, néanmoins, le tissu des lames ou cloisons
disposé entre eux), alors si les racines des dents de
lait contrarient la compression des secondes dents,
leurs antagonistes, celles-ci, tranchantes et pointues, ne laissent pas de rompre le tissu, et comme
les dents de lait sont fort au large dans leurs alvéoles, il se fait, de leur part du moins, une vacillation, un détour. Les couronnes des secondes
dents en profitent pour s'étendre le long de la
partie latérale des racines de ces dents de lait,
et l'effort durant toujours, l'accroissement de-

21

venant de plus en plus considérable, les racines des dents de lait s'inclinent, se courbent : inclinaison et courbure qui se fait vers la partie opposée, c'est à dire vers la partie intérieure de chaque alvéole. Il en est de même pour le second cas : savoir, quand il arrive, ce qui est le plus ordinaire, que les couronnes des secondes dents ne sont pas dans la même direction que les racines des dents de lait ; car on conçoit, sans peine, que l'action des couronnes des secondes dents, les porte tout naturellement à glisser le long des dents de lait ou de leurs racines ; mais tandis que ces couronnes glissent dans le sens que je viens de dire, les racines des dents de lait s'inclinent aussi et se détournent vers la partie intérieure de l'alvéole. Ainsi, dans les deux cas, toutes choses sont égales, et l'action des dents secondaires opère le même effet.

Il reste les dents molaires, tant de la première que de la seconde dentition. La couronne de ces dents est plane, et communément elles ont deux racines, quelquefois trois. Quand les secondes dents molaires croissent et avancent directement vers le tissu des cloisons qui les séparent des dents molaires de la première dentition, les deux racines de celle-ci se présentent, et l'effet des secondes dents est de comprimer peu à peu ce tissu dans l'*entre-deux* de ces racines, et comme la

couronne des dents est large et plane, on conçoit
qu'elle écarte de plus en plus à droite et à gauche
les racines des premières dents, qu'elle les incline,
par conséquent, et les dirige vers les parois inté-
rieures [des alvéoles, d'autant mieux que l'espace
de ces alvéoles est vague, lâche, et que les racines
de ces premières dents, y nagent en quelque
sorte. Voilà ce qui doit arriver quand les secondes
et les premières dents sont dans la même direction; que si elles sont dans une situation oblique,
les unes par rapport aux autres, l'action des secondes se portera vers une seule racine, ou un seul
côté des premières, et l'effort en ce sens sera plus
grand, plus efficace : cette racine, par conséquent, et ce côté des premières dents devont céder, se détourner de plus en plus, s'incliner to-
talement vers une des parois de l'alvéole.

Mais dira-t-on, tout ceci ne nous explique pas
encore la disparition des racines des dents de lait,
et c'est néanmoins l'objet de cette dissertation.
J'ai dit plus haut que les secousses produites par
la mastication, et l'inhérence des rebords alvéolaires, donnent lieu aux dents de lait de résister
quelque temps à l'effort des secondes dents; que
nonobstant cette résistance, les secondes dents
s'insinuent dans les alvéoles des premières,
qu'elles détournent et inclinent les racines de celles-ci. Arrêtons-nous à ce conflit, à cette opposi-

tion de forces contradictoires. D'un côté, les racines des dents de lait sont poussées vers les parties latérales; de l'autre, les couronnes de ces mêmes dents sont poussées verticalement par la mastication; et de plus, elles sont fortement retenues par les rebords des alvéoles. De là, résulte nécessairement une sorte de contre-coup dans les racines; elles ne peuvent en soutenir l'effet, elles se cassent plus ou moins loin de leurs couronnes; après quoi elles errent quelque temps dans le vide de leurs alvéoles. Mais les secondes dents ne cessent point de croître en volume et en longueur; peu à peu elles en viennent à remplir presque toute la capacité de ces mêmes alvéoles; elles poussent par conséquent d'autant plus contre les parois alvéolaires, les racines des premières dents; elles les forcent enfin à s'agglutiner, à s'unir et à se perdre dans la substance, partie osseuse, partie cartilagineuse, qui entoure les alvéoles. Alors ces racines disparaissent tout-à-fait; leurs couronnes toujours poussées par les secondes dents tombent d'elles-mêmes; les secondes dents occupent seules les alvéoles, et la seconde dentition se trouve complète.

Tout ce que je viens de dire, doit s'entendre de ce qui se fait le plus ordinairement, et de la manière la plus conforme aux règles du mécanisme. Il peut y avoir des exceptions, des singularités, des combinaisons extraordinaires, entre les routes que prennent les premières et les secondes dents. Mais ces cas n'infirment point l'explication de ceux qui arrivent le plus communément. J'ai prétendu ne rendre raison que de ceux-ci, et l'on ne peut raisonnablement attendre autre chose de moi.

Cette dissertation, au reste, n'est pas un objet de pure curiosité. Le mécanisme qu'on y expose peut contribuer à prévenir un abus très préjudiciable à la seconde dentition. Quelquefois même on se hâte trop d'extraire les dents de lait, et il arrive de là que les secondes ne prennent pas leur place. Pourquoi? c'est qu'après cette extraction prématurée, les alvéoles venant à réunir leurs parois, forment une espèce d'ankylose alvéolaire qui empêche les secondes dents de pénétrer, de s'avancer suivant le mécanisme expliqué ci-dessus; elles restent donc cachées sous les alvéoles des dents de lait et la seconde dentition n'a point lieu. On sent le désordre et les inconvénients d'un pareil défaut [1].

---

[1] *Journal de Trévoux*. Janvier 1759. Mémoire de Duchemin.

SIXIÈME PARTIE.

HYGIÈNE DE LA BOUCHE.

Hygiène de la bouche. — Moyens généraux et particuliers de
conserver les dents.

*Dentium curam habeto, ut bene digeras et diu vivas : laxatis
dentibus, laxantur et chyloseos officinæ; hinc mille malorum
occasiones.*

(Baglivi omnia medico-pratica opera, edita a doctore Pinel,
pag. 112.)

Ayez soin de vos dents, si vous voulez bien digérer et
vivre longtemps ; la faiblesse des dents influe sur la digestion : de là mille maux.

(*Ouvrages medico-pratiques de Baglivius, édités par le
docteur Pinel.*)

Le savant Baglivius, qui adressait ce conseil
aux malades et aux médecins de son temps, avait
trop longtemps étudié la nature de l'homme, pour
ignorer que la santé est comme une belle composition musicale, dont l'harmonie flatte les sens
lorsque tout marche d'un commun accord. Il

savait aussi que les dents jouent un très grand rôle dans l'économie vitale, c'est que l'organe dentaire est en quelque sorte le pivot de la santé. Tout homme qui a reçu un don si précieux, ne doit rien négliger pour le conserver intact, d'ailleurs une inspiration instinctive lui en révèle à chaque instant la nécessité.

De la propreté de la bouche.

La propreté de la bouche est, sans contredit, le meilleur moyen de conserver les dents et de les préserver d'un grand nombre d'accidents plus facheux les uns que les autres. L'eau pure est un préservatif souverain, elle rafraîchit les parois de la bouche échauffées par la mastication ou par la chaleur, suite ordinaire du sommeil. Aussi chaque matin, riches et pauvres ont recours aux lotions, aux frictions, et ce qui n'est chez nous qu'une mesure de propreté, est chez les Turcs un acte de religion.

« Les Musulmans dit Tournefort, dans son « *Voyage du Levant*, pour faire la petite ablution, « tournent la tête du côté de la Mecque ; ils rincent trois fois leur bouche, et se nettoient les « dents avec une brosse. »

Mahomet, le grand légisteur qui avait acquis une grande science médicale, regardait donc les

dents comme un bienfait de la divine providence,
puisqu'il met au nombre des obligations imposées
par le coran, la propreté de la bouche et les
soins quotidiens pour conserver l'organe dentaire.

Hygiène pour préserver les dents des enfants.

L'eau pure et surtout très fraîche, soit en gar-
garisme, soit en l'employant avec une brosse
douce et fine, suffit pour préserver les dents des
enfants des premières atteintes du mal. Quelquefois des taches jaunes altèrent tout-à-coup l'émail
des incisives ou des canines, il faut agir avec beaucoup de précaution et de prudence. Il serait dangereux de poser l'acier ou le fer sur un émail qui
n'a pas encore pris toute sa consistance. D'ailleurs ces taches jaunes ne sont pas nuisibles aux
dents, elles disparaissent plus tard, sans qu'il soit
besoin de recourir à l'art du dentiste.

Mais on ne doit pas hésiter aussitôt qu'on voit
un tartre épais et jaunâtre, incruster les dents,
les envahir; il faut enlever promptement cette
substance étrangère qui échauffe la bouche, la
remplit d'exhalaisons fétides, et finit par engendrer
des aphthes et des ulcères entre les gencives et les
joues. Chez les enfants le tartre n'est pas très
adhérant, on l'enlève sans difficulté, il tombe par

écailles, et les dents paraissent éblouissantes de
blancheur. Il ne faut pas non plus, craindre de
faire l'extraction d'une ou deux dents cariées qui
sont ordinairement cause des incrustations du
tartre.

Hygiène des dents pour les adultes.

Chez les adultes, la plus ou moins grande propreté des dents varie suivant le tempérament des
individus; il y a plusieurs personnes qui, sans
donner le moindre soin à leurs dents ne les ont
jamais sales, ni atteintes par le tartre. Mais le plus
grand nombre, après le sommeil surtout, les
sentent comme agglutinées par une substance li-
moneuse qui augmente chaque jour si on néglige d'entretenir la propreté de la bouche.

Opinion du dentiste Berdmore.

Si la malpropreté, dit le dentiste Berdmore,
paraît d'abord faciliter l'amas du tartre, il y a des
circonstances où on ne peut l'empêcher; les soins
les plus assidus deviennent inutiles. J'ai connu
une personne dont les dents étaient atteintes
d'une terrible affection : le tartre s'y amassait avec
une telle rapidité, qu'on avait beau les frotter trois
fois par jour avec une brosse, on ne put empêcher

qu'il n'y eut, au bout de six mois, d'aussi fortes incrustations que celles que j'avais enlevées auparavant[1].

Assurément le cas observé par Bedmore est tout-à-fait exceptionnel, et il avait pour cause première une maladie interne.

Cure opérée par M. Sabbathier.

M. Sabbathier dans son *Traité d'anatomie* parle d'une jeune fille de seize ans, qui était scorbutique et dont toutes les dents étaient renfermées sous une croûte pierreuse qui les unissait, et les avait presque entièrement déchaussées en repoussant le tissu des gencives en haut et en bas. Cet illustre chirurgien se hâta de faire enlever le tartre par un dentiste, afin de prévenir la chute totale des dents, et de faire dégorger les gencives qui étaient très malades : ses avis salutaires furent couronnés d'un plein succès.

Moyens artificiels pour conserver les dents

Il y a des cas nombreux où l'eau seule n'a pas la propriété de rendre aux dents le brillant de

[1] *A treatise ou the disorders and diformities of the teeth and gums.* London 1770.

l'émail terni par le limon : les affections sont alors si intenses que les médecins et les dentistes ne trouvant plus dans la nature des spécifiques assez puissants ont demandé de nouveaux remèdes à l'art.

La première impulsion une fois donnée, les dentistes inventèrent et pronèrent mille et mille procédés : ceux d'Athènes et de Rome ne le cédaient en rien à ceux de Paris et de Londres. Dans la partie de cet ouvrage consacrée à l'histoire de l'art du dentiste chez les anciens, j'ai parlé des dentifrices dont la matière première variait à l'infini.

Du charbon et du sucre, considérés comme dentifrices.

Les charbonniers dont le visage est ordinairement barbouillé de poussière de charbon paraissent avoir les dents d'une blancheur éclatante, parce que l'émail forme un vif et bizarre contraste avec la noirceur de la peau ; on a cru que le charbon avait la propriété de rendre les dents très blanches ; on a pulvérisé le charbon, qu'on a choisi pour principal ingrédient de plusieurs dentifrices. La médecine et la chirurgie ont eu la main forcée ; elles ont cédé au préjugé, à la mode : le charbon et la suie qui blanchissent en apparence les dents du ramoneur, ont servi à composer des recettes, et j'ai vu souvent avec dépit de jeunes

femmes souiller, noircir leur jolie bouche avec de
la suie et du charbon réduit en poudre.

Le médecin Bretonnayau, dans son poëme intitulé : Le *Cosmétique et l'Illustration de la face et
des mains,* donne la formule suivante :

> On tient pour certain
> Que qui avecq charbon de la vigne pucelle
> Dont encor on n'a vu aucun fruit issu d'elle,
> Les cure (les dents) mariez au miel triomphant,
> Blanches obscurciront celles de l'éléphant.

A en croire Bretonnayau médecin-poète, qui
vivait en 1583, le charbon de vigne est un sûr
moyen de conserver l'émail des dents. Tout nous
porte à croire que le charbon de vigne, même
vierge, n'a jamais eu une très grande vertu, pas
plus que l'étrange dentrifice d'une demoiselle de
la cour, dont parle B. Martin.

Dentrifrice d'une demoiselle de la cour.

Une demoiselle de la cour, dit B. Martin dans
son *Traité des Dents,* avait les dents très blanches :
autant elle avait de plaisir à les montrer, autant
elle prenait soin de cacher ce qui pouvait les
rendre telles ; mais hélas ! une circonstance particulière et inattendue fit découvrir le mystère :

dans-sa cassette on trouva son précieux dentifrice,
enveloppé.

D'un beau papier blanc :
C'était ! ô chose mervsilleuse !
DES CROTTES DE CHAT SAUVAGE !

Je ne puis m'empêcher de rire de pitié en voyant
que l'ignorance et le préjugé ont suggéré des idées
si bizarres, si ridicules : fort heureusement l'art
du dentiste a fait de très grands progrès, et nos
jolies dames pourront facilement se dispenser
d'employer des dentifrices si dégoûtants.

Moyens de maintenir la propreté des dents.

Voulez-vous conserver jusqu'aux derniers jours
de la vieillesse

Dent blanche, comme cristal, voire
Ainsi que neige ou blanc yvoire,
Dent qui sent bon comme fait baulme,
Dont la bonté vaut un royaume [1].

Ne cherchez pas à les rendre plus blanches
qu'elles ne le sont naturellement ; en général tous

[1] *Blasons du corps féminin*, p. 15.

les acides ont la propriété de donner aux dents une blancheur qui n'est qu'instantanée, comme celle que l'eau forte imprime sur le marbre noir, gris ou rouge; mais ils ramollissent la substance dentaire, et la partie terreuse et calcaire qui fait et constitue sa solidité se détache peu à peu.

Les anciens n'ignoraient pas la funeste influence que tous les acides exercent sur les dents. Le prophète Isaïe [1] dit expressément : *omnis homo qui comedit uvam acerbam, obstrepescent dentes ejus :*

« Les dents de tout homme qui mangera du raisin non mûr, seront agacées. »

Salomon qui avait acquis de profondes connaissances en physique et en anatomie, dit aussi : « *Quod acetum dentibus, quod fumus oculis, hoc* « *piger est iis qui eundem emittunt* [1] »

Salomon établit donc une analogie entre l'action de la fumée sur les yeux, et celle du vinaigre sur les dents qui était alors regardé comme un dentifrice très pernicieux.

Des acides considérés généralement comme très funestes aux dents.

Le vinaigre n'est pas la seule substance qui détériore les dents en les rendant blanches momen-

---

[1] *Proverbes,* c. X, vers. 26.

tanément; toutes les substances acides qui les
agacent, produisent le même effet, tels que
l'oseille, le citron, la crême de tartre, et particulièrement les acides minéraux sous quelque forme
qu'on les emploie. B. Martin [1] qui écrivait, il y a
déjà plus d'un siècle, avait remarqué que les acides
corrodent et calcinent les dents, et qu'ils les font
devenir jaunes à ne jamais changer de couleur ;
il eût pu ajouter qu'en perdant leur poli, elles fi-
nissaient par prendre une teinte noire.

Par quelle fatalité les esprits sont-ils donc fas-
cinés sur les effets des dentifrices dont les acides
forment la base ? Ah ! n'en doutez pas, c'est le
charme d'une belle fleur dont l'odeur ne frappe
agréablement l'odorat que pour mieux porter son
coup mortel à qui ose s'en approcher. Comment
donc, de nos jours, des dentistes ont-ils osé se
servir de ces agents perfides pour nettoyer les
dents ? Je connais plusieurs dames à qui, dans leur
pension, on a nettoyé les dents avec un morceau
de bois trempé dans un de ces acides violents :
leurs dents très blanches d'abord, mais vivement
agacées, devenues ensuite noires et cariées, sont
aujourd'hui des témoins de cette détestable manière d'opérer.

Dentistes entre les mains de qui ces acides sont

---

[1] *Dissertation sur les dents*, p. 69.

un moyen de flatter l'amour-propre d'une jolie femme qui veut se parer de ses dents, contentez-vous des instruments que l'art met entre vos mains : le fer sur les dents, dirigé avec adresse, ne les blesse jamais ; autrement la précaution que vous prendrez en employant ces acides, et l'agacement des dents qui en sera la suite, vous feront connaître les dangers et les funestes effets de ces substances.

Fait rapporté par M. Le Vaillant, dans son voyage dans l'intérieur de l'Afrique [1].

Il faut, dit cet illustre voyageur, que les acides soient essentiellement nuisibles aux dents des animaux, comme à celles des hommes : pendant le long séjour que j'ai fait dans le pays des Caffres, j'ai observé souvent que les vaches, après avoir mangé des herbes dont le goût était sûr, paraissaient avoir les dents vivement agacées : pour se soustraire à ce malaise qui paraît assez violent et se soulager, elles se rongent mutuellement les cornes, quand elles ne trouvent point d'os sur leur route.

Opinions de Plenk, dentiste allemand et professeur en chirurgie, et de Berdmore, dentiste anglais.

La plupart des poudres qu'on emploie pour

[1] Tome II, p. 285.

nettoyer les dents, si elles n'ont pas d'acidité, ont presque toujours une vertu astringente, absorbante, dessicative, dont l'effet agit immédiatement sur les gencives.

M. Plenck, savant professeur de chirurgie, en Allemagne [1], fait observer que les personnes qui se frottent fortement les dents avec une poudre dure et grossière, en détruisent promptement l'émail.

Le dentiste anglais Bedmore écrivait, il y a quarante ans, que dans l'espace d'une heure il avait usé la plus grande partie de l'émail d'une dent avec une brosse très dure, qu'il mouillait et chargeait d'une poudre dentifrice. Pour ma part, j'ai fait l'expérience sur une dent que j'ai mise pendant une heure dans un de ces dentifrices; au bout de ce temps, elle s'était convertie en gélatine.

Il est imprudent de se servir, sans précaution, des substances réputées bonnes pour nettoyer les dents.

On ne doit pas se servir, sans choix et sans précaution, de tout ce dont on vante les vertus pour nettoyer les dents; outre les substances qui de leur nature peuvent être nuisibles à ces organes, il y en a qui peuvent le devenir par circonstance.

[1] *Doctrina de morbis dentium*, p. 56.

Ainsi l'on a vu dès feuilles d'oseille, de cochléaria et autres, portées à la bouche, sans être lavées, et encore imbibées ou couvertes des excréments de quelques insectes, déterminer sur les gencives et dans l'intérieur de la bouche une légère inflammation, des ulcères, des boutons.

Histoire de Pasquin et de Simone. — Le crapaud sous un pied de sauge.

Deux amants, nommés Pasquin et Simone, s'entretenaient au pied d'un arbre, dans un jardin, sur les propriétés de la sauge pour nettoyer les dents. Pasquin même cueillit quelques feuilles de cette plante et s'en frotta les dents et les gencives; mais bientôt il devint pâle et perdit la vue, la parole et la vie; le visage était enflé et tout marqueté de taches noires.

Simone fut alors accusée d'avoir empoisonné le jeune homme; amenée devant le juge, elle s'expliqua clairement, et, au pied de l'arbre, elle lui montra, en se frottant aussi les dents avec quelques feuilles de cette sauge, comment Pasquin s'en était servi.

Mais quelle surprise! Soudain les mêmes accidents se manifestent, et elle meurt.

A l'instant même le magistrat, pour empêcher que pareille scène ne se renouvelât, fit arracher cette plante, qu'il croyait vénéneuse; et on trouva parmi les tiges un crapaud énorme. On ne balança pas alors de croire que cet animal n'eut communiqué une qualité malfaisante aux feuilles d'une plante à l'ombre de laquelle il aime beaucoup à vivre [1].

Le froid est nuisible aux dents.

Ce précepte se trouve dans le dix-huitième aphorisme, section 5, d'Hippocrate, le père de la médecine. L'expérience des siècles n'a fait que démontrer d'une manière incontestable cet axiome hygiénique.

Les glaces et les sorbets produisent sur les dents une sensation désagréable, qui finit par se changer en affection, si on récidive. Le froid congèle les dents; la trop grande chaleur les brûle. On croit généralement, et sur la foi du vieux proverbe, *Soupe chaude gâte les dents*, que les aliments chauds, les boissons à une température très élevée, nuisent à l'harmonie dentaire; quant à moi, je crois avoir quelques raisons pour ne pas entièrement partager cette opinion : je pense que ce qui nuit surtout aux dents est la transition du froid au chaud, du chaud au froid, et qu'on en

[1] Boccace, *le Décameron*, nouvelle xxxvi°.—Mizauld. *Memorabilium ac jucundorum centuria prima.* — *Le Dentiste de la jeunesse*, p. 73.

souffrirait moins sans les brusques changements de température.

Ce passage subit d'atmosphère brise l'émail, ainsi que cela a lieu pour la porcelaine fine; et, exposant à l'air la partie sensible de la dent, la carie ne peut tarder d'avoir lieu.

Les animaux sauvages qui ne mangent que des choses froides ou tièdes conservent leurs dents jusqu'à leur extrême vieillesse, tandis que le chien, compagnon inséparable de l'homme, prenant part à ses repas, partageant en quelque sorte sa manière de vivre, a ordinairement les dents cariées; témoin celui dont parle Phèdre, qui n'avait pas la mâchoire assez forte pour arrêter un sanglier [1]. Le même fabuliste dépeint un vieux rat des champs, fier de ses belles dents, et n'en touchant que du bout un reste de lard dont un de ses camarades voulait se régaler.

De la propreté des dents.

Dans l'analyse que j'ai faite au commencement de ce livre des conseils des poètes anciens sur la conservation des dents, j'ai parlé de la propreté comme d'un moyen indispensable pour maintenir l'harmonie et la beauté de l'organisation dentaire.

[1] *Fables de Phèdre*, liv. V, fab. 10.

Qui ne doit pas craindre que le défaut de propreté ne donne des odeurs fétides à sa bouche? On ignore communément que le jurisconsulte a mis en question si celui-là se porte bien qui sent de la bouche :

CUI OS OLET.

Mais dans la société, où souvent on s'embrasse, il est assez connu que le nez seul sent tout le prix d'un fétide baiser.

Le poète Benserade et une demoiselle de grande maison, habile musicienne.

Le poète Benserade, connu par ses bons mots, ses réparties malignes, ayant entendu chanter dans une compagnie une demoiselle qui avait l'haleine très-forte, dit à son voisin :

« Voilà une très-belle voix et de fort belles pa-
« roles, mais l'AIR n'en vaut rien. »

Principes d'hygiène dentaire.

On ne doit point employer, pour se nettoyer les dents, de brosses faites de soies de sanglier; elles sont dures, et blessent les gencives : les brosses les plus douces sont les plus convenables.

Il faut diriger la brosse suivant la longueur des dents, parce que les soies de cet instrument

agissent comme autant de petits cure-dents qui se
glissent dans les interstices dentaires, en enlèvent
les particules alimentaires et le limon tartreux.

Les éponges doivent être douces, et préparées
de manière à ne plus contenir les substances hété-
rogènes et dures qu'elles renferment; on les attache au manche des brosses, ou l'on s'en sert sans
les y adapter, ce qui est plus commode.

Les racines suppléent quelquefois encore aux
brosses; on prépare pour les dents des racines de
guimauve ou de réglisse dont on a enlevé les parties extractives au moyen de l'ébullition; ensuite
on les dispose en forme de pinceau.

Les bâtons de corail étant des corps durs, susceptibles de blesser les gencives, d'ébranler, d'entamer, de fracturer même les dents, doivent être
proscrits, les opiats pouvant d'ailleurs les remplacer dans leurs usages colorants.

Quand on a négligé d'entretenir la propreté des
dents et qu'elles commencent à se charger de tartre, ou que cette concrétion s'y est attachée, par
une disposition naturelle à certains individus, il
convient d'employer la main du dentiste afin d'enlever entièrement cette substance dont nous avons
fait connaître les dangers et les désagréments.

Si les dents sont inégales en longueur, ce qui
gêne la mâchoire et blesse les regards, il faut les
égaliser au moyen de la lime, mais ne pas oublier

de les cautériser après, pour durcir la partie exposée au contact de l'air.

Quand les dents sont trop rapprochées, on a l'habitude de recourir à la lime pour obtenir de l'espace. Je blâme cette méthode comme enlevant l'émail et amenant infailliblement la carie.

Indépendamment des soins de propreté, il en est d'autres qu'il est utile d'observer pour conserver la beauté et la bonté des dents. On ne saurait trop, par exemple, recommander aux jeunes personnes d'éviter d'y porter une foule de petites atteintes qui souvent leur sont funestes; tels sont les coups qu'on se donne en jouant imprudemment; ceux qu'on reçoit par le choc des corps projetés dans les exercices gymnastiques, des cailloux, des balles, des noyaux. Briser du verre, des cailloux, casser des noyaux, des noix, c'est s'exposer à de cruels accidents, à la fêlure des dents, à leur ébranlement et surtout à en déterminer la carie. On ne croirait pas que tous ces accidents peuvent résulter de l'habitude même de couper du fil avec les incisives. L'usage de la pipe agace les dents, les use et y forme un vide, qui semble y avoir été tracé par l'instrument.

Depuis la révolution qui s'est opérée dans la coiffure des hommes et des femmes, on a l'habitude de se laver la tête avec de l'eau froide, il résulte de ces ablutions partielles et journalières, d'affreux rhumatismes qu'on prend pour des migraines; des fluxions douloureuses à la suite desquelles les dents se décolorent et finissent par se carier, sans qu'on en puisse deviner la cause. Le dentiste philosophe et observateur doit donc s'élever contre cet usage si défavorable à la santé en général, et en particulier, à la conservation des dents.

Les préparatifs qu'on emploie pour faire disparaître les taches qui affectent la peau du visage, ne sont pas étrangers à la carie des dents ou à leur décoloration, de même que la plupart des pommades au moyen desquelles on se teint les cheveux et la barbe. Comme elles sont composées de substances très astringentes, elles s'opposent à la transpiration du cuir chevelu, et portent par là une atteinte directe à l'organe dentaire.

Les ouvriers qui sont occupés à l'exploitation des mines de mercure; ceux qui manipulent habituellement cette substance, sont sujets à l'engorgement des gencives, à la mobilité des dents, s'ils n'ont grand soin de se laver la bouche avec de l'eau fraîche et quelquefois aromatisée.

Les personnes qui exploitent le cuivre, lorsqu'elles n'usent pas des mêmes précautions ont les dents vertes [1].

---

[1] *Dictionnaire de médecine*, t. VIII. — Parmily. *A practical guide to the management of the teeth, comprising a discovery of the origine of caries, or de eay of theteethwith its prevention and cure.*

Hygiène dentaire, d'après le système Rogers.

Depuis quinze ans que j'exerce mon art avec succès, le but constant de mes études et de mes travaux a été de faire progresser la médecine et la chirurgie buccale. Je crois y avoir réussi, et il me sera facile de le prouver à la fin de ce livre.

J'attribue à la trop grande grande quantité de sucreries qu'on donne en France aux enfants la plupart des cas où ils perdent leurs dents par suite de la carie. Les plus célèbres dentistes, disent tous d'un commun accord que les aliments exercent une grande influence sur l'organe dentaire; je conseille donc aux mères de famille de ne pas se fier aux nourrices et aux bonnes, d'agir avec vigilance, et de laver les dents de leurs enfants avec une éponge imbibée d'eau aromatisée avec quelques gouttes de cognac, d'eau de cologne, ou mieux de mon eau antiscorbutique, dont le prix est à la portée de tout le monde, et dont j'ai établi des dépôts chez les principaux parfumeurs de France.

S'il arrive qu'une dent de lait se carie, de manière à ce qu'il se forme une cavité dans l'intérieur, ou ne doit rien négliger pour entretenir la plus grande propreté. Je sais que la brosse n'est point faite pour les dents des enfants : mais il faut dans ce cas s'en servir par exception pour prévenir la perte de la dent : car la carie de lait se communique rapidement aux dents voisines, et surtout à l'inférieure qui doit plus tard occuper la place de la première.

A l'époque de la seconde dentition, il arrive souvent que les dents se présentent trop pressées les unes contre les autres : il faut se hâter de sacrifier une dent pour donner aux autres la place qui est nécessaire à leur développement. On doit bien se garder d'arracher une canine, ce qui pourrait défigurer l'enfant, et lui causerait de violentes douleurs ; je conseille de choisir de préférence une molaire et de se fier à la nature qui fera le reste.

Jusqu'à l'âge de quinze ans il suffit de nettoyer légèrement la bouche en dedans et en dehors, au moyen d'une brosse très douce. Si par hasard on découvre des incrustations de tartre, il faut avant tout purger l'enfant, parce que le tartre est le plus souvent engendré par une affection morbide de l'estomac.

Lorsque l'enfant a dépassé sa quinzième année, on peut faire usage de la brosse ordinaire ; je conseille pourtant (et ceci soit dit sans prévention aucune) de se servir de celle dont j'ai donné le premier l'idée et la confection.

Brosse Rogers

Cette brosse n'a de crins forts qu'au milieu; les bords sont garnis de crins très doux, de telle sorte que l'on peut hardiment nettoyer les dents sans craindre de nuire aux gencives qui sont presque toujours endommagées par les brosses ordinaires.

Lorsque l'enfant est adulte, l'on peut à défaut de poudre Rogers, charger légèrement la brosse d'une poudre que tout le monde peut faire, et qui consiste en un peu de sel fin mêlé avec du charbon de bois blanc, pilé et tamisé impalpable. Je dois dire que la vertu de ce dentifrice n'est pas très grande; mais au moins elle n'est pas nuisible: le dentiste et le médecin, ont déjà beaucoup fait lorsqu'ils ont prévenu un mal quelconque.

Dents vacillantes.— Eau antiscorbutique Rogers.

Je conseille aux personnes qui ont les dents vacillantes, soit par suite de maladie, soit par accident, de bien nettoyer leurs dents, de se rincer la bouche avec de l'eau antiscorbutique, et ensuite de mettre sur la brosse déjà mouillée, quelques gouttes d'une eau spéciale, connue sous le nom *d'eau Rogers*, et de frotter souvent la gencive, tout autour de la dent ébranlée. Une longue expérience m'a prouvé que huit jours de traitement amènent une entière guérison, surtout si on y a recours avant que le mal ait fait de grands progrès.

Remèdes contre les violents maux de dents.

Dans les cas de mal de dents très violent, il suffit de bien nettoyer la partie affectée, et de mettre sur la dent d'où vient la plus grande souffrance, un peu de racine de plantin, ou d'opium. Une seule goutte *d'eau Rogers*, produit un effet instantané.

Remèdes contre les dents cariées.

Lorsqu'une dent est ravagée par la carie, il faut se hâter d'éloigner de la cavité l'air et les aliments, bien nettoyer la dent à l'intérieur, appliquer ensuite du coton jusque dans la cavité pour la sécher entièrement. Après cette première opération, il est très facile de boucher le trou avec de la cire vierge, ou de la gomme mastic dissoute dans de l'esprit de vin.

Ces matières très fragiles, sans doute, tiennent néanmoins assez longtemps, et quand elles tombent, on n'a qu'à les remplacer par d'autre cire ou d'autre mastic.

Ciment Rogers.

Longtemps témoin des violentes douleurs que cause le *plombage* ordinaire, j'ai fait plusieurs expériences pour découvrir un nouveau procédé. J'ai enfin réussi; j'ai inventé un ciment avec lequel je plombe les dents *à froid*, sans pression, sans douleur aucune. Cette matière dure autant que la dent, et je crois mon procédé supérieur à tous ceux qu'on a employés jusqu'à ce jour.

Observations générales sur l'hygiène dentaire.

Le plus sûr moyen de prévenir les maux de dents, c'est d'avoir toujours les pieds chauds, la tête froide, l'estomac libre, et d'éviter le changement de température dans la boisson et les aliments. Des changements trop brusques altèrent l'émail des dents, qui est affecté de fissures; l'air s'y introduit, et la partie osseuse se détériore rapidement. On doit éviter aussi les aliments et boissons acides; en général, tout ce qui agace les dents. La nature, cette mère si bonne, si prévoyante, semble nous avertir du danger que nous courons, par la douleur qu'on éprouve toutes les fois qu'on mange des fruits non mûrs ou qu'on boit des acides. Ces aliments font sur l'émail de la dent l'effet que produit une goutte de jus de citron sur l'acier poli. Si un métal si dur est détérioré par les acides, quel grand soin ne devons-nous pas mettre à préserver nos dents du funeste contact de ces substances délétères [1]?

Aperçu général sur les dentifrices.

Fidèle à remplir, autant qu'il est en ma puissance, le titre de mon ouvrage, je ne dois pas me borner à exposer mes opinions personnelles; le mot *encyclopédie* signifie *réunion de toutes les sciences.* Il faut donc que je trace l'historique complet de tout ce qui a un rapport plus ou moins direct avec les dents. Les dentifrices étant classés parmi les moyens curatifs, ils trouvent naturellement ici leur place.

Cette partie de l'art et de la science du dentiste n'était pas inconnue des anciens. J'ai déjà raconté de quelle manière les dames d'Athènes et de Rome employaient les dentifrices; j'ai même donné la recette et la formule de ceux de Livie et de Messaline. Chez tous les peuples anciens, on a regardé

---

[1] On trouve à la fin de chaque partie de mon ouvrage l'exposé de mon système particulier sur tout ce qui a rapport aux dents; je n'avance aucun principe que je n'aie soumis à des expériences réitérées, et ce n'a été qu'après des cures regardées comme miraculeuses, que j'ai livré mon opinion et mes procédés au public.

les dents comme un des plus précieux dons de la
nature, et on n'a négligé aucun moyen de conservation.

Mais depuis quelque temps l'art du dentiste,
qui tend à faire de jour en jour de nouveaux progrès, emploie un nombre infini de substances
comme moyens énergiques pour conserver ou rétablir la propreté de la bouche, la beauté des dents.
On a donné à ces substances le nom de *denti-*
frices, de deux mots latins *dentes fricare* (frotter
les dents).

Puisque le livre que j'écris pour les élèves dentistes, et surtout pour les gens du monde, a pour
but principal de populariser les ressources de l'art
du dentiste, je dois avant tout donner la nomenclature des dentifrices employés jusqu'à ce jour.
J'ai déjà dit quelques mots de plusieurs de ces
substances dans la partie consacrée à l'hygiène
générale de la bouche; ici, je serai plus explicite.

J'ai vu, traité et soulagé tant de personnes atteintes de maux de dents depuis que j'exerce ma
profession, que j'ai été souvent à même d'étudier
toutes les maladies de la bouche et d'éprouver
l'efficacité de tous les remèdes. Je me suis convaincu que la brosse imbibée d'eau aromatisée,
qui suffit pour conserver chez certains individus
les dents parfaitement blanches, est impuissante
pour d'autres, qui sont forcés d'employer les dentifrices.

La poudre impalpable de substances médicamenteuses est la base générale de la plupart des dentifrices admis par le nouveau Codex.

Parmi ces substances, il en est qui ne produisent aucun effet réel ;

D'autres qui nuisent aux dents ;

D'autres, enfin, que la médecine admet comme excellents moyens pour entretenir la propreté des dents, l'incarnat des gencives et l'harmonie buccale.

Dentifrices inertes.

La suie ;
Le charbon ;
Le quinquina ;
Le sel marin.

De la suie.

Je dis, dans l'*Hygiène de la bouche*, pourquoi l'usage de la suie, comme dentifrice, a prévalu chez le peuple et même dans le monde élégant. Nos grandes dames, les rois de la mode ont cru à tort que les dents des ramoneurs sont d'une blancheur éclatante ; ils n'ont pas observé que cet éclat, qui n'est qu'apparent, a pour cause la couleur de leur peau qui s'est noircie dans les cheminées. On peut se servir de la suie sans danger; mais on se tromperait étrangement si on en attendait le moindre résultat.

Cette substance est d'ailleurs très-sale, très-amère, et je plains sincèrement celles de nos belles dames qui souillent leurs gencives et leurs lèvres avec cette poussière, qui a d'ailleurs un goût détestable.

Du charbon.

Les charbonniers, comme les ramoneurs, paraissent avoir les dents très-blanches. La même erreur, qui a fait employer la suie, a aussi déterminé l'usage du charbon; cette substance a quelques vertus antiputrides : elle est de temps immémorial un dentifrice populaire; elle n'altère pas l'émail des dents, mais les personnes qui persistent à s'en servir, quoiqu'on l'ait assez généralement abandonnée, n'obtiennent pas le résultat qu'elles en avaient attendu. Le charbon est un dentifrice complétement inerte; il n'exerce pas la moindre action sur les dents, et ne contribue en rien à leur blancheur. Tout ce qu'on peut dire en faveur du charbon, c'est qu'il absorbe, comme je l'ai déjà remarqué, l'air fétide des gencives.

Du quinquina.

Les vertus du quinquina sont fébrifuges et astringentes; réduit en poudre impalpable, il raffermit les gencives, les purifie : il n'altère nullement les dents; mais il est à craindre, surtout si on en fait constamment usage, qu'il ne jaunisse l'émail, et sous ce rapport il doit être effacé de la nomenclature des dentifrices, parce qu'il y a quelque chose à craindre et peu à espérer. Je le conseille seulement aux personnes dont les gencives sont faibles et molles; elles pourront s'en servir comme tonique, et non comme dentifrice.

Du sel marin.

Le muriate de soude, ou sel marin, a la propriété de se dissoudre presque instantanément. Ce dentifrice ne fait aucun mal aux dents; le seul effet qu'il produit se porte sur les glandes salivaires, qui sécrètent alors une plus grande quantité de salive. Le sel marin pourrait tout au plus favoriser le dégorgement des gencives et de l'arrière-bouche; mais son action sur l'émail est nulle, et les personnes qui s'en servent pour nettoyer leurs dents perdent leur temps et leur peine.

Dentifrices nuisibles aux dents.

Les dentistes anciens et modernes s'accordent à dire qu'il n'est rien de funeste aux dents comme les acides. Je sais bien que les dentifrices de cette nature ont pour effet immédiat de donner aux dents une blancheur extraordinaire; on dirait alors des perles nouvellement sorties du fond de la mer. La vertu corrosive des acides enlève instantanément les moindres souillures; mais on paie bien cher le plaisir de satisfaire sa vanité un moment. En effet, autant cette blancheur a été prompte à venir, autant elle est prompte à disparaître. Pendant qu'on s'extasie à la vue de ce prodige inespéré, le phosphate calcaire dont se compose l'émail se dissout, et les dents elles-mêmes, devenues poreuses, absorbent le limon qui tend continuellement à se former sur leur partie extérieure, et prennent une teinte jaunâtre qui défie tous les remèdes.

On doit donc se garder de se servir de dentifrices dont la composition est mêlée d'acide; il est imprudent de forcer la nature, et de prétendre donner aux dents une blancheur extraordinaire. Les remèdes trop violents fortifient instantanément, mais ils n'occasionnent qu'une énergie factice qui dégénère bientôt en une faiblesse souvent mortelle.

Je crois donner un sage conseil aux mères de famille, aux personnes de tout âge, de toute condition, en leur recommandant de ne pas se servir de semblables remèdes, qui ne font qu'augmenter le mal.

Il faut aussi se tenir en garde contre les dentifrices composés avec du corail pulvérisé. Cette poudre toujours corrosive en altère l'émail. On doit aussi rejeter les drogues de même espèce, que les charlatans vendent sur les places publiques, aux crédules habitants des campagnes. L'expérience du dentiste est le plus sûr guide en pareille circonstance, et il n'est pas prudent de se fier aux médecins qui n'ont pas fait une étude spéciale du système dentaire.

Dentifrices bons pour entretenir la propreté de la bouche. — Opiats, élixirs et liqueurs.

La troisième catégorie de dentifrices, est celle que j'ai désignée comme bonne pour entretenir en bon état la propreté des dents et de la bouche. De ce nombre sont les élixirs, opiats et liqueurs.

Les dentistes, persuadés que l'hygiène de la bouche est d'une très grande importance, se sont efforcés dans tous les temps de varier les dentifrices; ils ont employé à peu près les mêmes substances diversement mélangées. Instruits par l'expérience qu'il faut pour la chirurgie buccale, des précautions extraordinaires, des soins presque minutieux, ils ont fait de nombreuses recherches pour fabriquer des élixirs, des opiats destinés à remplacer avantageusement les substances pulvérisées, surtout chez les personnes qui ont des dents cariées que la brosse, ni l'éponge ne peuvent atteindre. Ils ont taché de donner à ces compositions le parfum, une couleur agréable, un goût savoureux, pour flatter à la fois, la vue, le goût et l'odorat. Ils y ont mêlé différentes huiles, les ont fortement concentrées, afin que quelques gouttes délayées dans une certaine quantité puissent suffire à nettoyer les dents, à raffermir les gencives.

Mais de tous ces élixirs, le meilleur sans contredit, et qui ne renferme aucune substance nuisible, est mon eau et poudre antiscorbutiques déjà mentionnées.

Dentifrice de M. Cadet-Gassicourt.

Comme le soin que l'on prend de ses dents est souvent commandé par le désir de plaire, plus encore que par celui de la santé, on veut qu'un dentifrice flatte également la vue, le goût et l'odorat : c'est pour cela qu'on l'aromatise et surtout qu'on le colore avec de la cochenille dont la teinte, arrivée par l'acide, laisse sur les lèvres et les gencives une nuance rose qui rehausse la blancheur des dents.

Voici l'opiat dont parle M. Cadet-Gassicourt:

Il se compose avec une once de sucre tamisé, une demi-once de quinquina gris, un gros et demi de crême de tartre, une once de charbon bien pulvérisé, et vingt-quatre grains de canelle. Dans ce dentifrice, il n'y a aucune matière dure, l'acide est doux; le quinquina et la canelle agissent sur les gencives par leurs propriétés stimulantes et styptiques; elles les raffermissent et le charbon absorbe l'odeur fétide qui s'exhale des dents mal soignées. Cette composition convient principalement aux personnes qui ont une tendance au scorbut.

Dentifrices des peuples de l'Inde et de la Chine.

En Europe et dans presque tous les pays du monde, la blancheur, la pureté de l'émail constituent la beauté des dents : il n'en est pas ainsi dans les îles Moluques, dans l'Inde et dans la Chine. Les peuples de ces vastes régions, au lieu d'imiter le bon gout des européens, s'efforcent de donner à leurs dents une couleur rougeâtre; ils se servent pour cela d'une feuille d'arbre appelé *bétel* qu'ils mâchent à toute heure du jour. Ils préparent ce masticatoire en étendant sur des feuilles de bétel une certaine quantité de chaux éteinte : ils roulent ensuite le tout ensemble et en forment des boules de la grosseur d'une noisette. Le bétel est un objet de mode, de fantaisie, de première nécessité, sur les côtes de l'Inde et à la Chine, comme le tabac en France : lorsqu'on rencontre un ami, on lui offre du bétel; si on a à se présenter devant les grands, on mâche du bétel; on n'oserait parler à une dame, si on ne s'était préalablement parfumé la bouche avec du bétel.

« Le *bétel*, disent les auteurs de la *Flore du* « *Dictionnaire des Sciences médicales* [1], est si irri- « tant qu'il corrode par degrés la substance den- « taire, au point que les personnes qui en mâchent « habituellement, sont privées dès l'âge de vingt- « cinq à trente-cinq ans, de toute la partie des « dents qui est hors des gencives. Mais cet incon- « vénient n'empêche pas que son usage ne soit uni- « versellement répandu dans toutes les îles de la « mer des Indes. »

Plusieurs dentistes sont d'un avis contraire et prétendent que le bétel, n'étant pas un corrosif, n'altère pas la substance dentaire; ils disent que ce masticatoire engendre seulement une espèce de tartre rouge qui envahit toutes les dents et leur enlève en peu de temps leur couleur primitive.

[1] Tome II, page 38.

Il serait imprudent de vouloir prononcer en dernier ressort; mais tout me porte à croire que la chaux seule suffit pour corroder les dents, et je partage l'opinion des auteurs de la *Flore du Dictionnaire des Sciences médicales*. D'ailleurs, peu nous importe que les Indiens ou les Chinois emploient tel ou tel dentifrice; il n'est pas probable que les dentistes européens aillent soigner les dents des dames de Pékin et des bayadères du Gange. Quant aux dames françaises, il est inutile de les prévenir contre le bétel; leurs bouches, habituées aux parfums de nos opiats et de nos élixirs, se crisperaient dédaigneusement à l'idée seule de mâcher de la chaux enveloppée dans une feuille d'arbuste.

L'areo, dentifrice des habitants des îles Philippines.

Le fruit de l'arec [1] présente à peu près la forme et la grosseur d'un œuf de poule. Son sommet est terminé par un petit ombilic, et sa base est garnie de six écailles très adhérentes, situées sur deux rangs; l'écorce lisse et mince, d'abord d'un vert pâle, puis jaune, recouvre une chair succulente, blanche et fibreuse, au centre de laquelle est un noyau aplati à sa base, d'une substance dure et veinée comme la muscade. Le noyau, d'a-

[1] *Areca cathecu* (Linnée).

bord tendre, creux dans son milieu et plein d'une eau limpide, s'épaissit insensiblement. Sa cavité disparaît, sa chair prend de la consistance, et ce n'est qu'après dix mois de développement qu'il acquiert une texture ferme et en quelque sorte cornée.

Les habitants des Philippines se servent de l'écorce lisse et mince de l'arec pour frotter leurs dents continuellement. L'habitude est devenue pour eux un besoin indispensable, et il est très rare de voir une personne, quelle que soit sa condition, démunie d'arec. Le peuple et les pauvres emploient l'écorce telle que la produit l'arbuste; les personnes riches l'enjolivent avec des morceaux de soie, et les dames y ajoutent souvent des paillettes d'or. Elles s'en servent avec beaucoup de grace; mais je suis persuadé que le frottement continuel, qui dégénère en manie, finit par enlever leurs dents, et les jeunes femmes des îles Philippines sont édentées à la fleur de leur âge.

Il est beaucoup d'autres substances qu'on emploie comme dentifrices; quel est le dentiste qui ne prétende avoir inventé un opiat, un élixir, une eau plus ou moins merveilleuse? Certes, l'énumération de tous ces *prodiges* de l'art serait trop longue; d'ailleurs, je ne vois pas trop de qu'elle utilité elle serait pour la plupart de mes lecteurs.

Je me borne à conseiller aux gens du monde de se tenir en garde contre les spécifiques; de consulter le dentiste qui jouit de leur confiance, et qui sait mieux que tout autre ce qui convient à leur tempéramment et à la nature de leurs affections. Je désire que mes confrères soient aussi francs que moi dans l'exposé de leurs doctrines ; notre art, qui tend à prendre une grande extension, y gagnera beaucoup : les grandes et bonnes choses s'opèrent au grand jour.

Conseils pour la conservation des dents.

I.

Il faut bien se garder de casser avec les dents des corps durs, tels que les noix et noyaux : les efforts que font alors les mâchoires sont toujours nuisibles aux dents.

II.

On doit rejeter la plupart des pommades qui sont presque toutes composées de caustiques et de substances astringentes : pour donner ou pour conserver aux cheveux une belle couleur, on court risque de perdre les dents.

III.

Un vieux proverbe dit : *Lave-toi les mains vingt fois par jour et la tête jamais.* Cet adage est un axiome médical, car il n'est rien de nuisible aux dents comme les lotions avec de l'eau froide.

IV.

Les dentifrices trop acidulés, le corail, la pierre-ponce et la plupart des élixirs sont funestes à l'organe dentaire.

V.

Les femmes, les enfants, et surtout les jeunes filles employées aux travaux d'aiguille doivent éviter de couper les fils avec leurs dents; c'est commettre une imprudence qui les détériore; aussi n'est-il pas rare de voir les modistes et les tailleuses perdre de bonne heure leurs incisives.

VI.

La propreté conserve les dents, et les personnes qui n'ont pas soin d'extraire des dents cariées les substances alimentaires qui se logent dans leurs cavités s'exposent à perdre le plus bel ornement de la bouche.

VII.

L'humidité est très préjudiciable aux dents; aussi les personnes qui peuvent le faire doivent éviter les lieux bas et humides : le triste spectacle des babitants des vallées, pour la plupart édentés à la fleur de l'âge, doit leur servir de leçon.

VIII.

La transition subite d'une température à l'autre
détériore les dents. On doit éviter avec le plus
grand soin de prendre des aliments froids après
des boissons chaudes, et des boissons froides après
des aliments chauds.

IX.

On croit généralement que la fumée du tabac
est nuisible aux dents; c'est une erreur. La pipe
et le cigarre ne produisent aucun effet funeste, si
après avoir fumé on évite de s'exposer subitement
à l'air froid.

X.

Les personnes habituées à porter les cheveux
longs ne doivent se faire raser la tête que graduellement : dans le cas contraire, la dénudation subite porte sur les organes dentaires.

XI.

Le genre d'aliment influe beaucoup sur la conservation des dents. Horace dit : *Dens superbus
non viles comedit carnes.* Les personnes riches
doivent se montrer très circonspectes sur le choix
de leur nourriture. Les paysans de certaines contrées qui vivent de châtaignes, perdent leurs dents
de bonne heure.

XII.

Les substances animales sont en général moins favorables à la conservation des dents que les substances végétales. Les peuples carnivores perdent leurs dents qui se détériorent bien vite, parce qu'il est difficile d'extraire des interstices le résidu fibreux des viandes qui y séjournent et engendrent la corruption.

XIII.

On croit généralement que le sucre est contraire aux dents, il n'en est pas ainsi. Les nègres de l'Amérique mangent du sucre toute l'année et conservent leurs dents. Mais les sucreries des confiseurs sont très nuisibles aux dents et surtout chez les enfants.

XIV.

Toute personne qui veut conserver ses dents dans leur beauté primitive, doit s'abstenir de manger des viandes salées; leur action est on ne peut plus nuisible aux organes dentaires; n'a-t-on pas pour exemple les marins qui sont si exposés au scorbut parce qu'ils ne mangent que des salaisons dans leurs voyages au long-cours?

XV.

A un certain âge, les jeunes filles éprouvent un

vif besoin de dévorer toutes les substances acides, surtout lorsqu'elles sont tourmentées de la chlorose ou de l'hystérie : elles doivent se tenir en garde contre ces désirs immodérés qui altèrent leur santé et la conservation de leurs dents.

XVI.

L'eau de puits altère rapidement l'émail des dents : on a remarqué que dans les pays où il n'y a pas de fontaines les habitants ont presque tous leurs mâchoires délabrées.

XVII.

Les vêtements influent beaucoup sur la conservation des dents.

XVIII.

Les dames, surtout en hiver, doivent se tenir en garde contre leur coquetterie qui les pousse à se décolleter, à se vêtir des étoffes les plus légères. Le froid trop vif occasionne une suppression brusque de transpiration qui se porte souvent sur la muqueuse de la bouche, engendre des fluxions, causes premières de la perte des dents.

XIX.

Je conseille aux jeunes personnes de s'habituer

24

de bonne heure à ne se couvrir que légèrement, et
à prendre souvent de l'exercice en plein air.

XX.

L'hiver est la saison des bals, l'hiver est le prin-
temps de la danse ; nos belles dames oublient alors
les rigueurs de la température, paraissent dans les
soirées couronnées de fleurs et en robe de mousse-
line. Aux époques mensuelles, l'effet de la température peut exercer sur les dents la plus funeste
influence.

XXI.

On ne fait plus aujourd'hui comme autrefois un
usage trop fréquent des éventails ; cependant on
s'en sert encore : cette ventilation est très funeste
aux dents, parce qu'elle arrête la transpiration du
visage, suppression qui est très préjudiciable à
l'harmonie dentaire.

XXII.

Les femmes ont la mauvaise habitude de tenir
entre leurs dents les épingles dont elles se servent
pour ajuster leur toilette ; le contact réitéré de
ces épingles, use l'émail et la dent se carie en entier.

XXIII.

On m'a dit qu'il y a des pensions où l'on permet

que les enfants se lavent la tête tous les matins,
sous le robinet d'une fontaine, c'est une détestable
habitude, une coutume barbare; elle cause ordinairement de violentes ondontalgies qui forcent
les patients à se faire arracher leurs dents, s'ils ne
les perdent pas par l'effet de la carie.

XXIV.

Toute personne qui tient à conserver ses dents
belles et saines, doit, en sortant du lit, se rincer la
bouche avec de l'eau fraîche à une température de
huit ou dix degrés.

XXV.

L'eau pure suffit ordinairement; les personnes
qui ont l'haleine forte doivent l'aromatiser avec
des élixirs dentifrices.

Instruments et substances propres à nettoyer les dents.

Les instruments dont on se sert chaque jour
pour nettoyer les dents et entretenir la propreté de
la bouche font aussi partie de l'art du dentiste; à
lui seul appartient, plus qu'à tout autre, de juger si
telle ou telle substance est propre à cet usage quotidien. Pour être habile dentiste, il ne suffit pas
d'avoir étudié les maladies des dents et des gencives, d'en connaître les causes et les remèdes, il

faut encore être mécanicien, manier et fabriquer avec célérité, avec adresse, les instruments qui sont nécessaires aux divers besoins de l'odonto-technie.

Les Brosses.

Les brosses occupent le premier rang parmi les instruments destinés à nettoyer les dents; leurs crins sont autant de petits cure-dents qui enlèvent parfaitement les substances étrangères et malfaisantes qui se glissent dans les interstices dentaires.

Il faut une grande expérience pour la fabrication des brosses; le dentiste doit étudier la nature des dents et des gencives, et en varier les formes et la force selon l'âge des individus.

On donne aux enfants des brosses très douces et légèrement garnies; si les crins étaient trop forts et trop épais, ils détérioreraient l'émail et surtout les gencives qui n'ont pas encore pris toute leur consistance.

Pour les adultes, on fabrique des brosses unies plus fortes, à trois et même à quatre rangs; l'émail s'est consolidé, les gencives sont moins impressionnables, et on n'a plus besoin de recourir à tant de précautions.

Le dentiste doit examiner le ratelier de ses

clients avant de leur livrer des brosses, parce que l'organisation dentaire varie à l'infini.

Aux personnes qui ont les gencives molles et sensibles, il donne des brosses douces légèrement garnies de crins.

A celles dont les dents sont très longues, et les mâchoires largement développées, des brosses à quatre ou cinq rangs.

On doit être prudent dans la fabrication des brosses; si elles sont trop dures, elles altèrent l'émail, blessent les gencives et finissent par y occasionner des ulcères.

Il faut se servir des brosses en frottant par un mouvement de rotation de haut en bas; de cette manière le poids de la main ne porte pas sur les gencives qui demeurent intactes, et les dents sont parfaitement nettoyées.

Pendant longtemps les brosses anglaises ont joui d'une grande faveur en France; elles étaient mieux fabriquées, et les matières premières d'une qualité supérieure; mais depuis quelques années, les dentistes français ne le cèdent en rien à leurs confrères de Londres.

J'ai déjà parlé des brosses dont je suis l'inventeur; j'ai dit qu'elles ont sur toutes les autres un avantage incontestable; en effet, convaincu par l'expérience que les brosses, même les plus douces, déchaussent les dents et blessent les gen-.

cives, je me suis efforcé de remédier à cet inconvénient; j'y suis parvenu par un moyen bien simple, j'ai garni mes brosses de poils très doux sur
les deux bords, de telle sorte que les crins ne portent que légèrement sur les dents et ne peuvent
atteindre les gencives; elles enlèvent parfaitement
le limon au collet et dans les interstices; au reste
l'approbation de mes nombreux clients m'a dédommagé de mes recherches, et a garanti le succès de mon invention.

Des cure-dents.

On a déjà vu, dans la première partie de mon
livre, que les anciens connaissaient le cure-dents,
en faisaient même un usage immodéré; à Athènes
et à Rome le cure-dents était entre les mains des
élégants, des belles dames et des graves magistrats.
A Rome le *lentisque* faisait fureur, et toute personne qui se piquait de suivre les caprices de la
mode n'osait se montrer en public sans être muni
de ce morceau de bois, dont les formes variaient à
l'infini. Les Romains savaient mettre du luxe dans
les plus petites choses.

De nos jours les goûts sont plus simples; la
plume, le bois et l'écaille, sont les matières ordinaires qui servent à confectionner les cure-dents,
on emploie aussi l'acier, l'or, l'os, l'ivoire et l'argent.

Les Espagnols, les Italiens et les Anglais, se servent de cure-dents en fibre de bois flexible, en corne, en écaille, en plume.

En France, on a tour-à-tour employé l'or, l'argent, l'ivoire, l'acier. De nos jours les modestes cure-dents en plume ont prévalu : sans contredit ils sont les meilleurs, surtout si on les a confectionnés avec des plumes d'oie neuves. Les cure-dents en bois peuvent aussi être adoptés ; la corne et le bois ne peuvent être nuisibles aux dents, il n'en est pas de même des cure-dents métalliques.

L'instrument dont je parle, tire son nom de l'usage qu'on en fait ordinairement. Les médecins et les chirurgiens-dentistes s'accordent à dire qu'il ne faut pas l'employer à tout propos ; il n'est pas prudent d'agacer les dents comme le font certaines personnes, qui s'acharnent à les fatiguer par désœuvrement.

Lorsque des substances alimentaires se sont introduites entre les dents, qu'elles gênent par leur présence, surtout si les efforts de la langue ne peuvent les en arracher, il faut incontestablement recourir au cure-dents ; mais dans toute autre circonstance, on ne doit pas s'en servir, parce que, sous prétexte de nettoyer sa bouche, on s'expose sans besoin, et pour satisfaire une fantaisie bizarre, à blesser les gencives, à écailler l'émail, dont l'altération engendre la carie et quelquefois de vives douleurs.

Les brosses-racine.

Les dentistes du siècle dernier fabriquaient un genre de brosses qu'on a abandonné depuis longtemps. Ils faisaient bouillir des racines de réglisse, de luzerne et autres plantes fibreuses qu'ils battaient ensuite avec un marteau pour en adoucir les filaments colorés avec de la cochenille ou une décoction de bois du Brésil; après cette première préparation, ils parfumaient ces petits pinceaux avec des huiles aromatiques et les vendaient fort cher à leurs clients. Les brosses à crins ont détrôné ces racines qui restaient toujours trop dures et résistaient à tous les modes de préparation. Je n'en parle ainsi que pour n'omettre rien de ce qui a rapport à l'art du dentiste.

Les bâtons de corail.

Du temps du célèbre Fauchard, qui inaugura réellement la science chirurgicale dentaire en France, on se servait pour nettoyer les dents de petits bâtons gros à peu près comme le tuyau d'une plume de pigeon, et composés de diverses substances calcaires avec une forte dose de gomme arabique qui leur donnait une grande élasticité. On s'en servait à défaut d'autres pinceaux; ces petits bâtons *dits de corail*, conservaient un certain degré de rugosité qui les rendaient impropres à entretenir la pureté de la bouche; il était impossible de nettoyer les dents sans une forte pression qui ne tardait pas à devenir funeste à l'émail et aux gencives. Depuis l'invention des premières brosses, il n'a plus été question des bâtons *de corail*.

Les éponges.

On se sert encore pour la toilette de la bouche de morceaux d'éponge artistement attachés à un manche dont la richesse et la forme varient selon le goût de chacun. Les éponges, quoique très douces en général, ne nettoient qu'imparfaitement les dents; elles glissent sur le poli de l'émail sans en détacher le limon. Il en est de même des tampons de coton, qui enlèvent tout au plus les matières adhérentes à la superficie des dents, mais qui ne pénètrent pas dans les interstices où s'amoncèlent et séjournent ordinairement les substances étrangères.

Changements opérés sur le visage et la physionomie par la perte des dents.

La perte d'un certain nombre de dents déforme

plus ou moins le visage ; les plus célèbres dentistes ont observé que plusieurs personnes édentées devenaient presque méconnaissables.

Je vais tracer rapidement le tableau des modifications opérées par la perte des dents.

Si on perd les incisives supérieures, l'ouverture labiale remonte dans le milieu, la lèvre inférieure forme saillie ; insensiblement les cartilages du nez se rapprochent, la lobule devient pendante, ce qui fait que chez toute personne édentée le nez et le menton tendent sans cesse à se rapprocher ; aussi dit-on d'un homme qui a perdu ses dents : *Son nez et son menton font carnaval ensemble.*

Souvent on perd toutes les dents de la mâchoire supérieure ; alors celles de la mâchoire inférieure forment en avant une saillie des plus disgracieuses qui déforme le visage ; ajoutez à ces déplorables inconvénients celui de ne pouvoir broyer les aliments par la mastication.

Pour ne pas entrer dans des appréciations qui me conduiraient trop loin, je me borne à dire que la perte des dents, soit totale, soit partielle, influe beaucoup sur la physionomie, et que telle personne qu'on a vu la veille parée de tous les attraits de la jeunesse, vous apparaît le lendemain avec tous les symptômes d'une vieillesse précoce. Quelle cause si extraordinaire a produit cette révolution soudaine ? La perte de quelques incisives.

Fort heureusement de nos jours cette perte n'est pas irréparable, et l'art, après de grands efforts, est parvenu à imiter la nature.

Influence des dents sur la mastication.

La perte d'un petit nombre de dents suffit pour gêner la mastication, à plus forte raison la destruction générale du ratelier. Il faut longtemps aux gencives pour se durcir et se racornir au point de supporter le contact immédiat des aliments qui sont des substances plus ou moins dures, destinées à être broyées entre les deux mâchoires comme entre deux meules. Pendant longtemps les dentistes n'avaient pu suppléer à ce vice de la nature, parce que les dents à pivots et à ressorts étaient impropres à la mastication; l'invention et le perfectionnement des osanores, dont je parlerai à la fin de ce livre, sont un inappréciable secours contre les désastres de la nature, et désormais les vieillards ni les jeunes gens n'auront plus à craindre les douleurs inséparables d'une mastication qui s'opère péniblement sur une mâchoire complétement dégarnie.

Influence des dents sur la prononciation et sur la voix.

Cicéron compare les dents aux cordes d'une lyre

qui rendent des sons plus ou moins harmonieux;
on croit généralement que la perte des dents ne
change pas le timbre de la voix, mais la prononciation est complétement modifiée; les personnes
privées des incisives supérieures et inférieures
prononcent difficilement les consonnes gutturales;
toutes les syllabes s'échappent de la bouche en
sons aigus; il s'opère une grande déperdition de
salive, et la physionomie prend un aspect presque
repoussant.

SEPTIÈME PARTIE.

THÉRAPEUTIQUE DENTAIRE.

CHAPITRE PREMIER.

Thérapeutique dentaire.

La thérapeutique dentaire a plusieurs ramifications. Elle comprend, généralement parlant, toutes les opérations qui sont du ressort de l'art du dentiste, et ne font point partie de la chirurgie ordinaire.

Ces opérations ont des buts différents.

Les unes consistent à faciliter la sortie des dents à l'époque de la première dentition.

A donner aux dents de seconde dentition, ou dents permanentes, une direction régulière pour prévenir les irrégularités, les positions vicieuses qui pourraient plus tard en altérer la beauté.

Les autres consistent à mettre les dents à l'abri des substances étrangères qui leur sont nuisibles, à prévenir les altérations, et à en arrêter le cours lorsqu'elles ont envahi les organes dentaires.

Devoirs du dentiste à l'époque de la première dentition.

Dans la troisième partie de mon *Encyclopédie*, j'ai parlé avec de longs détails de la première dentition, et des soins qu'elle exige de la part du dentiste ; je crois même n'avoir rien omis d'essentiel. Mais comme cette matière est de la plus grande importance, j'ajouterai quelques mots qui serviront à exprimer complètement mon opinion, à exposer tous les résultats de nombreuses expériences.

J'ai déjà dit que si les premières dents éprouvent de trop grands obstacles pour sortir de leurs alvéoles et se faire jour hors de la gencive, il faut employer les incisions qui se pratiquent ordinairement sans danger. On doit les faire assez profondes pour arriver jusqu'à la dent, et on ne doit pas craindre l'hémorragie qu'il est très facile d'empêcher. Souvent il se manifeste une assez grande inflammation à la suite de ces incisions ; les lotions émollientes sont un remède souverain, et on délivre ainsi les enfants de longues douleurs qui ont quelquefois une influence pernicieuse sur leur tempérament encore débile. J'ai pratiqué mille fois ces incisions, et je puis dire que j'ai toujours atteint complètement le but, sans avoir à déplorer le moindre accident.

Que doit faire le dentiste pour donner aux dents permanentes une bonne direction?

L'art du dentiste ne se borne pas à faciliter la sortie des dents, il doit encore leur donner une bonne direction. On m'objectera que la nature se suffit ordinairement à elle-même, et que les enfants de nos paysans ont de magnifiques rateliers sans le secours du dentiste. J'avoue que la nature est inépuisable dans ses ressources; mais il n'en est pas moins vrai de dire que les dents permanentes prennent très souvent une position défectueuse. Le défaut d'espace, surtout pour les incisives et les canines, qui sont beaucoup plus grosses que les dents de lait, fait qu'elles s'amoncèlent parfois les unes sur les autres, trop serrées qu'elles sont dans l'arçade alvéolaire. D'ailleurs, à l'âge de sept ans, les mâchoires sont loin d'avoir tout le développement qu'elles doivent atteindre plus tard, et on ne doit pas s'étonner que les dents permanentes, cherchant une issue à droite ou à gauche, en dedans ou en dehors de l'arcade alvéolaire, forment, la plupart du temps, un assemblage bizarre et très désagréable à la vue.

Moyens que doit employer le dentiste.

Aussitôt que les dents permanentes commen-

25

cent à pousser, le dentiste doit examiner avec la plus grande attention, si elles ne sont pas gênées et contrariées dans leur éruption. S'il s'aperçoit que les dents de lait sont un obstacle à ce second travail de la nature, il doit se hâter de les extraire, ce qu'il fera très facilement, parce que les dents de lait sont alors vacillantes, peu adhérentes à leurs alvéoles, et que la simple pression du doigt suffit pour les arracher d'une place qu'elles occupent inutilement.

Cependant, il arrive parfois que les dents de lait tiennent assez fortement aux alvéoles. Dans ce dernier cas, le rôle du dentiste est plus difficile à remplir, parce qu'il a à lutter contre la frayeur de l'enfant et les cris de la mère qui tremble à la vue seule d'un *davier;* il ne doit pas hésiter à faire l'opération, s'il juge qu'elle est indispensable pour que les dents permanentes poussent dans un bel arrangement. Je crois néanmoins qu'il est prudent de ne pas trop se presser, il faut même attendre que la dent permanente soit au moment de l'éruption. Si on se pressait trop, on s'exposerait à voir la mâchoire se rétrécir, l'alvéole se refermer, se durcir au point que la seconde dent éprouverait plus tard la plus grande douleur à sortir. On cite des personnes qui ont conservé quelques dents de lait jusqu'à leur extrême vieillesse, mais ces cas sont très rares.

Développement des dents permanentes.

Ordinairement les mâchoires ne se développent pas d'une manière aussi prompte que les dents permanentes, ce qui fait que les dents ne peuvent se placer convenablement dans l'espace trop rétréci de l'arcade dentaire. Je conseille aux dentistes d'agir avec beaucoup de prudence dans ce cas qui se renouvelle fréquemment ; ils doivent attendre que la mâchoire ait pris un certain degré de développement, avant d'extraire aucune dent, parce qu'ils courraient risque de voir ensuite la mâchire dégarnie en plusieurs endroits. Il est donc prudent d'attendre que les os maxillaires aient pris leur entier accroissement. Mais alors, il est temps d'agir et de sacrifier, s'il le faut, une, deux et même trois dents, pour que les autres aient un bel arrangement. Rien n'est plus désagréable à la vue que des dents superposées ; il est difficile, pour ne pas dire impossible de les nettoyer parfaitement, il s'y établit des dépôts de substances étrangères, de limon, qui engendrent la carie.

Comment redresse-t-on les dents qui ont pris une mauvaise direction ?

On classe dans la catégorie des dents mal rangées, celles qui sortent inclinées en dedans, en dehors, ou qui se développent par côté ; celles qui sont placées irrégulièrement, parce qu'on a négligé la seconde dentition.

Pour remédier à cette mauvaise disposition, un dentiste habile et expérimenté doit recourir aux moyens lents, et ne pas brusquer une cure qui ne peut s'opérer que dans un certain laps de temps. Les anciens praticiens se servaient, pour redresser les dents, de plaques d'or ou de platine, percées de plusieurs trous où ils faisaient passer des cordonnets de soie, des petits fils d'argent. Ils assujettissaient ces plaques de telle sorte, que la dent qu'ils voulaient redresser trouvait un point d'appui sur les autres. J'ai renoncé à ce procédé après avoir acquis la conviction qu'on en obtenait rarement d'heureux résultats. Je ne parlerai pas de la *luxation* des dents, opération très douloureuse, si quelques dentistes n'y recouraient encore. A mon avis, *luxer* les dents, c'est s'exposer à blesser les gencives, à léser le périoste alvéolaire, et à casser la dent qu'on veut redresser ; ces opérations sont le plus souvent funestes aux malades.

Je conseille à mes confrères, toutes les fois qu'ils auront à remédier à une dentition vicieuse, de ne pas oublier qu'une dent placée irrégulièrement peut être redressée très facilement et sans occasionner une grande douleur ; il faut, en usant des anciens moyens, attacher au collet de la dent une simple ligature que l'on assujétit à la troisième ou quatrième dent qui se trouve un peu éloignée de celle qu'on veut redresser. L'humidité de la bouche s'infiltre dans les interstices du cordonnet, qui se gonfle par l'absorption des tubes capillaires, et opère bientôt une grande tension ; on reserre le cordonnet de jour en jour, et lorsque la dent est redressée, on le détend progressivement ; enfin on détache les liens lorsque le redressement est complètement opéré.

Régulateur-Rogers.

Le contact des plaques détériore les dents sur lesquelles elles sont placées, et fait aussi carier ceux des organes qu'on veut redresser. Généralement parlant, les ligatures finissent par entamer les dents qui leur servent de *points d'appui*, le frottement continuel enlève d'abord l'émail et engendre la corruption.

Pour obvier à tous les inconvénients, j'ai inventé un instrument qu'on trouvera décrit dans la nomenclature de mes planches.

Mon régularateur, de forme demi-circulaire, porte seulement sur les molaires, fait dévier insensiblement les incisives et les canines, qui

prennent peu à peu une place régulière sans être
entamées ni cariées.

On peut se servir de mon régulateur sans qu'il
soit besoin de recourir à la surveillance continuelle du dentiste.

Manière de cautériser les dents.

On cautérise les dents, soit pour mettre un
terme à des douleurs, soit pour conserver les dents
elles-mêmes.

Dans le premier cas on détruit le nerf dentaire;
dans le second, on veut détruire la carie qui
ronge la partie cornue dépouillée de son émail.

Jusqu'à ce jour on a employé deux moyens de
cautérisation : le *feu* et les *caustiques* sont les
deux plus puissants moyens de cautériser généralement adoptés par les dentistes.

Le feu a une action des plus énergiques; il doit
donc produire des résultats immédiats : c'est un
très bon moyen pour arrêter les hémorragies buccales, de réprimer les progrès de la carie lorsqu'elle n'a pas fait encore de très grands ravages;
on emploie principalement le feu pour cautériser
les incisives, parce qu'il est très difficile d'enlever
toute la carie avec la lime. Je conseille néanmoins
aux dentistes de ne pas trop se fier au feu, dont
l'application devient quelquefois funeste. J'ai vu

plusieurs personnes qui m'ont dit que le feu, employé comme cautère, avait augmenté leurs douleurs au lieu de les calmer, et rendu leurs dents si cassantes qu'elles cédaient au moindre contact d'un corps dur; je conseille surtout à mes confrères de ne jamais soumettre à l'épreuve du feu les personnes nerveuses; ils doivent se servir de la lime, et si elle ne suffit pas, extraire la dent malade.

J'ai déjà dit que les personnes nerveuses se refusent à l'application du feu; les dentistes ne pouvant triompher de cette répugnance, se sont servi de *caustiques* comme moyen de cautérisation : ils imbibent d'acides sulfurique et nitrique un morceau de coton qu'ils introduisent dans la dent cariée. Jusqu'à ce jour l'expérience a prouvé que les caustiques sont très dangereux; ils détruisent l'émail et ramollissent la partie osseuse de la dent. Le nitrate d'argent et la pierre à cautère doivent aussi être rejetés. Pourquoi ne pas se servir de moyens moins violents, de substances moins dangereuses? L'extrait d'opium, l'éther, l'encens, la menthe, la canelle et autres essences engourdissent le nerf dentaire, et calment quelquefois définitivement la douleur; mais de tous ces spécifiques, le meilleur, sans contredit, est l'eau-Rogers dont quelques gouttes suffisent pour opérer l'effet désiré.

Extraction du tartre.

Dans la partie pathologique de mon *Encyclopédie du dentiste*, j'ai parlé des causes du tartre dentaire, de ses progrès, de ses ravages. J'ai dit aussi que très souvent les dentifrices sont impuissants dans les cas où le tartre affecte des parties où la brosse ne peut pas pénétrer, surtout lorsqu'il envahit la partie interne des incisives et des canines de la mâchoire inférieure.

Pour remédier à cet inconvénient, qui devient quelquefois très grave et entraîne la perte des dents, les dentistes ont inventé des remèdes plus énergiques; ils se servent d'instruments qui ont la forme de grattoirs, de crochets et de burins. Ces instruments sont en acier très fin.

L'on trouvera, à la fin de mon ouvrage, ceux des instruments dont je me sers avec le plus de succès.

Lorsque le tartre commence seulement à envahir les dents, il faut bien se garder d'employer l'acier; on s'exposerait inutilement à léser l'émail. Les dentifrices suffisent pour détruire les premières atteintes. Si les couches de tartre se succèdent rapidement, on ne doit plus hésiter, et le secours des instruments devient indispensable.

Si j'écrivais spécialement pour les dentistes, je

ferais le tableau exact de l'extraction du tartre ;
mais comme mon ouvrage a un but général d'utilité pratique, je crois qu'il est de mon devoir de
faire grace à mes lecteurs de quelques détails qu'il
est impossible de rendre agréables. D'ailleurs, mes
confrères connaissent tous, aussi bien que moi,
les divers procédés employés jusqu'à ce jour pour
l'extraction du tartre, et les documents que je
pourrais donner seraient inutiles pour les gens du
monde.

Je me borne donc à dire qu'en ceci, comme en
toute autre chose, l'expérience est le meilleur
guide; chacun a sa manière d'opérer, et les guérisons seules démontrent quelle est la meilleure
de toutes.

Les personnes sujettes au tartre ne doivent pas
oublier que les instruments du dentiste sont insuf-
fisants pour maintenir leurs dents malades dans
un état continuel de propreté ; la brosse et les dentifrices sont autant de préservatifs qu'il est nécessaire d'employer souvent plusieurs fois le jour.

Divers procédés pour limer les dents.

La lime est un des instruments les plus nécessaires à un dentiste, qui s'en sert presque journellement. La lime est indispensable soit pour égaliser les dents qui prennent parfois un trop long

développement, soit pour détruire les aspérités causées par la carie ou la fracture de l'os dentaire, soit pour enlever les parties cariées, opération bien préférable à l'application du feu et aux caustiques. Les dentistes qui demeurent arriérés dans l'étroit sentier de la routine, se servent aussi de la lime avant de poser les dents artificielles fabriquées d'après l'ancienne méthode.

Dans cette circonstance et dans mille autres, il me sera facile de prouver que les *dents osanores,* dont je suis l'inventeur, ont fait faire un pas immense à la chirurgie dentaire. Pour moi, la lime est devenue inutile lorsqu'il s'agit d'adapter des dents artificielles; extraction de racines, érosions douloureuses opérées avec l'acier, perforations de la partie osseuse et cent autres opérations qui effrayaient les personnes les plus déterminées, tomberont bientôt en désuétude. Le système *osanore* a déjà anéanti ces atroces préliminaires.

Ainsi, à l'avenir, on n'emploiera la lime que pour remédier aux vices de conformation, aux aspérités et enlever la carie. Ces diverses opérations nécessitent une grande expérience, et cette partie de la thérapeutique dentaire, quoique simplement manuelle en apparence, doit être étudiée consciencieusement.

Quelques dentistes ne craignent pas de limer les dents de lait; quant à moi, je crois qu'il est

imprudent de se servir de la lime avant l'âge de
quatorze ans. Il faut éviter de pénétrer trop avant
dans l'intérieur de la dent; plusieurs personnes
éprouvent alors une espèce d'agacement qui devient insupportable, et dégénère en une irritation
si violente qu'on ne peut recommencer l'opération
que deux ou trois mois après.

Je ne m'arrêterai pas à décrire les diverses formes
de lime et les innombrables méthodes de s'en servir; ce serait remonter aux premiers éléments de
l'art du dentiste, et entrer dans la spécialité de la
coutellerie chirurgicale.

Lime circulaire Rogers.

(*Voir aux planches.*)

Je ne puis cependant passer sous silence un instrument que j'ai inventé depuis quelques années,
et qui me sert merveilleusement pour nettoyer la
carie de la dent sans en agrandir le trou ni en briser l'émail. Cet instrument a l'avantage de pouvoir
être employé avec sécurité, sans craindre de déviation de la main, ce qui a lieu pour tous autres
instruments.

Manière de plomber les dents.

Les cavités plus ou moins profondes occasionnées par la carie, mettent souvent à nu le nerf dentaire qui, livré au contact de l'air extérieur, s'irrite et cause des douleurs violentes. On sait aussi que l'action immédiate de l'air tend sans cesse à augmenter les progrès de la carie. Dans ces deux cas, le meilleur remède est de plomber les dents [1].

Avant de procéder à cette opération, qui exige une grande habileté et une longue expérience, on doit s'assurer qu'il n'existe pas le moindre suintement dans le canal dentaire, que le froid ou le chaud, ni le contact des instruments ne l'affectent pas trop douloureusement. On se sert pour cela de la sonde, et si la dent cariée est insensible à toute espèce d'impression, on peut procéder sans crainte à l'obturation.

J'ai déjà dit que pendant plusieurs années les dentistes ont employé le plomb exclusivement. On a employé depuis divers métaux, diverses substances; les principales sont l'or, le platine en feuilles, le mastic fusible et mille autres compositions dont l'énumération serait trop longue.

On a renoncé au plomb, parce que ce métal finit par s'oxyder et dépose sur la dent une matière noirâtre; on lui a substitué l'*étain de Job*, pareil à

---

[1] On dit plomber des dents, parce que pendant longtemps on ne s'est servi que de plomb.

celui dont se servent les miroitiers pour étamer les glaces. Pour plomber, ou plutôt pour obturer les incisives, on se sert de l'or et du platine.

Le métal fusible de M. Darcet a été quelque temps en vogue; cet alliage se compose de huit parties de bismuth, cinq de plomb, trois d'étain; depuis, on y a ajouté un dixième de mercure pour le rendre plus fusible.

Cette composition, qu'on a beaucoup vantée, a le grand inconvénient de ne pouvoir être employée qu'après avoir été chauffée.

Ces diverses manières de plomber les dents, soit qu'on emploie l'or, le platine, les feuilles d'étain, rebutent plusieurs personnes, parce que l'opération est ordinairement suivie de douleurs violentes, quelquefois même de fluxions, à tel point qu'il faut vider le trou formé par la carie. Pendant plusieurs années je me suis occupé de cette opération si fréquente, et je suis parvenu à la simplifier.

Pâte minérale Rogers. Manière de plomber les dents à froid.

Tous les procédés usités depuis longues années m'ont paru défectueux; j'ai donc cherché à faire mieux, et j'y ai réussi. La pâte minérale, dont je suis l'inventeur et le seul propriétaire, a l'immense avantage de pouvoir être employée molle sans pression et sans chaleur, et de se durcir instantanément par l'action de la salive.

Une expérience de cinq ans ne me laisse plus aucun doute sur l'efficacité de mon invention. Que mes clients, et surtout mes clientes se rassurent; elles ne trouveront pas en moi un bourreau pour les torturer, mais un homme qui s'efforce de perfectionner l'art qu'il professe et à rendre moins effrayantes les opérations de la chirurgie dentaire.

De la luxation des dents.

Luxer les dents, c'est les ébranler dans leurs alvéoles, de manière cependant à ne pas les séparer entièrement de la racine.

Cette opération très difficile réussit rarement; on la fait sur les dents douloureuses, mais il faut bien s'assurer auparavant qu'elle offre assez de solidité pour résister à l'ébranlement. Les incisives, les canines et les petites molaires sont les plus susceptibles de luxation; mais après trente ans, il est inutile et même dangereux de la tenter : les dents luxées, après cette époque, ne reprennent jamais la moindre solidité; elles tombent d'elles-mêmes ou deviennent si douloureuses, qu'on est forcé d'en faire l'extraction. La luxation accidentelle, survenue à la suite de coups ou de chutes, se traite de plusieurs manières; la meilleure est d'enlever l'inflammation qui est produite par l'accident, de raffermir les gencives autour de la dent et de laisser l'organe tranquille, sinon on l'enflamme et on augmente le mal.

Manière d'extraire les dents. — Instruments dont on se sert pour cette opération.

L'extraction des dents est une des opérations les plus difficiles de l'art du dentiste, et pourtant combien ne voit-on pas de misérables empiriques qui abusant de la crédulité du peuple, le trompent sur les places publiques. De là vient sans doute le proverbe : *Menteur comme un arracheur de dents.* Il est temps que la civilisation et la vigilance de l'autorité renversent les trétaux de ces vils charlatans qui déshonorent une profession à laquelle ils se vantent faussement d'appartenir.

Je le répète avec la certitude que donne l'expérience, l'extraction des dents est une opération très difficile et toujours douloureuse, quelle que soit l'adresse de l'opérateur.

Arracher ce n'est pas guérir, c'est détruire, a dit un dentiste. Aussi doit-on se montrer très circonspect avant de procéder à l'extraction d'une dent. On n'en vient à ce moyen extrême que dans les cas où la dent profondément cariée, très impressionnable à l'air, ne peut d'aucune manière être conservée. Toutes les fois que les dents sont saines on doit bien se garder d'en faire l'extraction quelle que soit la violence de la douleur dont la cause réside dans un fait étranger et non dans la substance dentaire. On me permettra de citer un fait qui m'est personnel :

Il y a environ quinze mois une jeune marquise, qui passe à juste titre pour une des plus jolies femmes de Paris, entra dans mon salon vers quatre heures du soir ; elle paraissait fort agitée, et se jetant sur un fauteuil, elle s'écria :

— M. Rogers, arrachez-moi toutes les dents, je vous en conjure ; je souffre comme une possédée. J'examinai les dents de la jeune dame, elles étaient dans un état de parfaite conservation.

—Madame, lui dis-je, vos dents sont belles comme des perles marines, et je commettrais un crime si je les touchais avec l'acier.

— Arrachez-les toutes ou je meurs, car je souffre horriblement.

Je réfléchis un instant ; je m'aperçus que la marquise était dans *une position intéressante*, et je connus alors la cause de son odontalgie. Je lui conseillai de recourir aux émollients et je la congédiai fort mécontente.

Un mois après, je reçus le billet suivant :

« Monsieur,

« Je vous remercie mille et mille fois de votre
« obstination à ne pas arracher mes dents ; depuis
« quinze jours je ne souffre plus. Tout autre que
« vous m'aurait écoutée, et aujourd'hui quels ne
« seraient pas mes regrets ! J'ai éprouvé le besoin
« de témoigner ma reconnaissance à un homme
« qui exerce son art avec tant d'expérience, de sa-
« gesse et d'habileté.

« J'ai l'honneur, etc. »

L'extraction des dents demande de grandes précautions ; on est souvent trompé par les malades
et on arrache une dent saine au lieu d'extraire
celle qui est douloureuse. Le meilleur mode d'extraction est celui qui consiste à saisir la dent au-
dessous de la couronne, le plus près possible de la
gencive, et de lui faire subir une inclinaison circulaire ; on parvient ainsi à la *luxer* et le malade
souffre moins.

Fort de l'expérience de quinze années, et après
avoir lu et compulsé tous les ouvrages anciens et
modernes, je déclare, d'après l'opinion commune des meilleurs praticiens français et étrangers que j'ai consultés, qu'il n'y a pour extraire
les dents qu'un seul moyen, ceux qui n'y ont pas
recours s'exposent aux plus graves inconvénients.
Il consiste à bien se pénétrer de ce fait d'anatomie

buccale qui a peu d'exceptions, et qui établit que les racines des dents inclinent toutes plus ou moins vers l'intérieur de la bouche. Pour opérer l'extraction, il faut donc faire le mouvement de rotation du dehors en dedans. Si par extraordinaire la racine se trouvait autrement placée, le dentiste s'en rendrait immédiatement compte par la résistance qu'il sentirait; car il faut bien éviter de faire sauter les dents, comme le font les charlatans. Il faut au contraire les tirer doucement, et peu à peu on les verra sortir de l'alvéole. Je me sers, pour les molaires, du haut de la clé de Garangeot à bout olive aplatie, et pour celles de la mâchoire inférieure, de la clé à bout allongé.

On trouvera dans mes planches la description de ces deux clés, dont l'une est perfectionnée par moi, et varie de grandeur selon l'âge des individus.

Je crois devoir aussi prémunir contre un mode vicieux d'extraire les dents incisives et canines. Il y a des dentistes qui se contentent de saisir la dent par le collet et l'enlèvent aussitôt. Je conseille de recourir auparavant à un mouvement de rotation qui doit être légèrement opéré sur la dent à droite et à gauche. Quand la dent est ainsi détachée du périoste, elle cède sans effort à la main, et l'on évite de fracturer l'alvéole, ce qui est autrement à craindre.

On a inventé et fabriqué de tout temps un très grand nombre d'instruments pour l'extraction des dents. Les principaux sont :

La clé de Garengeot qu'on a améliorée.

La pince courbe.

La pince droite.

Le davier droit.

Le davier courbe.

Le levier à crochet.

Le levier à plaques mobiles.

On se servait autrefois :

Du pélican.

De la langue de carpe.

Du pied de biche.

Des pinces à excision. — De la clé de Maury.

Depuis quelques années on a renoncé aux instruments compris dans cette dernière nomenclature. Au reste, deux ou trois suffisent à un habile dentiste; le succès de l'extraction dépend absolument de la dextérité du praticien.

Des douleurs violentes, la fracture de l'alvéole, l'hémorrhagie, la luxation de la mâchoire, la fracture des arcades alvéolaires, la rupture du sinus maxillaire, l'ébranlement de toutes les dents, telles sont souvent les suites funestes d'une simple extraction. Ces terribles accidents, auxquels il est

difficile de remédier, ne suffisent-ils pas pour convaincre les dentistes et les malades qu'il ne faut
extraire qu'en dernière ressource, et lorsque la
douleur est devenue insupportable?

HUITIÈME PARTIE.

—o⋅e◯⋅o—

PHYSIOLOGIE DENTAIRE.

Physiologie des dents.

 « Les dents, dit M. Fournier[1], sont le plus bel
ornement de la figure humaine ; leur régularité,
leur blancheur constituent cet ornement : ces qualités flattent nos regards, et ajoutent de nouveaux
agréments à la beauté des traits et du visage. La
bouche excède-t-elle les proportions de son dessin
ordinaire, de belles dents dissimulent cette erreur
de conformation, et souvent même le prestige qui
résulte d'une denture parfaite est tel qu'il nous
semble que cette bouche ne serait pas bien si elle
était plus petite.

Influence des dents sur la beauté des femmes.

Voyez-vous rire cette dame, dont la bouche très

[1] *Dictionnaire des Sciences médicales*, tom. VIII.

fendue laisse voir trente-deux perles éblouissantes? Vous ne serez pas tenté de remarquer l'étendue du diamètre de la bouche; toute votre attention se portera sur la beauté de ses dents et sur la grace d'un sourire qui vous les montre avec complaisance.

Cette parure naturelle sied également aux deux sexes; elle se fait remarquer dans les hommes, et répand une sorte d'amabilité sur leur figure en adoucissant leurs traits; les nègres de l'Afrique cessent d'effrayer la beauté timide lorsqu'ils lui montrent leurs dents éclatantes de blancheur. Mais c'est surtout aux femmes que les belles dents sont nécessaires, puisqu'il est de leur destinée de commencer par plaire à nos yeux avant de toucher notre âme, de captiver, d'asservir enfin notre cœur.

Ce qui justifie la prééminence que j'attribue aux dents sur tous les autres attraits de la figure, c'est l'influence qu'elles exercent sur la beauté. Qu'une femme ait de beaux yeux, une jolie bouche, un joli nez, un beau front, de beaux cheveux, un teint charmant, mais qu'elle ait de vilaines dents noircies par la carie, une denture tronquée, des dents couvertes d'un tartre épais, d'un enduit limoneux, on a de la peine à s'accoutumer à la voir jolie dès qu'elle ouvre la bouche. Elle-même, instruite des fâcheux effets de son sourire, se contraint, devient grimacière pour cacher l'outrage que la maladie a fait à ses dents.

Au contraire, si elle a un gros nez, de petits yeux, si même elle est laide, pourvu que ses dents soient régulièrement implantées, qu'elles soient blanches, qu'elle les possède toutes, ou du moins toutes celles qui se voient, c'est-à-dire les incisives, les canines et les premières molaires de chaque côté; à moins que cette femme ne soit affreuse, sa figure paraîtra agréable aussitôt qu'un sourire viendra à son secours, et vous entendrez murmurer autour d'elle ces mots consolants pour sa vanité : ELLE A DE BELLES DENTS.

Les dents considérées comme signes servant à indiquer la constitution, le tempérament, la complexion et les maladies des individus.

Dans l'état de santé et de maladie, les dents offrent des signes ou caractères qui permettent d'étudier à coup sûr la constitution physique des individus; et, jusqu'à un certain point, les médecins peuvent regarder l'état, la conformation des dents comme un pronostic presque certain.

Les dents épaisses, fortes; gencives vermeilles.

Ainsi, les dents épaisses, fortes, fermes dans leurs alvéoles, cohérentes avec des gencives vermeilles, qui avancent angulairement sur l'émail;

des dents bien proportionnées, d'une bonne conservation, d'un bel émail blanc d'ivoire, bien poli et se salissant difficilement de mucosités et de tartre, indiquent une bonne santé habituelle, une forte complexion.

Ce pronostic est si sûr, qu'il y a grand nombre d'années qu'une dame de ma connaissance, me disant qu'elle voulait prêter à une personne à rente viagère, et me consultant là-dessus, je lui dis que je voulais voir les dents de la personne. Je les trouvai si régulières et si fortement constituées, que je ne lui conseillai pas de faire le prêt. Cette dame a eu depuis à s'applaudir de mon avis officieux.

Les dents dont l'émail est terne.

Les dents dont l'émail est terne aussitôt que la couronne sort de l'alvéole, les dents qui se carient prématurément, annoncent chez l'individu une diathèse scrofuleuse, dartreuse, syphilitique.

Les dents minces et fragiles.

Lorsque les dents sont minces, fragiles, disposées au ramollissement, à la carie, quand leur émail est d'un blanc de lait éblouissant, on peut soupçonner l'individu d'être atteint de phthisie pulmonaire, ou d'avoir une grande prédisposition à cette maladie.

Il y a cependant des exceptions, et la couleur d'un blanc mat se concilie quelquefois avec la force du tempérament et de l'organe dentaire.

L'atrophie des dents.

L'atrophie des dents indique, chez les enfants en bas âge, une affection grave, antécédente, propre à l'enfant, comme des convulsions, ou qu'il a partagées avec sa mère pendant la nutrition du fœtus ou pendant l'allaitement.

Cette même maladie des dents indique, chez l'homme, que le sujet, pendant la seconde dentition, a éprouvé une maladie organique très grave.

Autre espèce d'atrophie.

L'espèce d'atrophie qui se caractérise par la perte totale de l'émail, le ramollissement de l'organe dentaire, annonce l'abus des acides, comme cosmétique ou comme aliment, ou bien une diathèse scorbutique, scrofuleuse, dartreuse ou syphilitique, surtout si en même temps il y a altération des gencives.

Les dents habituellement sales.

Les dents habituellement couvertes d'un enduit

sale, gluant, brun, tenace, et qui en même temps sont affectées de carie, annoncent de mauvaises digestions habituelles et la faiblesse des organes gastrites.

Les dents indices d'un tempérament nerveux.

L'usure prématurée des dents indique un tempérament nerveux et des mouvements convulsifs habituels.

Dents des personnes bilieuses et pituiteuses.

Les personnes bilieuses, celles sujettes aux obstructions, ont le matin, après le sommeil, les dents chargées d'un enduit saburral.

Les pituiteux, ceux qui ont des catarrhes habituels, ont, aux mêmes instants, ces organes couverts d'un enduit muqueux.

Dents des personnes sanguines.

Les dents des personnes sanguines sont ordinairement fort nettes à leur réveil, lorsqu'elles jouissent d'une bonne santé; aussi, dès qu'elles voient leurs dents prendre une couleur jaunâtre, c'est pour elles un indice de malaise prochain.

L'odontalgie.

L'odontalgie habituelle, périodique, soumise aux vicissitudes des constitutions atmosphériques, indique une affection rhumatismale ou goutteuse vague, ou des anomalies nerveuses.

Du grincement des dents pendant le sommeil.

Le grincement des dents pendant le sommeil, chez les adultes et surtout chez les enfants, annonce une affection nerveuse, la présence de vers dans le canal alimentaire, un organe saburral dans les premières voies.

L'usure des dents, signe d'épilepsie.

L'usure prématurée des dents indique le grincement de ces organes pendant le sommeil; elle est un signe caractéristique de l'épilepsie. Tous les militaires réformés pour cas d'épilepsie, avaient les dents usées. Ceux qui n'apportent pas ce signe, sont suspects de feindre un mal qu'ils n'ont pas, et doivent être observés par le médecin militaire.

Les dents mobiles.

Quand les dents sont mobiles et que les incisives et canines semblent allongées, parce que les gencives se sont abaissées ou sont rongées, quand leur collet est à découvert, quand elles sont noires ou d'un jaune terne, il y a scorbut constitutionnel ou déterminé par l'abus des mercuriaux ; alors on arrache les dents sans douleur. Souvent elles se détachent des alvéoles pendant la mastication.

État des dents dans les fièvres adynamiques.

Dans les fièvres adynamiques, un enduit d'abord glutineux, gris, brun, noirâtre, et enfin fuligineux, s'attache sur les dents. Ce dernier état indique la gravité de la maladie. Il n'a guère lieu que du neuvième au dixième jour.

État des dents dans les fièvres ataxiques.

Les dents sont nettes et humectées au début des fièvres ataxiques ; puis elles deviennent sèches, lisses, luisantes, sensibles ; ces phénomènes annoncent que la fièvre prend un caractère très imminent ; quant à ces signes se joint le serrement, le grincement, le claquement alternatif des dents, pendant la veille, le pronostic est funeste. Si ces symptômes ont lieu chez un malade délirant, ils sont les précurseurs de la mort.

Le grincement, le serrement des dents, pendant la stade d'iruption de la variole, chez les enfants, est très fâcheux.

——

La variole confluente altère quelquefois l'émail des dents, le noircit, le détruit ; elle finit par engendrer la carie.

——

L'exostose de la racine des dents a le plus sou- pour cause première la syphilis.

——

Dans les maladies aiguës, s'il survient une dou- leur aux dents, c'est un signe que la fièvre devient plus intense.

——

Le grincement et le claquement des dents qui surviennent aux vieillards pendant le sommeil, in- diquent une disposition à l'apoplexie.

——

Lorsque de pareils phénomènes se manifestent inopinément pendant le sommeil, surtout chez les enfants, soit en état de santé apparente, soit pen- dant la maladie, si le sujet s'éveille en sursaut et comme effrayé, et si alors il a les joues très colo- rées, les yeux fixes et brillants, les convulsions sont prêtes à se manifester.

Les enfants qui ont besoin d'uriner éprouvent le plus souvent des grincements de dents, il en est de même lorsqu'on les couche avant leur digestion faite. Ce grincement de dents ne doit pas être confondu avec le grincement dans l'état de maladie.

———

Quand dans une ophtalmie il survient un grand mal aux dents, l'ophtalmie cesse ou diminue considérablement, et *vice versà*.

———

Un mal de dents subit et vif, fait cesser le coryza, comme cette inflammation calme le mal *de dents*.

———

Dans l'odontalgie, si le malade est constipé, la diarrhée fait cesser l'affection de l'organe dentaire.

———

Dans les affections adynamiques et ataxiques, si le malade, pendant son délire, simule avec les dents l'acte de la mastication, on doit craindre les convulsions ; ce signe est ordinairement fâcheux.

———

Le claquement des dents, le grincement de ces organes est fréquent dans les crises hystériques, comme en général dans les affections nerveuses fort intenses.

———

Dans l'hydrophobie, les dents sont sèches, luisantes et sensibles.

———

Le claquement des dents avec horripilation, avec frisson, indique l'invasion d'une fièvre intermittente.

———

Il a souvent lieu dans les fièvres sporadiques.

Après une superpurgation, les dents semblent ramollies.

———

Pendant la stade inflammatoire des maladies aiguës, les dents deviennent jaunes et noirâtres; elles se couvrent d'un limon fort épais et tendent à se carier; il convient, dans ce cas, de faire laver souvent la bouche des malades avec de l'eau fraîche et souvent aromatisée.

———

Pendant la fièvre qui accompagne les affections arthriques aiguës, on éprouve à la racine des dents une sensibilité, un excitement, une ardeur dans les alvéoles, qui forcent involontairement à rapprocher les mâchoires, à les serrer comme si l'on voulait mordre; on sent souvent le besoin de mordre et ce besoin dégénère parfois en frénésie [1].

———

[1] *Dictionnaire des Sciences médicales,* tom. **VIII**; Laforgue, *Théorie et pratique de l'art du dentiste,* chapitre consacré à la séméiotique.

NEUVIÈME PARTIE.

ODONTOTECHNIE.

PRÉAMBULE.

De la prothèse [1] en général.

Ce mot, dans l'acception générale, désigne une des branches de la chirurgie, tandis que chez les grecs, il signifiait *l'exposition des morts*. On sait, en effet, qu'ils plaçaient les morts devant leurs portes jusqu'au moment des funérailles.

Ainsi la prothèse chirurgicale consiste à ajouter au corps humain une partie artificielle pour suppléer à celle qui manque, soit accidentellement, soit par un vice de conformation congénial, soit aussi pour rétablir des fonctions perdues, ou pour en rendre l'exercice plus facile. Ce serait un bien vaste sujet à traiter, s'il fallait réunir les parties aussi nombreuses que variées qui composent le domaine de cette portion accessoire de la chirurgie : je me bornerai à réparer quelques omissions, ou à compléter ce qui n'a pas été dit.

Il faut, pour obtenir de grands succès de la prothèse, que l'artiste, qui s'occupe exclusivement de

---

[1] *Prothésis* de pro et de *tithémi*. Je place devant.

cette branche de la chirurgie, réunisse aux connaissances anatomiques relatives à son objet, beaucoup d'habileté en mécanique. En examinant les
machines qui nous viennent des anciens, on ne
s'aperçoit que trop de la justesse de notre proposition. Elles sont en général d'une complication
telle, et d'une pesanteur si grande, que les malades n'ont jamais pu en supporter longtemps l'u-
sage : on ne les regarde plus que comme de vieux
monuments d'un art qui a passé progressivement
de la barbarie au plus haut degré de perfection.

Quand à la suite d'une maladie ou d'un accident, l'organe de la vision est détruit, et qu'au lieu
du globe animé où se peignaient tant de sentiments divers, il ne reste plus qu'un moignon in-
forme, ou qu'une cavité dégoûtante ; l'art doit venir au secours de la nature, et si comme elle, il ne
peut pas donner la vie, il faut au moins qu'il tâche
d'en obtenir l'imitation la plus parfaite. Les mo-
mies égyptiennes, les statues de la Grèce prouvent,
d'une manière incontestable, que les anciens connaissaient la prothèse. Ambroise Paré nous a
laissé dans ses œuvres des dessins qui représentent
des yeux artificiels fabriqués avec de l'or émaillé.
Fabrice d'Aquapendente fait l'éloge des yeux de
verre qui se vendaient à Venise.

Mais je m'écarte de mon sujet et du but que je
me suis proposé en réunissant les nombreux maté-

riaux de mon encyclopédie. Je laisse aux chirur-
giens-opticiens le soin de discuter sur les yeux
artificiels et d'en perfectionner la fabrication;
quant à moi, fidèle au plan que je me suis tracé,
je ne dois m'occuper que de la prothèse dentaire
dans laquelle mes osanores ont opéré une révolution complète, ou plutôt une régénération qui lui
ouvre le vaste champ du progrès, et l'appelle à suppléer d'une manière moins imparfaite aux désastres de la bouche.

L'Odontotechnie.

L'Odontotechnie ou mécanique dentaire est
l'ensemble des moyens mécaniques inventés pour
réparer la perte des dents naturelles; on a aussi
donné le nom de PROTHÈSE DENTAIRE à cette partie
de l'art du dentiste. J'ai déjà eu occasion de parler
des rapides progrès de la prothèse chez les peuples
anciens, et je crois qu'il est inutile de revenir sur
cette matière, qui a été traitée à fond [1].

Le célèbre Urbain Hénard, qui vivait en 1581,
fabriqua, dit-on, des dents artificielles; cependant l'odontotechnie fut stationnaire jusqu'au commencement du XVIIIe siècle. Fauchard, le père de
la mécannique dentaire, jeta le premier les fon-
dements de notre art qui est appelé à un dévelop-

---

[1] Voir *Magasin encyclopédique*, 1805.

pement indéfini. Son ouvrage suscita une foule
d'imitateurs qui, pendant longtemps, ont fait de
vains efforts pour surmonter les obstacles que
l'homme éprouve toutes les fois qu'il veut imiter
la nature, renouvelant l'admirable fable de Pro-
méthée, qui fut cruellemeut puni pour avoir tenté
de ravir le feu sacré aux dieux de l'Olympe.

Des substances qu'on a employées pour fabriquer les dents artificielles.

Les dents artificielles, comme l'indique leur nom,
sont destinées à remplacer les dents naturelles
qu'on a perdues par accident ou maladie.

Les dents naturelles offrant à l'œil et à l'analyse une substance cornue, on a dû recourir à la
même substance et utiliser toutes ses variétés.

Voici la nomenclature de ces diverses matières :

L'ivoire.

L'hippopotame.

Les dents de cheval, de mouton, de cerf.

Les dents de baleine, de morse.

Les os et les dents de bœuf.

Le nacre de perle.

Les pâtes minérales.

Les dents humaines.

De l'ivoire.

Les premiers fabricants des dents artificielles se

servirent d'ivoire, et pendant longtemps cette
substance a été en vogue : on en faisait des rateliers complets et des dents partielles. On aurait dû
pourtant se convaincre facilement que l'ivoire dé-
pourvu d'émail était impropre à imiter le brillant
des dents naturelles ; que cette substance poreuse
s'imbibe bientôt de salive qui la décompose et la
rend jaune comme du buis. On employait de préférence et avec raison les dents des vieux éléphants : on choisissait la partie centrale, parce
que réellement le grain est beaucoup plus serré et
résiste plus longtemps au mucus buccal. Cette
substance n'est pas assez dure, et on y a renoncé
depuis plusieurs années.

De l'hippopotame.

Les dents d'hippopotame ou cheval marin, nous
viennent de l'Afrique et de quelques contrées de l'A-
sie. On les emploie depuis peu de temps ; j'ai déjà
dit que l'ivoire ne fut abandonné qu'après qu'on
se fut convaincu, par des expériences réitérées, de
la supériorité de l'hippopotame. On se sert des
dents de cheval marin émaillées et non émaillées.

Pour fabriquer des rateliers émaillés, on donne
la préférence aux canines de l'animal, dont la
substance est ordinairement plus serrée. Leur
émail imite presque celui des dents humaines par
la couleur et le poli. Leur dimension, leur forme

demi-circulaire mettent un habile dentiste à même de fabriquer un assez grand nombre de dents réunies sur le même socle.

Si on veut que la dent artificielle soit parfaitement émaillée, il faut choisir un morceau d'hippopotame d'une blancheur éclatante, sans sillons et sans gerçures.

On emploie pour les dents non émaillées les défenses du cheval marin; le poids de ces canines, qui sont parfois d'une dimension énorme, varie de trois à neuf kilo.

On doit rechercher celles qui sont arrondies, blanches et d'une couleur à peu près égale; elles se fendent au soleil, à la chaleur du feu et même au grand air; aussi je conseille aux dentistes de les tenir dans un endroit humide s'ils veulent les conserver intactes. Lorsqu'ils les travaillent, ils doivent se tenir dans une chambre à température plutôt froide que chaude, et à l'abri de l'air extérieur.

L'hippopotame est, sans contredit, la meilleure de toutes les substances dont on se sert pour la fabrication des dents artificielles, surtout si on les travaille par le procédé Rogers, qui les rend incorruptibles pour de longues années.

Je me propose de composer un ouvrage spécial pour décrire cette méthode.

Les dents de cheval, de mouton, de cerf.

Dans les premiers essais d'odontotechnie, les dentistes mirent à contribution tout ce qui avait le moindre rapport avec les dents humaines. Quelques-uns se persuadèrent que les dents d'animaux suppléeraient facilement à la nature ; ils employèrent successivement les dents de cheval, de mouton, de cerf et autres quadrupèdes. Ils ne voyaient pas, ou plutôt ils ne voulaient pas voir, qu'ils étaient obligés de recourir à la lime pour leur donner la forme des dents de l'homme, et que cette opération enlevant une partie de l'émail, donnait à la salive un libre passage dans les pores de la partie osseuse.

Fort heureusement, ces substances sont complètement abandonnées ; si, par hasard, quelques dentistes l'emploient encore, je leur conseille de donner la préférence aux dents des vieux quadrupèdes, parce que le grain est plus compacte et offre une plus grande solidité.

Les dents de baleine et de morse.

Dans le commerce on mêle quelquefois des dents de baleine et de morse avec celles de cheval marin ; mais, pour peu qu'on ait d'expérience, on

les reconnaîtra facilement à la forme qui est tout
à fait différente : les praticiens s'en servent rarement; elles sont très fortes et peuvent servir à fabriquer des bases de dentiers, à défaut d'hippopotame.

Les os et les dents de bœuf.

Les os de bœuf n'ont pas d'émail; aussi sont-ils
impropres pour la fabrication des dents artificielles. Cette substance, extrêmement poreuse, devient jaune et se décompose en quelques jours.
Les dents ont les mêmes inconvénients qui ont été
déjà signalés dans celles de cheval, de cerf et de
mouton. Leur dimension ne permet pas de les
employer avant de leur avoir donné la forme convenable à l'aide de la lime.

Le nacre de perle.

Quelques dentistes, poussés par le désir de s'é-
riger en novateurs, ont tenté de mettre en vogue
le nacre de perle; mais leurs efforts ont été infructueux; on a ri de leurs essais, et tout le monde
est depuis longtemps convaincu qu'aucune substance n'est moins que le nacre propre à la fabrication des dents artificielles. L'odontotechnie l'a
rejetée pour toujours.

Les dents en pâtes minérales.

De célèbres odontotechnistes, du siècle dernier, voyant que les substances animales, qu'on employait pour les dentiers artificiels, étaient trop perméables, jaunissaient, se décomposaient par la fermentation buccale, imaginèrent de fabriquer des rateliers avec des minéraux; ils se servirent de la terre à porcelaine qui se durcit, se cristallise par la cuisson et se couvre d'émail. M. Duchâteau, pharmacien à Saint-Germain-en-Laye, fabriqua le premier, en 1774, des dents en porcelaine, dites *incorruptibles*. M. Dechemant, dentiste parisien, l'aida de ses conseils et de son expérience dans le nouveau mode de fabrication. Il perfectionna le procédé; le sable de Fontainebleau, la soude d'Alicante, la marne, le cobalt, l'oxide de fer rouge furent les substances dont il se servit pour cette amélioration. En 1788 il obtint de Louis XVI un brevet d'invention qu'on trouve dans les *Annales des arts et manufactures*[1]. MM. Fonzi, Pernete, Desforges ont modifié depuis la fabrication des *dents incorruptibles*, et plusieurs autres dentistes les ont propagées dans toute l'Europe; en Angleterre les *dents incorruptibles* ont eu une vogue ins-

[1] Voir tome XV, page 61.

tantanée. Mais le procédé n'a pu se maintenir, parce que la porcelaine est cassante, et que la mastication a toujours été dangereuse pour les personnes qui ont adopté le système de M. Dechemant. En second lieu, il est très-difficile, pour ne pas dire impossible, de fabriquer avec le sable à porcelaine un dentier qui s'adapte bien à la mâchoire : la haute chaleur que nécessite la cuisson de la matière la raccornit, et l'empreinte prise avec le moule se trouvant considérablement rétrécie, les gencives éprouvent une pression très douloureuse; il n'en est pas de même de l'hippopotame et autres substances animales que le dentiste peut façonner à son gré. Il arrivait aussi quelquefois que la cuisson étant incomplète, le dentier tombait en dissolution, et il m'est venu des personnes qui m'ont dit qu'elles avaient mangé leur ratelier. Je passerai sous silence le bruit qui est occasionné par les dentiers minéraux en parlant et qui est pareil à celui de deux cailloux qui s'entrechoquent. Je conseille donc à mes confrères de renoncer à un procédé qu'on adopta, parce qu'on croyait n'avoir rien de mieux à une époque où l'odontotechnie était encore à ses premiers essais. Mais de nos jours, tout homme qui s'occupe d'un art quelconque doit s'éloigner de la routine et s'efforcer d'innover : c'est le seul moyen d'être utile à ses semblables et de rendre honorable la profession qu'on exerce.

Les dents humaines.

Je m'étonne que les premiers odontotechnistes n'aient pas eu d'abord l'idée de se servir des dents humaines pour remplacer les dents perdues, au lieu d'employer d'autres substances. Sans contredit, s'ils eussent bien réfléchi, s'ils eussent étudié sérieusement l'organisation dentaire, ils auraient vu que la dent de l'homme ne peut être mieux remplacée que par la dent d'un autre homme. Le dentiste, qui voudrait y avoir recours, doit choisir de préférence les dents qui ont appartenu à des individus morts dans la force de l'âge, parce qu'elles ont eu le temps de prendre toute leur consistance : il faut rejeter celles qui ne sont pas parfaitement saines, et dont l'émail paraît altéré.

Aussitôt qu'on a fait son choix, on enlève avec un grattoir les portions de périoste, d'alvéole ou de tartre qui pourraient y être adhérentes. Les plus célèbres dentistes ont renoncé à ce système qui inspire du dégoût, parce que les dents dont on se sert proviennent ordinairement d'individus morts dans les hôpitaux. On a beau les laver, les purifier, on ne parvient jamais à vaincre la répugnance qu'on éprouve à loger dans sa bouche les dents d'un trépassé. Ridicule ou non, cette répugnance existe chez le plus grand nombre d'individus, et il est du devoir d'un dentiste d'épargner à ses clients une épreuve si cruelle. Heureusement mes osanores, qui deviennent universelles, mettront désormais à l'abri de pareils moyens.

De la transplantation des dents.

Cette partie de la prothèse dentaire, qui est encore en vogue parmi les praticiens d'Allemagne et d'Angleterre, eut pour fondateur un chirurgien de Paris, vers le commencement du XVIIe siècle. Depuis quelques années elle est complètement abandonnée en France, où on a compris enfin qu'il était impossible de faire cette opération avec succès.

La transplantation consistait à extraire une dent cariée ou douloureuse, qu'on remplaçait de suite par une dent saine qu'on arrachait à des malheureux qui se laissaient martyriser à prix d'argent. Ainsi, lorsqu'un riche personnage avait une dent cariée, il courait chez le dentiste qui en faisait l'extraction et plaçait au même instant une dent belle et intacte dans l'alvéole encore saignante du client qui avait de quoi acheter au poids de l'or les incisives ou les canines d'autrui. D'après les règles générales et invariables de l'anatomie, la transplantation des dents était une opération cruelle et inutile. Je m'étonne que des praticiens éclairés aient pu croire que les alvéoles de plusieurs individus, les racines de leurs dents étaient faites les unes pour les autres... Fort heureusement l'art du dentiste a fait, depuis quelque temps, trop de progrès pour qu'on ose employer encore une si horrible et dégoûtante mutilation. Vainement quelques-uns de nos prédécesseurs rapportent des faits isolés, des circonstances particulières qui tendent à prouver que la transplantation dentaire a souvent réussi. De longues études sur l'anatomie et la pathologie de la bouche humaine m'ont convaincu de l'inefficacité de cette prothèse, et j'adjure tous mes confrères de la rejeter, d'abord parce qu'elle est inutile; en second lieu, parce qu'elle est un acte de cruauté que l'humanité réprouve.

Des dents à pivot.

Les racines des dents cariées ou fracturées, lorsqu'elles ne sont point douloureuses, étaient d'une grande utilité pour recevoir les dents artificielles [1]. On égalisait cette racine avec la lime, on détruisait même le nerf dentaire, si le cas l'exigeait. On faisait choix d'une dent humaine de la même dimension que celle qu'on voulait remplacer; on la

---

[1] Ce procédé est encore en usage chez la plupart des dentistes.

28

limait ou on en sciait la racine, on évidait sa face
interne et on la forait, suivant sa longueur, pour
y adapter et fixer un pivot cunéiforme d'or ou de
platine, dont le bout libre entrait dans le canal
dentaire de la vieille racine. La loi mécanique
voulait que la partie libre du pivot fût plus longue
d'un tiers que la dent. Pour que le pivot entrât de
justesse, les dentistes avaient coutume de l'entou-
rer d'un fil de soie. Cette dernière substance bien
sèche, en prenant de l'humidité, donnait de la
solidité à la dent et ne contractait pas d'odeur,
si le canal dentaire n'était pas d'une dimension
plus grande que le pivot. L'utilité des racines
paraissait si grande pour fixer les dents artificielles qu'on imagina de fabriquer aussi des racines. Ce procédé fut indiqué par Jourdan et
Maggiolo.

Lorsqu'une vieille racine était trop faible, trop
délabrée pour soutenir une dent à pivot, ou entièrement enchâssée dans son alvéole, et que cette
partie possédait toute sa capacité naturelle, on
pouvait y suppléer par une racine d'or, M. Maggiolo, auteur d'un bon ouvrage sur l'art du dentiste, inventa un moyen de fixer les dents à pivot
dans les racines naturelles ou artificielles, au
moyen d'un ressort. Avant mes osanores, ce pro-

---

1 *Dictionnaire des sciences médicales*, t. VIII.

cédé était, sans contredit, le plus ingénieux, parce
que la personne qui portait la dent artificielle pouvait entretenir dans sa bouche la plus grande propreté et se garantir des mauvaises odeurs [1].

Le placement des dents à pivot était inévitablement suivi de douleurs plus ou moins intenses, de
divers accidents, d'inflammation des gencives;
pour y remédier, on employait les gargarismes, les
émollients, les bains de pieds, des lotions narcotiques. Ces précautions médico-chirurgicales étaient
le plus souvent impuissantes, et le patient deman-
dait à grands cris qu'on le délivrât des dents à
pivot qui causaient son supplice.

Divers moyens employés pour maintenir les dents artificielles.

Depuis un demi siècle les dentistes s'évertuent à
inventer des moyens pour maintenir en place les
dents artificielles; d'innombrables procédés ont été
proposés; on a adopté les uns, on a rejeté les
autres. :

Voici la nomenclature de ceux qu'on a employés
avec quelque succès.

Le *cordonnet de soie écrue*, dont on a fait un
usage assez fréquent, parce qu'il offrait une assez
grande solidité.

---

[1] *Dictionnaire des sciences médicales*, t. VIII.

La *racine chinoise,* qui n'était autre chose qu'un cordonnet de soie fortement tordue.

Les *fils d'or ou de platine,* qui duraient beaucoup plus longtemps que toutes les autres ligatures.

Le *crin de Florence,* qui était préféré par les dames, parce que sa transparence, son exiguité le rendait imperceptible entre les dents.

En général, toutes ces ligatures avaient le grand inconvénient de déchausser les gencives, et d'ébranler la solidité des dents qu'on prenait pour point d'appui.

On se servait aussi pour maintenir les dents articielles :

De *plaques* en or ou en platine qui dépassaient quelquefois la surface interne du bord alvéolaire et gênaient horriblement par leur trop forte pression.

De *crochets* d'or ou de platine, tantôt ronds, tantôt plats, dont les extrémités fixaient les dents artificielles aux dents naturelles qui restaient.

De *ressorts* qui, beaucoup plus longs que les *crochets,* pouvaient atteindre toutes les parties de l'arcade dentaire...

Je ne parlerai pas des accidents occasionnés par ce système de mécanique buccale; l'énumération en serait trop longue et trop fastidieuse; d'ailleurs pour se convaincre de l'inefficacité de ces ressorts, de ces plaques, de ces pivots, on n'a qu'à lire l'histoire de l'art du dentiste, dont les progrès et les développements ont été si lents jusqu'à nos jours. En lisant dans divers auteurs l'histoire de ces procédés d'odontotechnie, je n'ai pu m'empêcher de me réjouir et d'éprouver les pures jouissances d'un contentement indiscible, à l'idée seule que j'ai fait faire à l'art que je professe un pas immense, et que j'ai délivré l'humanité des cruelles tortures de la chirurgie dentaire; car mes *osanores* ont détrôné pour toujours les ressorts, les plaques, les crochets et autres mécanismes qui meurtrissaient, déchiraient, ensanglantaient la bouche au lieu de la soulager. Quelques personnes m'accuseront peut-être de parler de mes *osanores* avec l'enthousiasme de la paternité; mais dût-on m'adresser ce reproche et sous forme de sarcasme, je parlerai encore de mon invention, et je lui consacrerai la dernière partie de mon ouvrage.

DIXIÈME PARTIE.

LES OSAÑORES.

. . . .
Au comble du bonheur je bénis l'osanore,
Puisque son grand pouvoir conserve une beauté,
Qui fait toute ma gloire et ma félicité.
Laisse-moi voir tes dents, admirable parure,
On dirait qu'elles sont filles de la nature!
Leur parfaite blancheur, leur incarnat rosé:
Charmeraient un vieillard et son regard blasé.
                    (*Les Osanores*, chant IIIe.)

Les Osanores. — Importance de ce nouveau système d'odontotechnie.

Voué dès ma plus tendre jeunesse à la profession de dentiste par goût et par les désirs de ma famille, je ne me suis pas contenté d'étudier la chirurgie dentaire dans ma patrie, et de m'instruire à l'école des praticiens qui jouissaient d'une renommée plus ou moins méritée; j'ai parcouru l'Angleterre, la France, l'Allemagne, j'ai étudié tous les systèmes anciens et modernes; je les ai pratiqués moi-même, et tous ces efforts n'ont abouti qu'à me convaincre de l'inefficacité des moyens inventés par les plus célèbres dentistes, pour venir au secours de l'humanité souffrante. Affligé de cette vérité, que l'expérience de chaque jour rendait encore plus réelle, je me suis dit avec l'enthousiasme qu'inspire ordinairement le pressentiment du succès :

« L'odontotechnie est encore dans l'enfance ;
« presque tous ses systèmes sont incomplets et im-
« puissants ; inventons un nouveau procédé dont
« les préparatifs ne fassent pas trembler les ma-
« lades ; changeons la face de l'art du dentiste.
« Christophe Colomb de la chirurgie dentaire,
« découvrons, s'il est possible, un autre monde. »

Je me mis à l'œuvre avec courage, avec zèle,
avec résignation. Une voix intérieure me disait
secrètement que la réussite couronnerait ma per-
sistance et mes efforts. En effet, après plusieurs
expériences souvent réitérées, souvent infruc-
tueuses, je découvris un nouveau système dentaire, je lui donnai le nom d'osanores, parce que
mes dentiers, soit partiels, soit complets, n'ont
besoin ni de ligatures, ni de crochets, ni de fils
d'or.

Depuis plusieurs années, j'ai fabriqué un nombre infini de rateliers d'après ce procédé, et les
témoignages les plus flatteurs m'ont largement ré-
compensé de mes longues investigations. Le succès a été si prompt, si complet, que je ne doute
pas que le système dont je suis l'inventeur, n'ac-
quière de jour en jour une nouvelle importance.
Déjà même la révolution s'opère rapidement malgré la résistance de quelques praticiens qui se
croient perdus aussitôt qu'on veut les éloigner du
sentier qu'ont suivi leurs devanciers.

A ces personnes craintives et dénuées de toute idée de progrès, qui tremblent toutes les fois qu'on leur parle d'innovation, je puis dire : « Vous voulez donc que l'art du dentiste soit éternellement stationnaire, pendant que tout tourbillonne, marche, s'agite et progresse autour de nous ? Qu'elle raison plausible opposerez-vous à nos nouveaux systèmes ? Oserez-vous nous dire qu'il faut se contenter de ce qui a suffi à nos pères ? L'argument serait par trop ridicule : nos pères mettaient plusieurs journées à se rendre d'une ville à une autre, traînés lentement par un coche ; aujourd'hui la vapeur transporte avec la rapidité de l'éclair les hommes et les marchandises : dans quelques années on pourra se transporter, comme par enchantement, d'une extrémité de la France à l'autre. Il n'y a pas cent ans que Paris n'était éclairé que par de mauvaises lanternes ; aujourd'hui d'innombrables becs de gaz remplacent en quelque sorte la clarté du jour. Tout dans le monde progresse, et l'humanité obéit instinctivement à la force providentielle qui la pousse vers le perfectionnement et la civilisation. Les beaux-arts et les sciences ont doté le genre humain de nouveaux chefs-d'œuvre, de nouvelles célébrités. Dupuytren et Broussais ont fait école dans les sciences médicales ; on s'est éloigné des doctrines anciennes, parce qu'on a trouvé de plus puissants moyens de guérir. Pourquoi donc l'odontotechnie n'aurait-elle pas aussi son époque de régénération? Pourquoi cette branche si importante de la médecine et de la chirurgie serait-elle exclue du banquet de la transformation nouvelle qui promet tant de bienfaits à l'humanité. Non, non, quoiqu'en dise la *gent moutonnière*, dont se moque le caustique Rabelais, l'odontotechnie ne sera pas la dernière à porter son tribut au trésor commun des inventions humaines. Déjà mes *osanores* ont renversé les vieux préjugés, et les clameurs de quelques personnes qui critiquent tout, soit de propos délibéré, soit par des motifs d'intérêt personnel, ne feront qu'assurer leur succès.

Quant à l'importance de mon système, il ne m'appartient pas de l'apprécier dans un livre que j'écris non seulement pour mes confrères, mais encore pour les gens du monde : il est dangereux de parler de soi, et quelques précautions que l'on prenne, on a toujours fort mauvaise grace à faire son éloge. Cependant, comme personne, jusqu'à ce jour, n'a parlé de mon invention, qui a, d'ailleurs, trouvé des antagonistes acharnés, je dois, dans mon intérêt privé, je dirai même dans l'intérêt universel, faire connaître, en peu de mots, en attendant que j'y consacre un ouvrage spécial, la supériorité de mon système sur tous les procédés connus jusqu'à ce jour. Il ne me sera pas diffi-

cile de le démontrer, et pour cela, je n'ai qu'à établir un simple parallèle entre l'ancienne odontotechnie et les *osanores*.

Anciens systèmes d'Odontotechnie.

j'ai décrit exactement les divers procédés d'o-
dontotechnie, employés depuis les temps les plus
reculés jusqu'à nos jours. j'en ai assez dit pour
prouver que cette partie de la mécanique dentaire
a vainement lutté pendant plusieurs siècles, contre
les innombrables difficultés qu'elle éprouvait dans
les efforts qu'elle faisait pour imiter la nature.

Les dentistes d'Athènes, de Rome, ne connurent
que les dents à crochets et les rateliers formés de
plusieurs parties liées ensemble avec des fils d'or.
Ils employaient indistinctement l'ivoire et l'hippo-
tame; quelques-uns fabriquaient des dents d'or;
la pesanteur de ce métal rendait le procédé presque
impraticable.

Les dentistes modernes formés à l'école de Fauchard, ont tenté d'améliorer leur art, et leurs inventions ont toujours trouvé des prôneurs, des imitateurs plus ou moins habiles.

Sans parler des diverses matières dont ils se sont
servi, je vais signaler en peu de mots, les inconvénients de leurs procédés odontotechniques.

Les dents à crochets ne peuvent être assujéties

d'une manière convenable; elles sont vacillantes et finissent par ébranler les dents qu'on avait choisi pour point d'appui.

Les rateliers à ligatures ont le même inconvénient, et jusqu'à ce jour on n'a pas trouvé moyen d'y remédier.

Les dentiers à plaques d'or ou de platine, lésaient les gencives, étaient impropres à la mastication, et désagréables à la vue.

Les dents à pivots (ce système a eu une grande vogue) nécessitaient de la part des malades, une grande patience, une grande énergie pour supporter les douleurs de cette cruelle opération. La perforation de l'os maxillaire, nécessaire parfois, n'était pas sans danger, et il arrivait souvent, qu'après des souffrances atroces, les malades étaient obligés d'arracher de leurs mâchoires les pivots qui avaient produit une irritation insupportable.

Les dentiers à ressort (on n'a pas encore abandonné complétement ce système) gênent horriblement les articulations maxillaires et rendent la mastication très-difficile.

Mais je m'apperçois que cette énumération serait trop longue; d'ailleurs, tout homme dont la mission se borne à critiquer, ne fait rien pour le perfectionnement de la profession qu'il exerce; celui qui veut être utile à ses semblables, doit montrer le remède à côté du mal, porter son rayon de miel à la ruche commune, pendant que le frêlon bourdonne dans son impuissance et son oisiveté. J'ai compris qu'après avoir signalé les erreurs de mes devanciers, je devais mieux faire qu'eux ; en un mot, qu'il fallait créer un nouveau système d'odontotechnie : j'ai obtenu ce résultat après de longs travaux. Les *osanores* sont, depuis quelques années, en voie de prospérité ; ni les critiques acerbes de quelques praticiens, ni la méfiance qu'on professe toujours contre une invention qui n'a pas encore obtenu droit de bourgeoisie dans le monde savant et artistique, n'ont pu arrêter la réussite de mon système. Bien différent de plusieurs de mes confrères, je me suis gardé de solliciter un brevet, parce que ma pensée intime est que tout homme qui a fait une découverte utile à ses semblables, doit à l'instant même la livrer au public, au lieu de restreindre son idée aux étroites proportions de l'exploitation mercantile.

Avec les Osanores, plus de douleurs, plus de sang versé.

Le premier avantage de mon système sur tous les autres, est de mettre les personnes atteintes d'odontalgies, ou privées de leurs dents par accident ou maladie, à l'abri des craintes insurmontables qu'inspiraient avant moi tous les appareils d'odontotechnie.

Mme la baronne Jenny-Élénore de B…, dans le poëme des *osanores*, qu'elle a bien voulu me dédier, a dépeint en beaux vers, les douleurs inouïes qui précédaient la pose des dents artificielles.

Elle dit en parlant des visites qu'elle fit aux principaux dentistes de la capitale :

A peine de l'acier je sentis les étreintes
Que perdant tout espoir, cédant à la douleur,
Je sortis aimant mieux supporter mon malheur
Qu'endurer les tourments qu'une main inhabile
Préparait à plaisir pour mon sexe débile…
Je vis d'autres docteurs, car j'espérais encor :
L'un avec des crochets, l'autre avec des fils d'or
S'efforçaient d'attacher à ma pauvre mâchoire,
Ou de l'hippopotame, ou des morceaux d'ivoire.
Un autre me disait qu'en perforant les os,
Ajustant la matière à l'aide de pivots,
Il me rendrait des dents plus blanches que l'albâtre.
Je les écoutai tous… Mais j'eus beau me débattre,
Surmonter la douleur, braver l'acier, le fer,
Souffrir comme un damné qu'on torture en enfer ;
Pour prix de mes efforts, de mes douleurs poignantes,
Je sortis, en fureur, les gencives saignantes ;
Maudissant, à grands cris, les charlatans-bourreaux
Dont les mains n'avaient fait qu'aggraver tous mes maux.

Ce tableau n'est malheureusement que trop vrai : les souffrances décrites par Mme la baronne de B… ne sont pas imaginées : j'en appelle à toutes les personnes qui ont eu besoin de recourir aux dents artificielles, avant que mon procédé fût connu : qu'elles parlent franchement, et d'une voix unanime, elles diront que nos plus célèbres praticiens leur ont fait payer bien cher le plaisir de combler une brèche à leur arcade dentaire.

Soyez sans crainte, vous tous qui avez eu le malheur de perdre vos dents : vous surtout, jeunes dames que les préludes de l'ancienne odonto-technie effrayaient à juste titre ! désormais, vous n'aurez plus à redouter les opérations sanglantes qui donnaient à un dentiste, plutôt l'aspect d'un chirurgien qui coupe des bras et des jambes dans une ambulance, que d'un artiste. Avec le système des *osanores* la chirurgie dentaire n'aura rien de repoussant, les opérations buccales s'accompliront à l'avenir, sans douleur, sans dégoût, et en sortant de chez moi, vous direz comme la baronne de B…, dont je conserve précieusement le souvenir poé-tique :

Le docteur mit deux doigts sur mes lèvres tremblantes,
Examina ma bouche, et des dents très brillantes,
Fermèrent aussitôt, par un pouvoir divin,
La brèche qui causait ma douleur, mon chagrin.

Facilité de mettre, de quitter, de nettoyer un râtelier osanore.

Les râteliers fabriqués d'après les anciens sys

29

tèmes, étaient ou à ressort, ou à plaques, ou à ligatures, ou tous ces moyens se trouvaient réunis. Ces procédés avaient tous un grand inconvénient. Il était très difficile, pour ne pas dire impossible, d'ôter de sa bouche la pièce artificielle. Les ressorts se trouvant comprimés, causaient une grande douleur dans l'arrière région de l'arcade maxillaire : quant aux dents à pivot, implantées dans la racine des dents, elles y adhéraient d'une manière trop forte, pour qu'il fût possible de les ôter sans s'exposer à quelque danger, ou du moins à des douleurs très vives.

Il n'en est pas ainsi des dents osanores : toute dame peut les mettre et les ôter aussi facilement qu'un dé au bout d'un de ses doigts. Le socle du dentier s'adapte, il est vrai, aux gencives, mais la pression n'est pas telle qu'on ait à redouter le moindre inconvénient, lorsqu'on les ôte pour les nettoyer, ou se mettre à l'aise la nuit et le jour. Voilà donc une des plus grandes difficultés vaincues, et ce seul résultat est immense.

La fracture des dents artificielles osanores est impossible.

Les dents artificielles sont comme les dents naturelles, sujettes à se casser pendant la mastication, par suite de coups et mille autres accidents. La fracture d'un dentier à ressort avait souvent

les suites les plus graves ; les gencives étaient dé-
chirées ; les arcades dentaires éprouvaient des contusions très douloureuses.

On conçoit facilement qu'une dent à pivot ne
pouvait se casser sans causer une sensation très
vive dans toute la région buccale. Le pivot, implanté dans la racine de la dent, ébranlait cette
partie de la mâchoire, et il s'en suivait ordinairement des inflammations qui mettaient le dentiste
dans l'impossibilité d'implanter une nouvelle dent
artificielle au même endroit.

Lors même qu'un dentier à plaques ou à crochets ne casserait pas, il devrait être rejeté pour
les graves inconvénients qui résultent de son oxi-
dation, ou, comme le fait remarquer M. Orfila, par
l'espèce de galvanisme qui se produit toujours par
le contact de deux métaux.

On n'aura rien à craindre de pareil, lorsque mes
confrères, renonçant enfin à la vieille méthode,
auront adopté les osanores. Les râteliers fabriqués
d'après mon système ne sont, dans aucun cas,
dangereux pour la bouche. Si les dents taillées sur
un même socle qui leur sert de base, viennent à se
casser par accident, il n'en résulte aucun inconvénient ; il est très facile de remédier à la fracture ; on n'a qu'à prendre un autre râtelier. Les
gencives n'éprouvent même pas la plus légère atteinte.

Les osanores imitent parfaitement les dents naturelles.

Non content d'avoir prévenu et rendu désormais impossibles les accidents qui surviennent aux personnes qui portent des râteliers artificiels, j'ai aussi voulu que mes osanores imitassent la nature au point que l'œil le plus exercé puisse s'y méprendre. J'ai éprouvé de très grandes difficultés pour arriver à ces résultats, mais enfin j'y suis parvenu. Je donne à la matière une blancheur, une solidité qu'on n'a pu imiter jusqu'à ce jour. J'étudie la forme des dents qui restent et qui me servent de modèles pour la fabrication des *osanores*, je saisis d'un clin d'œil le degré de rougeur des gencives, et par un procédé chimique connu de moi seul, je colore au même degré, le socle qui s'adapte à la gencive et en imite parfaitement l'incarnat.

Les Osanores sont aussi bonnes pour la mastication que les dents naturelles.

Les dents à pivot, à plaques, à crochets, les dentiers à ressort, servaient seulement à réparer les désastres de la bouche ; mais on n'a pas ouï dire que personne ait pu en user facilement pour

la mastication. On courait risque de rompre le
pivot, de détacher les crochets et les plaques, de
démonter les ressorts.

Mes osanores sont libres de toutes ces entraves.
Taillées sur un socle qui s'appuie également sur
toute l'arcade dentaire, la pression nécessaire pour
broyer les substances alimentaires, ne cause pas la
moindre douleur. Mes râteliers, sculptés avec une
précision mathématique, s'harmonisent si parfaitement, que l'articulation est complète et que la
voix se trouve dans la meilleure des conditions
pour se faire entendre. Les interstices laissés trop
souvent par les dentiers communs, ne peuvent
avoir lieu avec mon système, et l'on sait de quelle
importance il est pour les personnes à poitrine délicate, de respirer un air plus ou moins chaud.

Les râteliers inférieurs et supérieurs tombent
avec harmonie l'un sur l'autre et s'emboîtent
comme dans la nature. Rien ne peut être à désirer
sous le rapport de la mastication.

Je pourrais citer plusieurs de mes clients qui,
avec un râtelier complet, cassent des noix, des
amandes, et broient les corps les plus durs. Ce résultat suffirait seul pour éterniser le succès de mon
système, qui est déjà adopté par les plus célèbres
praticiens de l'Europe.

J'ai fabriqué des râteliers osanores pour des personnes notables dispersées dans toutes les parties

du monde ; mon procédé est universellement connu, et je pourrais citer les témoignages de plusieurs médecins et chirurgiens français, anglais, hollandais et allemands, qui tous s'accordent à dire que les osanores sont un bienfait pour l'humanité. Je ne sais pas encore jusqu'à quel degré de perfectionnement je pousserai mon invention, mais je crois être en droit de dire dès aujourd'hui, que la chirurgie dentaire marche rapidement vers le progrès. Si, comme on se plaît à le dire, j'ai contribué à cette régénération, j'ai réellement rendu un important service à mes semblables.

Et celui qui est assez heureux pour soulager ou cicatriser une des innombrables plaies de l'humanité souffrante, peut dire avec plus de raison que le pindare romain :

Exegi nonumentum œre perennius.

WILLIAM ROGERS.

FIN.

EXPLICATION DES PLANCHES.

Je ne donne ici que la description des instruments qui sont d'une utilité plus pratique; je n'ai pas voulu trop augmenter leur nomenclature, j'en ai inventé bien d'autres; je les ferai connaître dans un ouvrage que je me propose de publier bientôt.

PREMIÈRE PLANCHE.

Nº 1.—Cuvette à prendre le modèle pour la machoire supérieure et inférieure, quand il y a une grande dépression aux gencives, à la place des molaires. Le fond est courbé à la partie qui répond aux molaires; cette convexité permet de prendre l'empreinte des alvéoles, tout en laissant la place ordinaire aux dents de devant.

N° 2.—Cuvette sans fond; elle permet de prendre le modèle quand les dents sont déchaussées; l'on peut opérer une pression telle qu'il est facile de prendre l'empreinte des parties les plus profondes des gencives.

N° 3. — Régulateur-Rogers, composé de trois parties principales :

Un demi-cercle terminé en crémaillère , s'emboîtant dans les deux cuvettes B et C, que l'on applique aux molaires qui leur servent de point d'appui. La crémaillère glisse sur ces cuvettes par la petite roue B, que l'on fait tourner avec une clef de montre et que l'on fixe par le crochet élastique E.

Cet instrument doit être en or , ce métal ayant plus de résistance que tout autre; si l'on a à redresser une incisive qui fasse saillie au dehors de la bouche , on fixe ses deux cuvettes sur les grosses molaires; l'on entoure le dermi-cercle avec du caout-chouc à l'endroit où la dent fait saillie, et l'on fait rentrer peu à peu la crémaillère d'un cran à droite ou à gauche, suivant la direction que l'on veut donner à la dent.

Si c'est au contraire une dent de devant qui fait

saillie en dedans de la bouche, l'on fixe autour du collet de la dent un cordonnet de soie qui est attaché au dermi-cercle à l'endroit correspondant, et l'on fait avancer le demi-cercle d'un ou plusieurs crans progressivement, suivant que le cas l'exige.

Je recommande cette méthode comme la seule bonne pour établir la régularité des dents sans leur nuire par le contact du métal. J'ai reçu à l'occasion du régulateur les éloges les plus flatteurs des dentistes et des médecins, en France et à l'étranger, qui l'ont mis en usage. Cet instrument peut encore servir dans le cas de mâchoires à *bec de lièvre*; il n'y a pour cela qu'à laisser sur le devant, de l'élascité au demi-cercle, et les extrémités cherchant à s'éloigner, feront ressortir les molaires et rentrer les dents de devant.

PLANCHE DEUXIÈME.

N° 1. — Porte-empreinte articulé qui se meut en arrière ou en avant, à volonté, moyennant le manche et la vis régulateurs. Le manche de la cuvette A est enclavé dans celui de la cuvette B; l'on se sert de cette cuvette, dans le cas où il ne reste pas de dents. S'il y en a, l'on fait usage de cuvettes creuses, adaptées à ce même manche.

N° 2. — Extracteur de racines, dont le bout solide est une vis en forme de tire-bouchon; j'emploie avec succès cet instrument sur les racines profondément cariées et dont les bords n'offriraient aucune résistance aux pinces ordinaires.

N° 3. — Pince à pièces artificielles, particulièrement employée pour les dents du haut; le crochet mobile A est placé sur le pivot courbé B où il est attaché par une coulisse fortement serrée; l'on s'en sert en plaçant la boule qui termine le crochet A sur la dent, et le crochet B sur la pièce artificielle. L'on pousse avec le doigt le C suivant l'exigeance du cas.

Cet instrument est indispensable pour les dents osanores, dont l'adhésion est si forte que les doigts et les ongles sont impuissants.

PLANCHE TROISIÈME.

N° 1. — Pince pour le même usage que la figure B de la deuxième planche : il y a cette différence qu'elle sert pour les pièces artificielles de la mâchoire inférieure; les deux branches s'allongent ou se raccourcissent moyennant la vis du milieu, que l'on change de place à volonté.

N° 2.—Sonde à cautériser; j'ai trouvé cette forme de sonde meilleure que toute autre employée jusqu'ici. La boule près des pointes, retient le calorique, et la boule intermédiaire interceptant la chaleur, empêche de se brûler les doigts.

N° 3.—Porte-lime et foret à rotation. L'anneau A que l'on pose ordinairement entre l'index et le pouce, supporte le manche canelé B à rivet libre qui est surmonté d'un porte - foret à coulisses, qui se serre et se desserre à volonté pour contenir la lime C à tête ronde, ou le foret D. Ces deux derniers petits instruments peuvent être de diverses grosseurs.

Le porte-lime est d'une utilité éminente pour nettoyer la carie des dents et des racines, dans le cas de plombage.

L'inconvénient des écarrissoirs ordinaires est connu de mes confrères; ils savent qu'ils dévient sous le mouvement des doigts et qu'ils occasionnent la cassure des dents faibles. Mon instrument a pour but d'aplanir toutes les difficultés. Les forets et limes à rotation sur des portes-limes mis en mouvement par des crochets, doivent être rejetés par les dentistes, comme un appareil trop effrayant pour les clients.

TABLE GÉNÉRALE

DES MATIÈRES.

—o❦o—

PREMIÈRE PARTIE.

PALÉOLOGIE DENTAIRE.

DEUXIÈME PARTIE.

TRAITÉ ANATOMIQUE DE LA DENT.

TROISIÈME PARTIE.

PREMIÈRE DENTITION. — DENTS DE LAIT.

QUATRIÈME PARTIE.

LA SECONDE DENTITION.

CINQUIÈME PARTIE.

PATHOLOGIE DENTAIRE. — MALADIES DES DENTS.

SIXIEME PARTIE.

HYGIÈNE DE LA BOUCHE.

SEPTIÈME PARTIE.

THÉRAPEUTIQUE DENTAIRE.

HUITIÈME PARTIE.

PHYSIOLOGIE DENTAIRE.

NEUVIÈME PARTIE.

ODONTOTECHNIE.

DIXIÈME PARTIE.

LES OSANORES.

EXPLICATION DES PLANCHES.

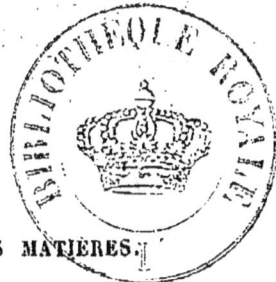

FIN DE LA TABLE GÉNÉRALE DES MATIÈRES.

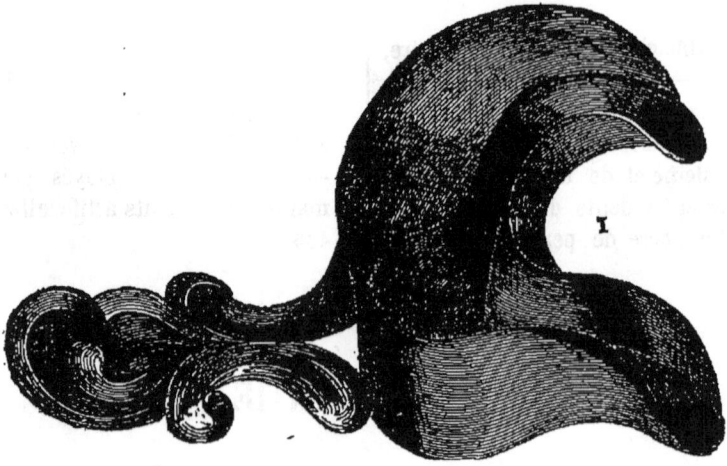

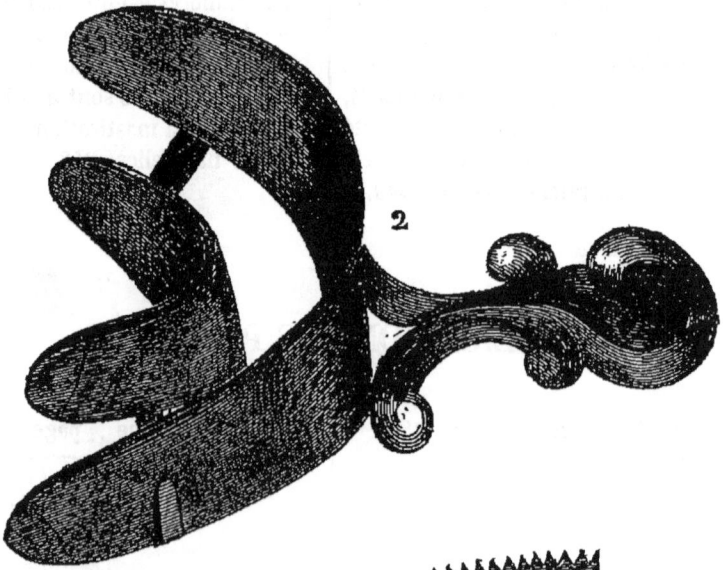

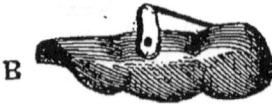

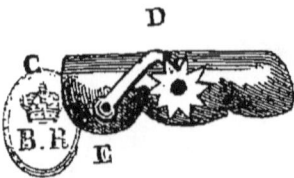

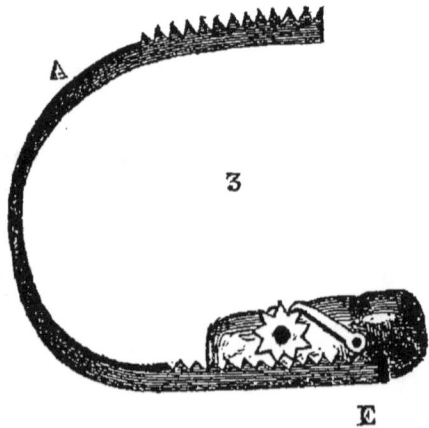

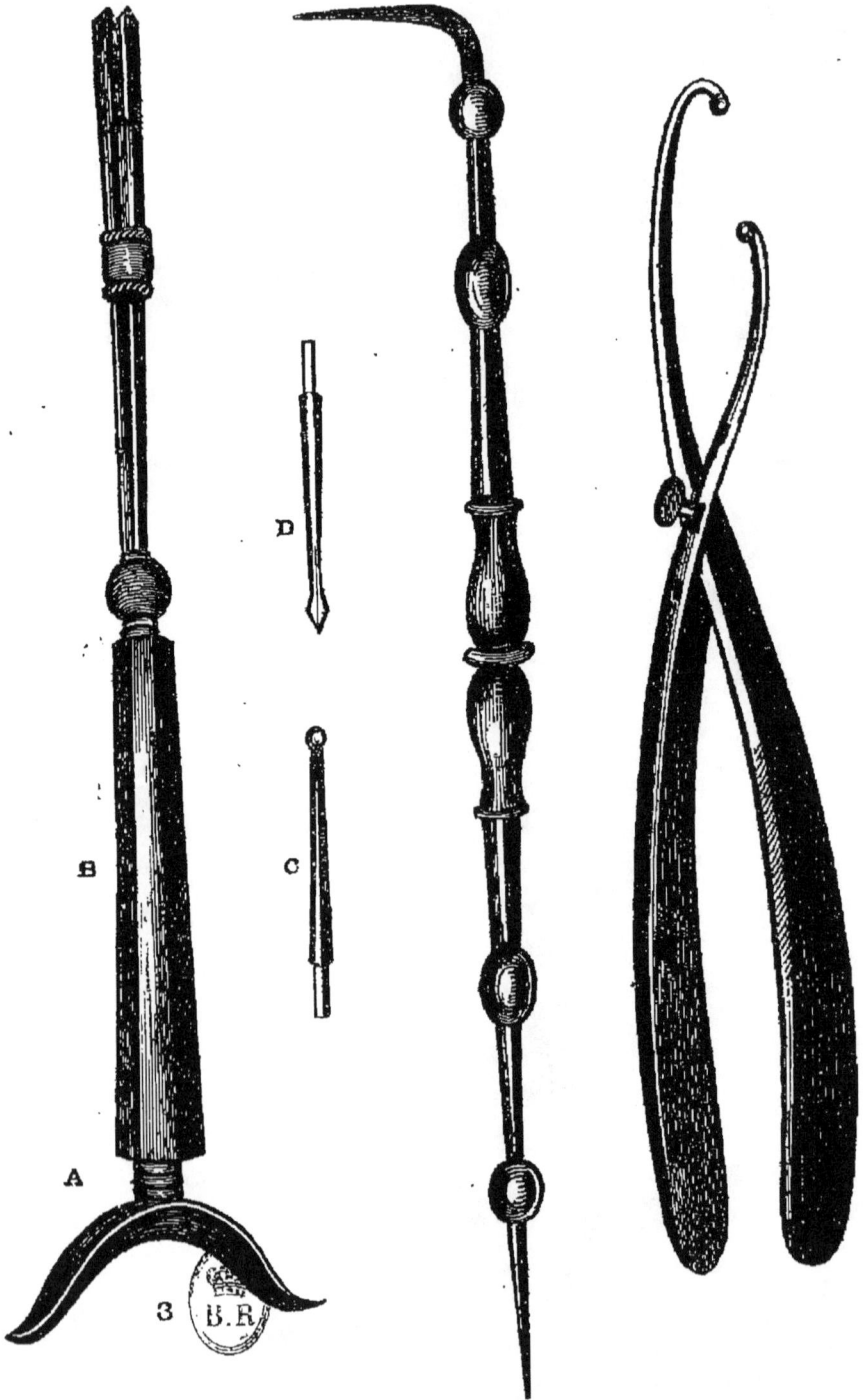

2

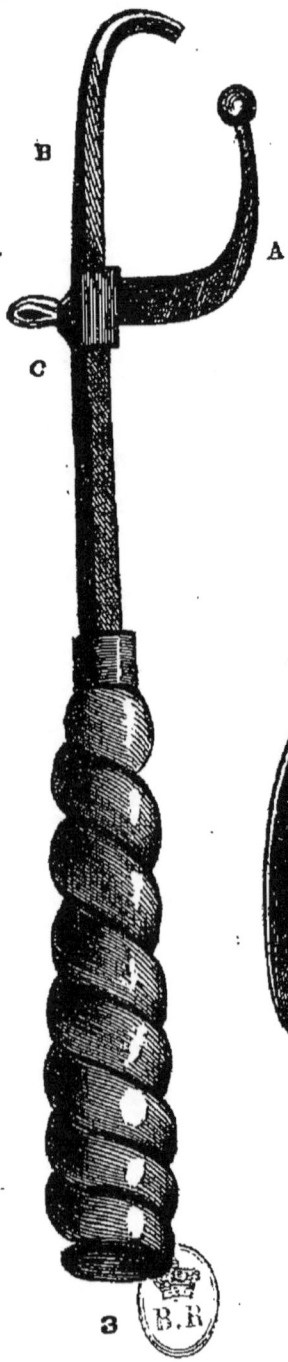

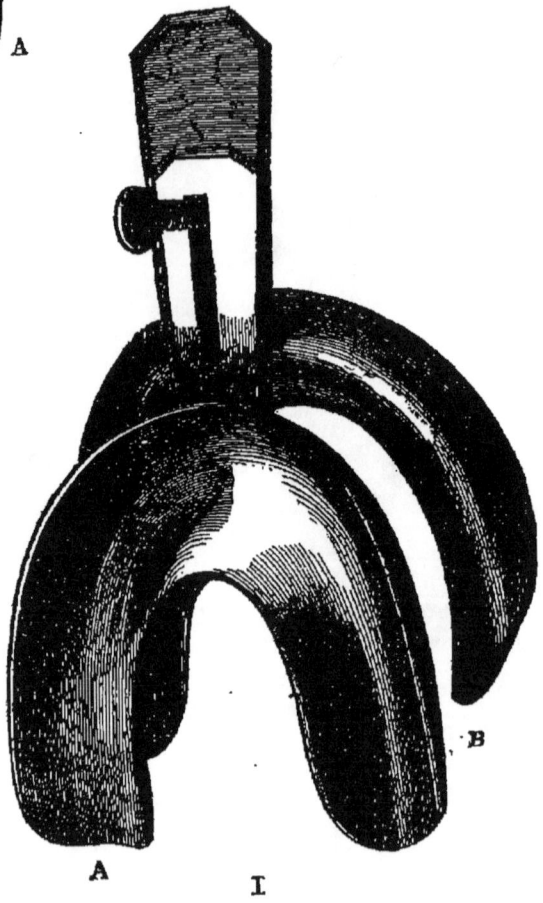

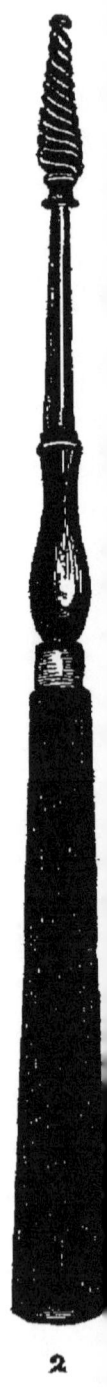